ABENTEUER WISSEN
DER MENSCHLICHE KÖRPER

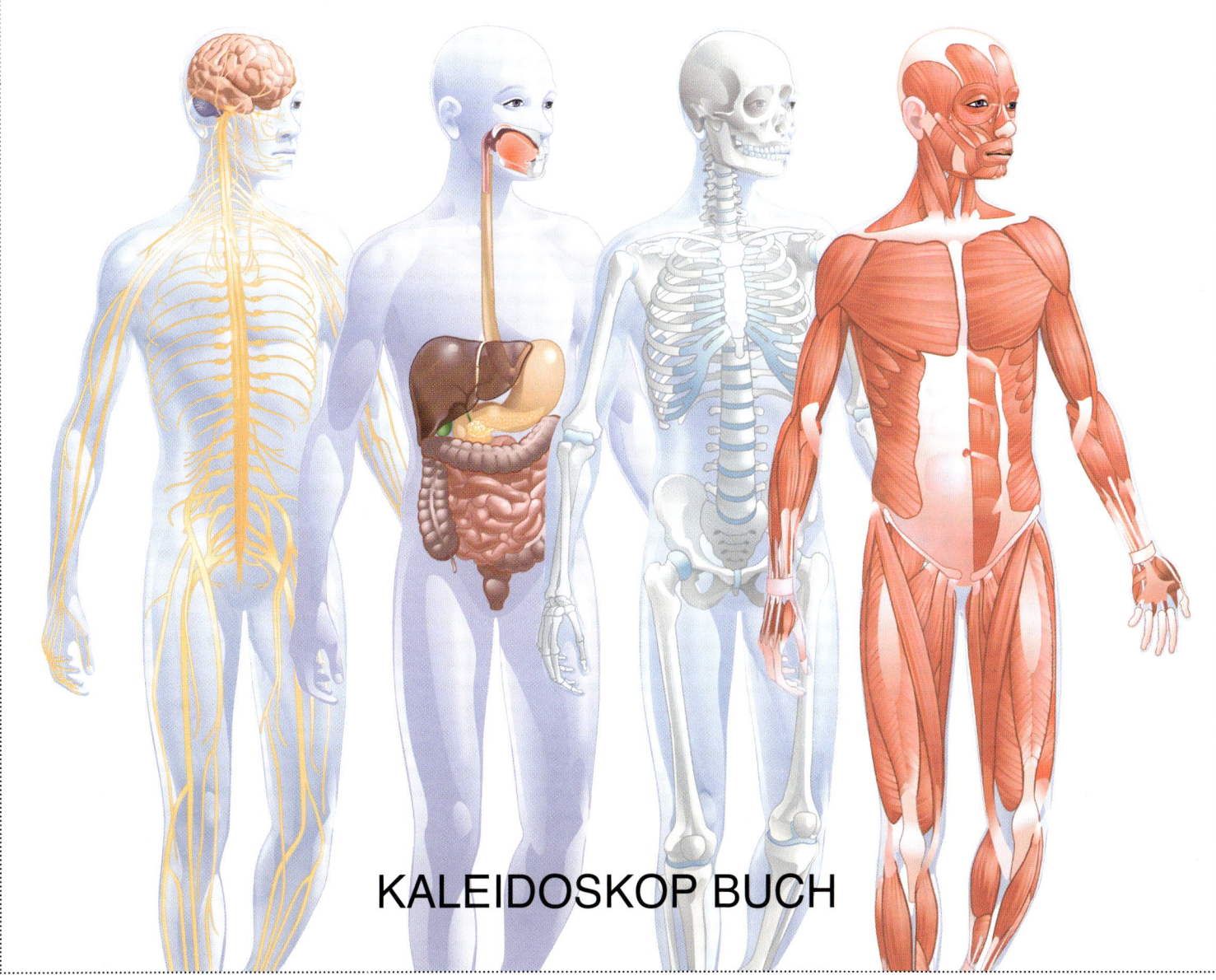

KALEIDOSKOP BUCH

Inhaltsverzeichnis

Skelett: Das Körpergerüst 8

Schädel: Schutz fürs Gehirn 10

Die **Wirbelsäule** 12

Wunderwerk **Hand** 14

Im **Knocheninnern** 16

Was sind **Gelenke?** 18

Was sind **Muskeln?** 20

So arbeiten **Muskeln** 22

Körperübungen wozu? 24

Ein Blick ins **Herz** 26

Der **Blutkreislauf** 28

Wozu brauchen wir **Blut?** 30

Blut unter der Lupe 32

Wozu misst man den **Puls?** 34

Was ist ein **Herzinfarkt?** 36

So repariert man ein **Herz** 38

Herzgeschichte 40

Das Atemorgan **Lunge** 42

Wie funktioniert die **Atmung**? 44

Was geschieht beim **Niesen?** 46

Was ist das **Nervensystem?** 48

Das **Gehirn** 50

Das automatisch handelnde **Gehirn** 52

Der Sitz der **Gefühle** 54

Denken und unser Gehirn 56

Lernen und unser Gehirn 58

Was ist **Schlaf?** 60

Was sind **Träume?** 62

Endokrines System 64

Haut: Die Hülle des Körpers 66

Haare & Nägel 68

Der **Tastsinn** 70

Augen: Fenster zur Welt 72

Der Sinn des **Sehens** 74

Ohren: Die Schalltrichter 76

Die Funktion des **Hörens** 78

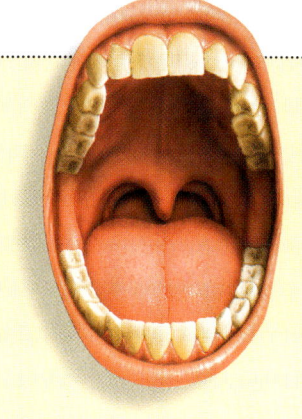
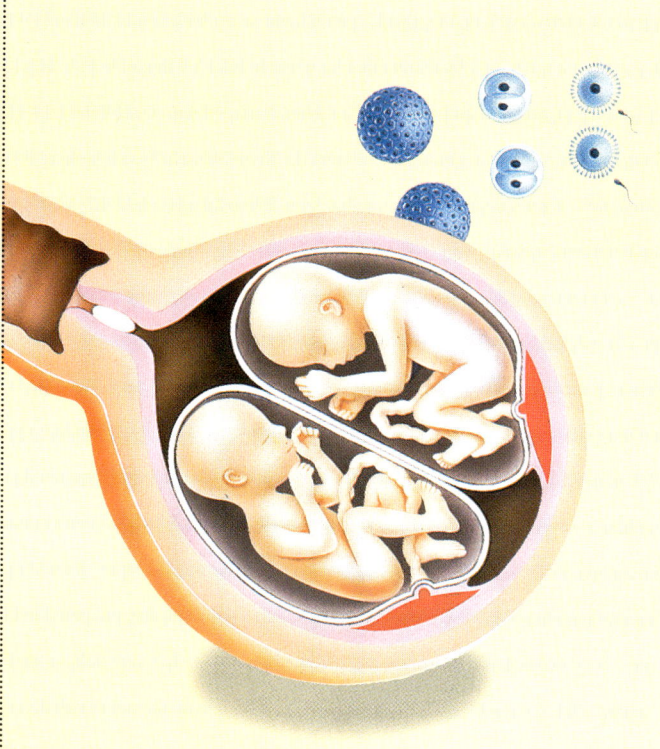

Der **Geruchssinn** 80

Der **Geschmack** 82

Was ist **Verdauung?** 84

Ein Blick in den **Mund** 86

Der Weg in den **Magen** 88

Im Innern der **Därme** 90

Bauchspeicheldrüse, Gallenblase und **Leber** 92

Was ist **Ernährung?** 94

Die reinigende Wirkung der **Nieren** 96

Das ausgeklügelte **Immunsystem** 98

Abwehr von **Krankheiten** 100

Immunität aufbauen 102

Bakterien & Viren 104

Was sind **Allergien?** 106

AIDS: Angriff von Killerviren 108

Das System der **Fortpflanzung** 110

Befruchtung 112

Schwangerschaft und **Geburt** 114

Was ist **Vererbung?** 116

Der Weg zum **Erwachsenen** 118

Bildnachweis 120

Glossar 122

Register 124

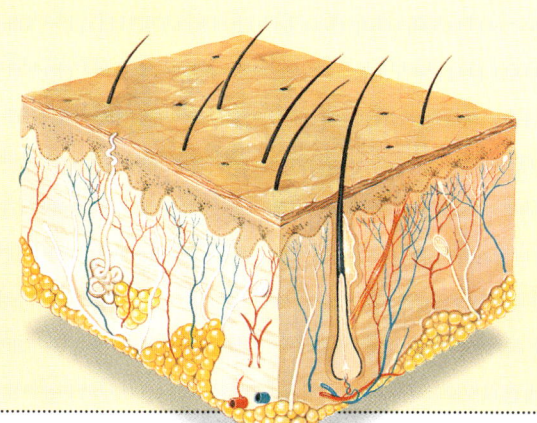

Der menschliche Körper

Der Mensch ist ein kompliziertes Gebilde aus Knochen, Muskeln, Blut und Organen, Gedanken, Gefühlen und Wissen. Das Gehirn kontrolliert dies alles. Und all diese Komplexität beginnt mit einer einzigen Zelle – dem befruchteten Ei. Doch diese Zelle hat es in sich. In ihrer Mitte, dem Kern, ist alles Notwendige angelegt, damit ein menschlicher Körper existieren kann. Doch mit dem Existieren allein ist es nicht getan; der Körper braucht noch Jahre, um sich zu einem gut funktionierenden Organismus aus Fleisch und Blut zu entwickeln, der all das macht, was das Gehirn möchte. Ob du gehst oder einen Purzelbaum schlägst – das Gehirn sorgt dafür, dass du das Gleichgewicht hältst und die richtigen Bewegungen machst. Es sammelt die Informationen, die von deinen Sinnesorganen – Augen, Mund, Nase, Ohren und Haut – aufgefangen werden, analysiert sie und befiehlt dann über die Nervenbahnen deinen Muskeln, was sie tun sollen.

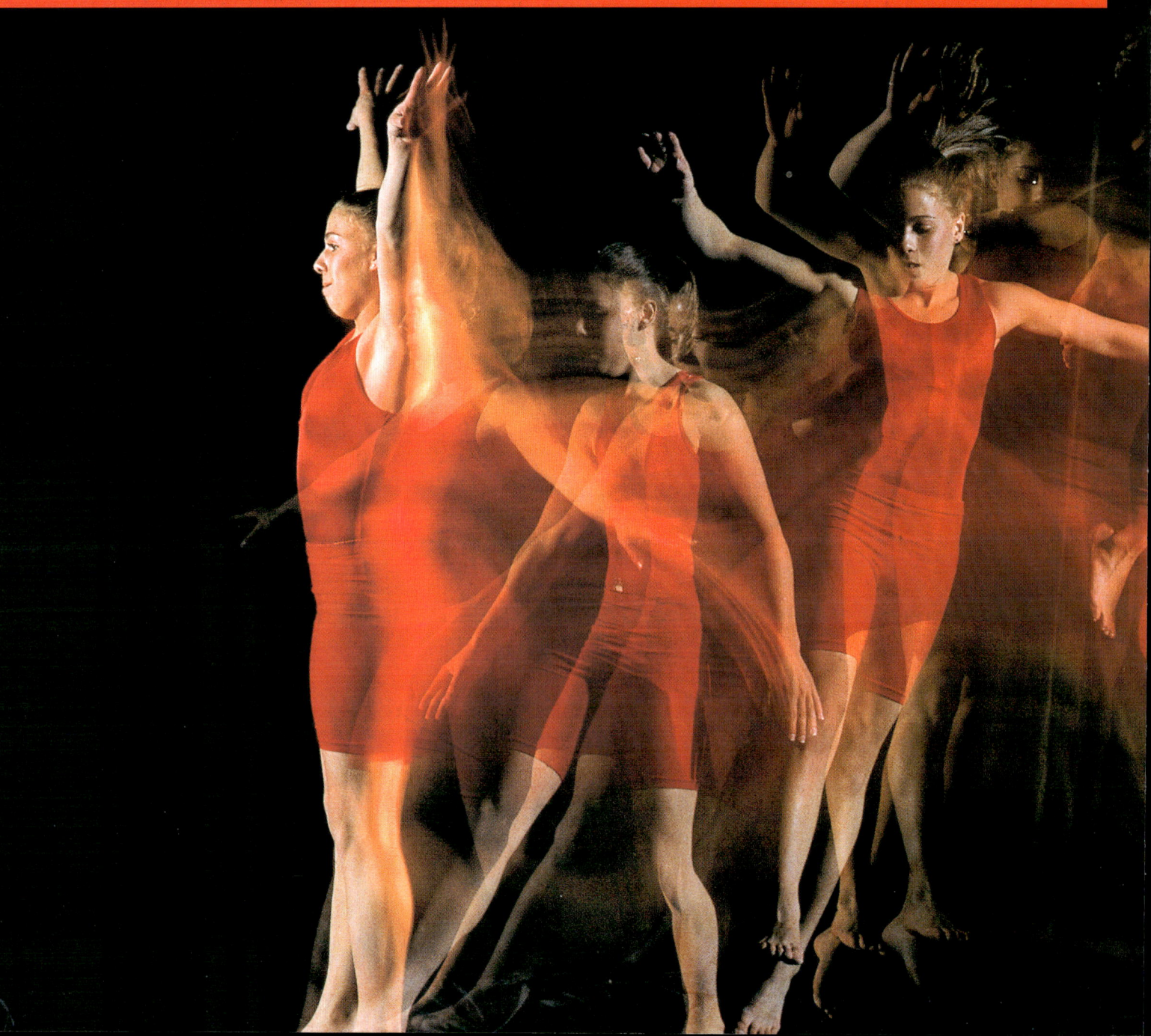

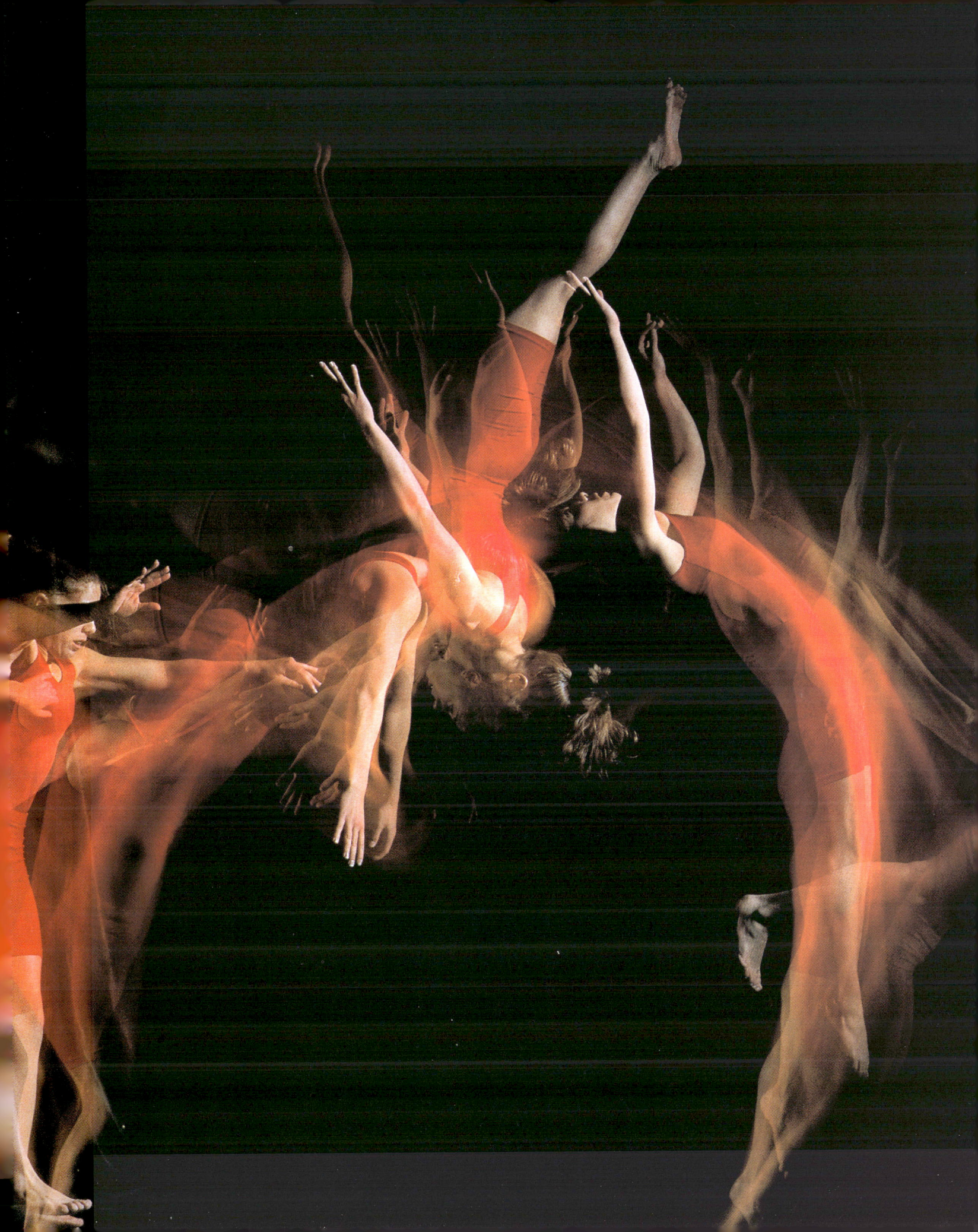

Skelett Das Körpergerüst

Dein Skelett ist mehr als eine Ansammlung von Knochen. Wie Stahlträger in einem Hochhaus oder Stamm und Äste in einem Baum bildet es das Gerüst deines Körpers. Dein Skelett gibt dir die Gestalt, trägt das Körpergewicht und an ihm sind die **Muskeln** verankert. Es ist so robust, dass es die empfindlichen inneren **Organe** – wie Herz, Lunge und Gehirn – schützen kann. Trotzdem ist es noch leicht genug, damit du springen, klettern und schwimmen kannst. Die Oberschenkelknochen allein können bis zu 58 000 kg Druck pro 1 cm² aushalten.

Vom Schädel bis zu den Zehen besteht das Skelett eines Erwachsenen aus 206 Knochen und wiegt etwa 9 kg. Ein Baby hat 350 Knochen; sie sind noch weich und nicht überall verbunden. Erst mit dem 30. Lebensjahr ist das Skelett völlig ausgehärtet und zusammengewachsen.

Hast du das gewusst?

So schnell bilden sich die Knochen

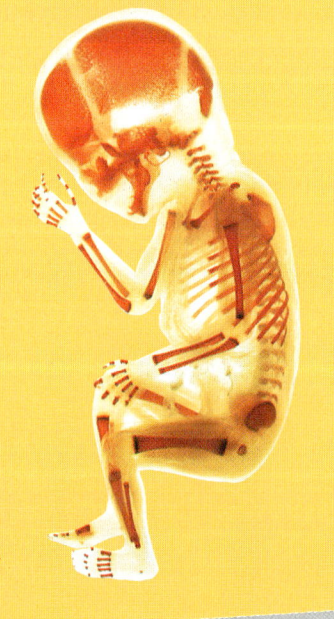

Wie alt ist dieses Baby? Es ist noch nicht geboren! Dieses ungeborene Baby, **Fötus** genannt, ist erst 12 Wochen alt. Es ist winzig – es wiegt 3 g und ist 9 cm lang. Aber es besitzt schon viele Knochen, die später das erwachsene Skelett bilden werden. Die dunkleren Teile sind Knochen, die helleren Teile sind weicher **Knorpel**, der sich später in Knochen umwandelt. Doch etwas Knorpel bleibt übrig. Deine Nasenspitze und deine Ohren sind biegsam, weil sie aus Knorpel bestehen.

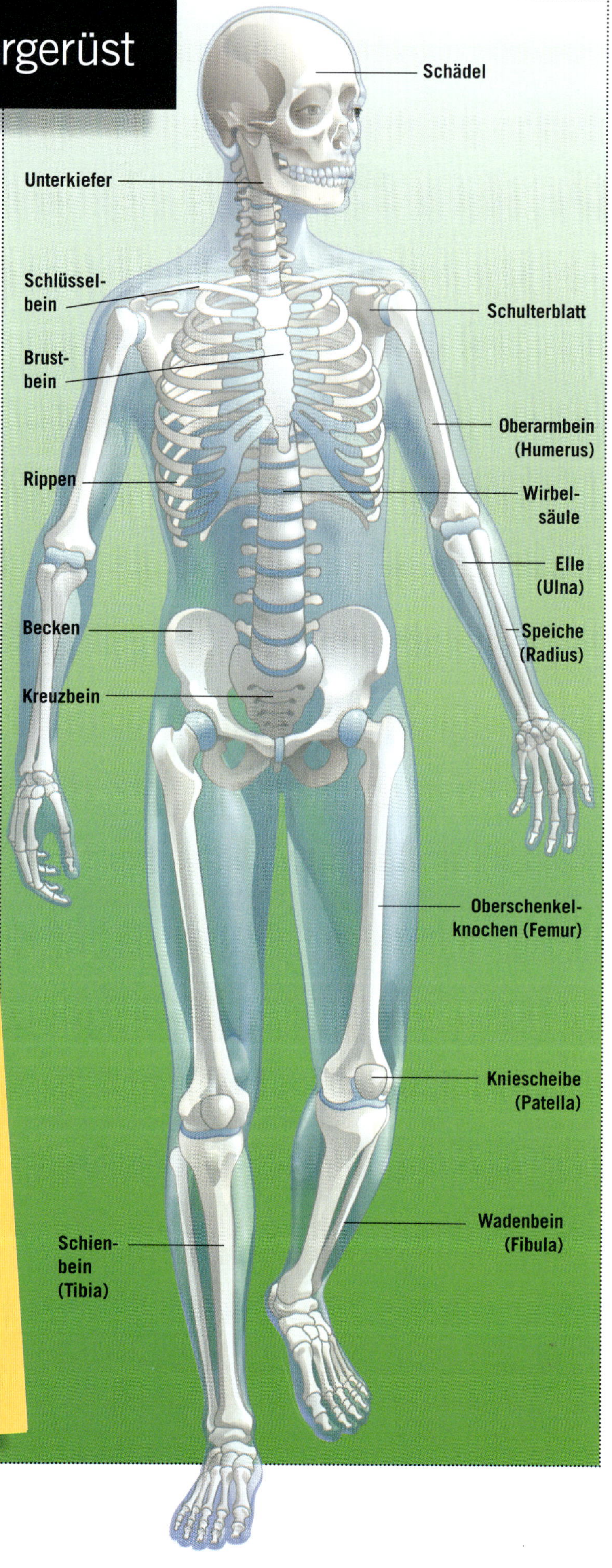

- Schädel
- Unterkiefer
- Schlüsselbein
- Schulterblatt
- Brustbein
- Rippen
- Oberarmbein (Humerus)
- Wirbelsäule
- Elle (Ulna)
- Becken
- Speiche (Radius)
- Kreuzbein
- Oberschenkelknochen (Femur)
- Kniescheibe (Patella)
- Schienbein (Tibia)
- Wadenbein (Fibula)

Zum Vergleich
Die größten und kleinsten Knochen

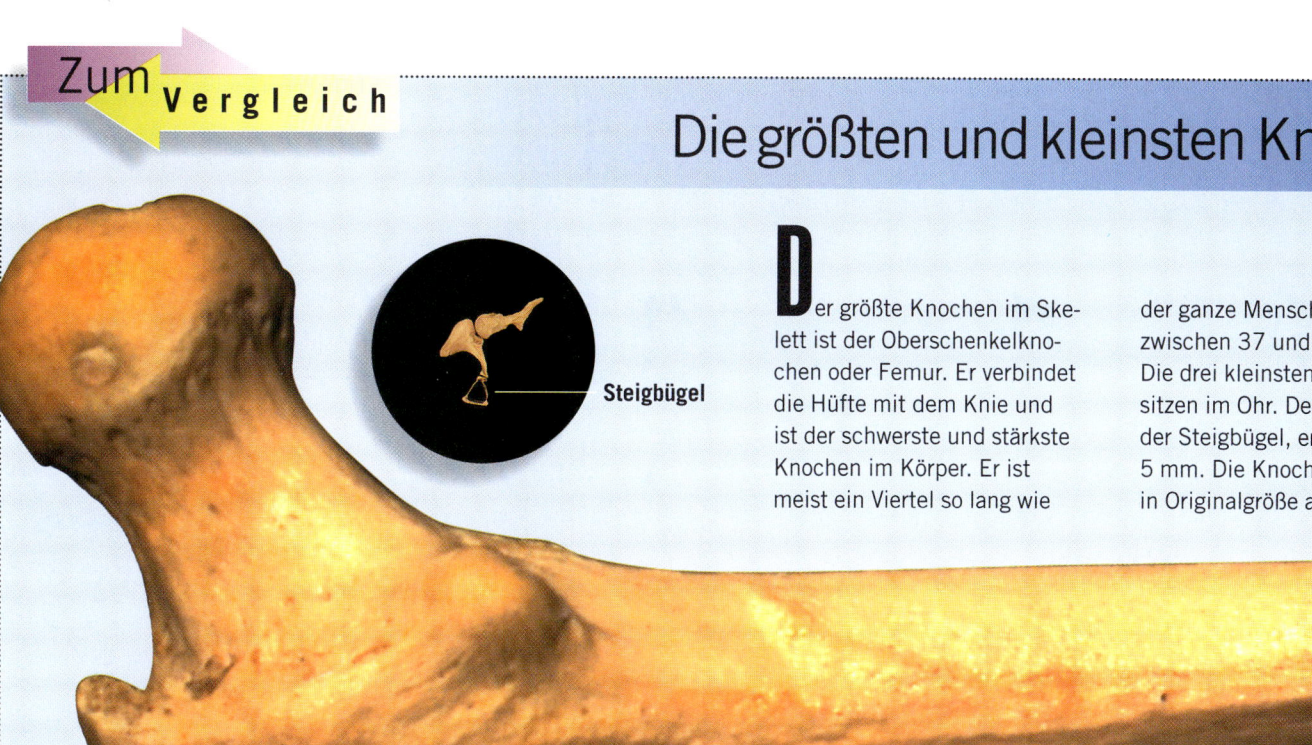

Steigbügel

Der größte Knochen im Skelett ist der Oberschenkelknochen oder Femur. Er verbindet die Hüfte mit dem Knie und ist der schwerste und stärkste Knochen im Körper. Er ist meist ein Viertel so lang wie der ganze Mensch, gewöhnlich zwischen 37 und 45 cm lang. Die drei kleinsten Knochen sitzen im Ohr. Der kleinste ist der Steigbügel, er misst nur 5 mm. Die Knochen hier sind in Originalgröße abgebildet.

Knochengröße

Wie groß du bist, hängt von der Länge deiner Knochen ab. Große Menschen haben lange, kleine Menschen kurze Knochen.

Dein Wachstum wird vor allem von chemischen Substanzen in deinem Blut, den **Hormonen,** kontrolliert. Manchmal arbeiten die Hormone nicht richtig und lassen die Knochen in der Kindheit zu schnell oder zu langsam wachsen. Dadurch bleiben Menschen ungewöhnlich klein oder werden sehr groß.

Der größte Mensch der Welt, ein Amerikaner namens Robert Wadlow, war 2,70 m groß und wog 198 kg. Einer der kleinsten und sicher auch der leichteste Mensch war eine Mexikanerin namens Lucia Zarate. Sie war etwa 66 cm groß und wog 2,1 kg, als sie 17 Jahre alt war.

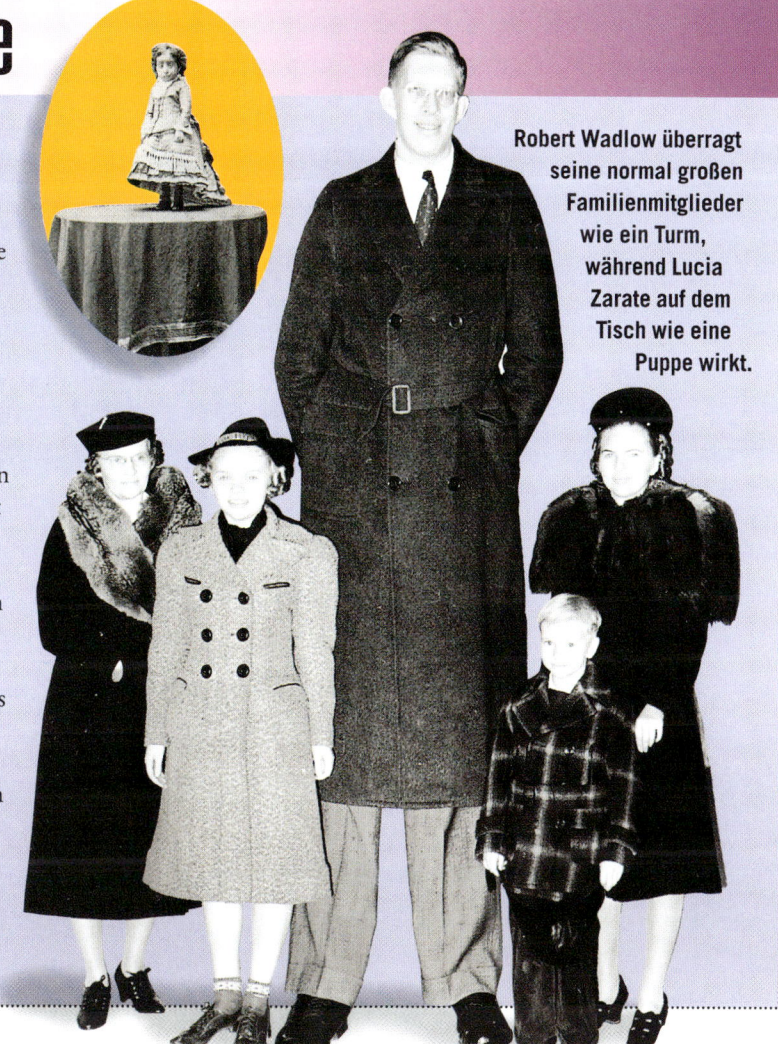

Robert Wadlow überragt seine normal großen Familienmitglieder wie ein Turm, während Lucia Zarate auf dem Tisch wie eine Puppe wirkt.

Seltsam aber wahr!

Knochenschwäche

Wenn du nicht genug **Kalzium** oder Vitamin D bekommst, könnten deine Knochen so weich und krumm werden wie bei dem Skelett rechts. Der Mensch, dem dieses Skelett gehörte, litt an Rachitis, einer Krankheit, bei der die Knochen nicht hart werden. Rachitis trat früher bei Kindern häufig auf. Es gibt sie immer noch in den Teilen der Welt, in denen es an Milch und Vitamin-D-haltigen Lebensmitteln mangelt.

KNOCHEN UND MUSKELN

Schädel — Schutz fürs Gehirn

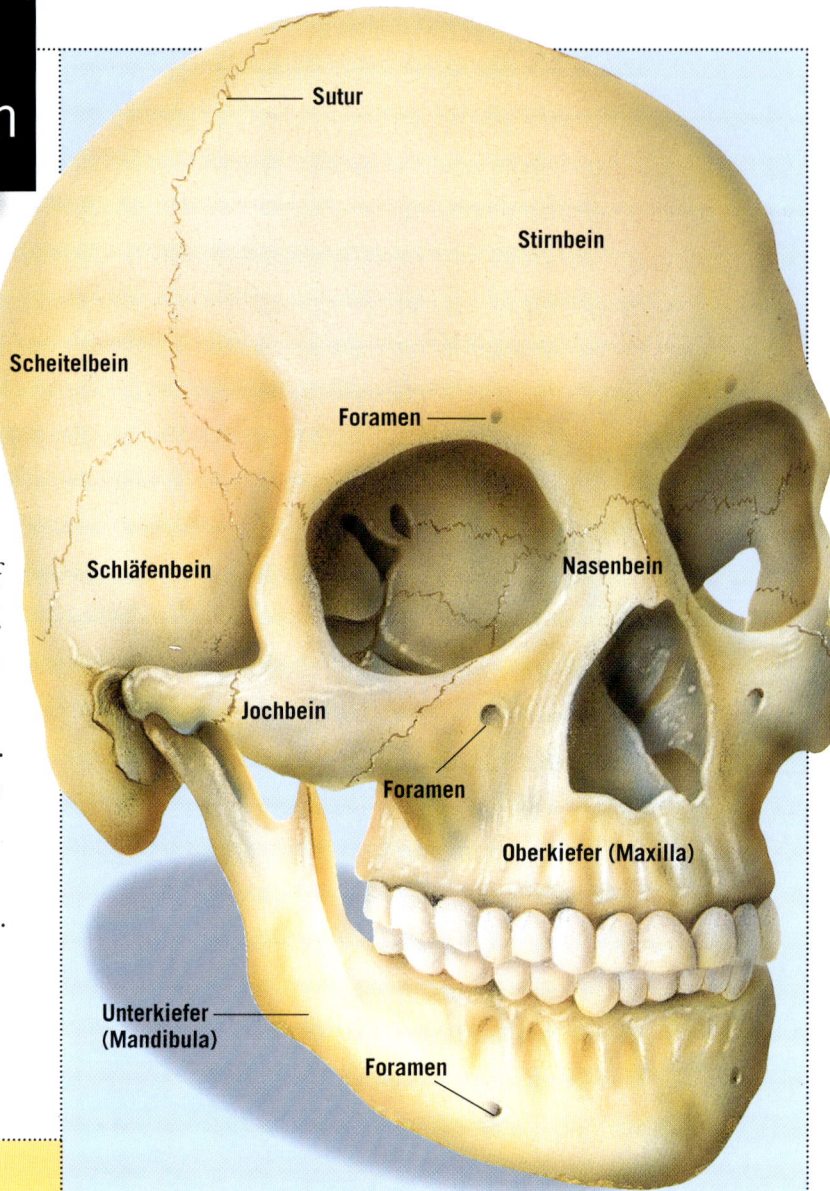

Wenn du deinen Schädel abtastest, fühlt er sich wie ein einziger Knochen an. Er ist es aber nicht. Der Schädel besteht tatsächlich aus 28 Knochen, deren gezackte Ränder wie die Teile eines Puzzles ineinandergreifen. Diese Knochenverbindungen heißen Suturen (Knochennähte). Obwohl sie wie Sprünge aussehen, verstärken sie den Schädel. Wenn du dir den Kopf stößt, nehmen die Suturen die Schockwelle des Stoßes auf.

Die Mediziner teilen den Schädel in drei Hauptteile auf: das **Cranium** (die Schädeldecke, die das Gehirn umgibt), das Gesicht und den Unterkiefer (die Mandibula). Das Cranium besteht aus acht Knochenplatten, die eine schützende Schale bilden. Neun Knochen formen das Gesicht. Einige davon haben ein kleines Loch namens Foramen, durch das **Nerven** oder Blutgefäße durchtreten. In den Ohren sitzen drei Knochen. Der Unterkiefer ist der einzige bewegliche Schädelknochen. Damit kannst du den Mund öffnen und schließen.

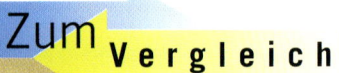

Wachsende Schädel

Unten kannst du sehen, wie ein Schädel sich beim Wachsen verändert. Ein Kinderschädel hat große, weiche Stellen zwischen den Knochenplatten: die Fontanellen. Dadurch kann der Schädel bei der Geburt zusammengedrückt werden und lässt dem Gehirn Platz zum Wachsen. Die Fontanellen verknöchern mit zwei Jahren und sind beim Erwachsenen völlig verschwunden, doch die Knochennähte oder Suturen bleiben.

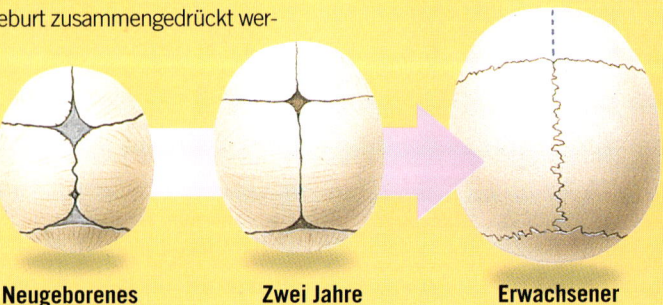

Neugeborenes **Zwei Jahre** **Erwachsener**

Traum eines Architekten

Ein italienischer Architekt machte sich die Eigenschaften des Schädels zunutze, als er das Dach für ein Sportstadion in Rom schuf *(unten)*. Diese sogenannte Dünnschalenkonstruktion besteht aus einer dünnen Schicht Beton, die sich aus kleinen Stücken zusammensetzt und wie das Cranium gewölbt ist. Wie der Schädel ist die Konstruktion außergewöhnlich stabil für ihr leichtes Gewicht.

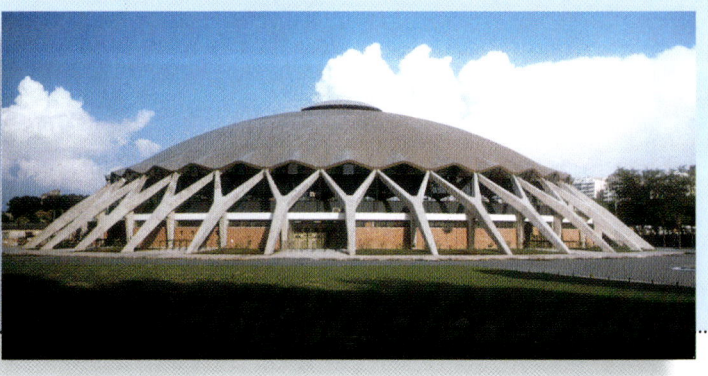

Seltsam aber wahr!

Glück im Unglück

Der 25 Jahre alte Phineas Gage arbeitete 1848 an der Eisenbahnstrecke in Vermont (USA). Als er eine Sprengladung vorbereitete, explodierte sie, bevor er fertig war. Die Explosion trieb eine 1 m lange Eisenstange durch seinen ganzen Schädel. Obwohl die Stange durch die Augenhöhle schoss und einige Knochen zerstörte, blieb Gage bei Bewusstsein und überlebte den Unfall. Er konnte allerdings auf dem linken Auge nicht mehr sehen – und hatte Löcher im Schädel.

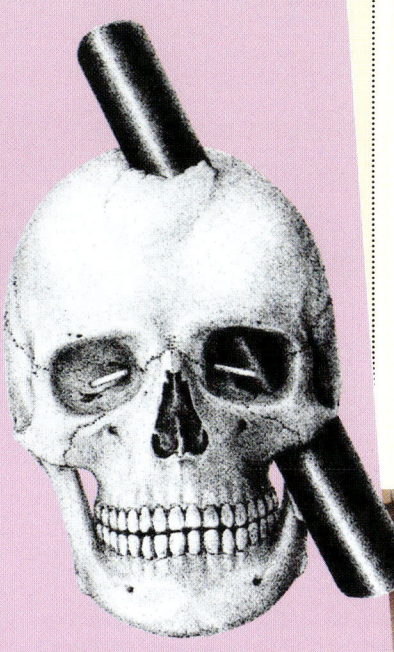

Eine medizinische Illustration zeigt, wo die Stange den Schädel durchbohrte, bevor sie oben wieder heraustrat.

Schädel-Bräuche

Schädel zum Essen

Würdest du Süßigkeiten in Form eines Totenkopfes essen? Gewiss, wenn du Mexikaner wärest, denn dort feiern die Menschen am 2. November den Tag der Toten. An diesem Festtag stellen sie gern Nachbildungen von Skeletten zur Schau und verspeisen mit Vorliebe Backwaren in Form von Schädeln.

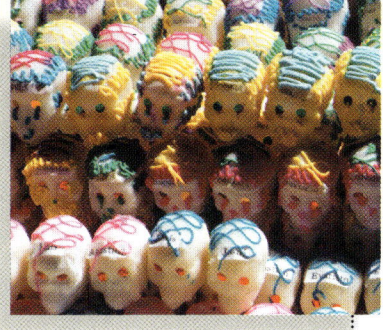

Schädel als Medium

Schädel haben auf der ganzen Welt symbolische Bedeutung. In Tibet trinken die Mönche aus Bechern, die aus Schädelknochen hergestellt sind. Und auf der Insel Java schlafen Krieger – wie der Mann links – auf Schädeln ihrer Vorfahren, um Kontakt zu ihnen aufzunehmen.

Sport: Gefahr für den Kopf!

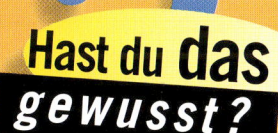

Jeder Sport, bei dem es zu häufigen Schlägen auf den Kopf kommt, kann dein Gehirn, die Schädelknochen oder den Kiefer verletzen. Daher ist es wichtig, einen Helm oder Kinnschutz zu tragen. Boxen ist am gefährlichsten. Wiederholte Schläge machen den Boxer „groggy". Dann wird die Sprache schleppend und das Gleichgewicht gestört, so ähnlich wie bei Betrunkenen. Doch auch andere Kampfsportarten wie Fußball und Rugby sind risikoreich.

Hast du das gewusst?

Steinzeitchirurgie

Moderne Ärzte sind nicht die ersten Gehirnchirurgen. Schon die Höhlenmenschen waren es, wie vorgeschichtliche Schädel mit großen Löchern zeigen. Niemand weiß, warum die Operationen vorgenommen wurden. Vielleicht sollten sie Menschen mit Schädelbrüchen oder schrecklichen Kopfschmerzen helfen. Anfangs wurden Steinwerkzeuge verwendet, später benutzten die Chirurgen Metallwerkzeuge wie diese Bronzeklinge aus Peru.

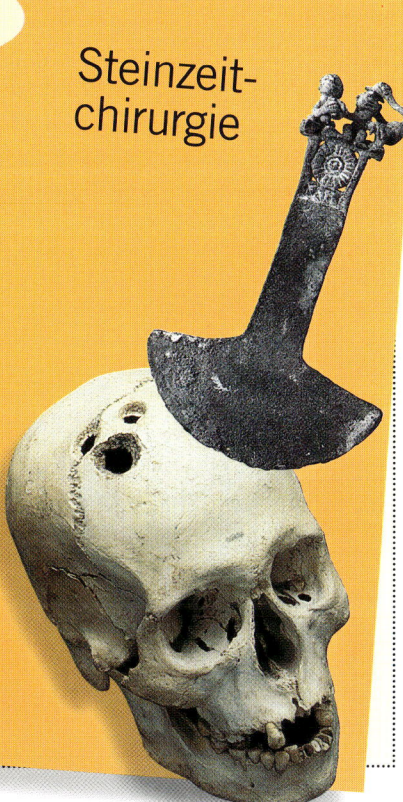

KNOCHEN UND MUSKELN

Die Wirbelsäule

Drei Teile des Skeletts formen und schützen den Rumpf: die Wirbelsäule, die Rippen und das **Becken**. Deine Wirbelsäule ist stark und biegsam, so dass du dich nach vorne, hinten und zur Seite drehen und beugen kannst. Sie ist auch elastisch und absorbiert Stöße, wenn du gehst, rennst oder hüpfst.

Die Wirbelsäule besteht aus 33 miteinander verbundenen Knochen. Diese Knochen heißen Wirbel. Die zwei obersten Wirbel sind anders geformt als der Rest. Der erste Wirbel ist nach dem griechischen Gott Atlas genannt, der die Weltkugel auf den Schultern trägt. Er stützt den Kopf. Der zweite Halswirbel ist der Axis. Das Gelenk zwischen diesen zwei Wirbeln erlaubt dir, zu nicken oder den Kopf zu schütteln.

Am mittleren Teil der Wirbelsäule sitzen die Rippen, die Herz und Lunge schützen. Das Becken liegt am Ende der Wirbelsäule und ermöglicht dir das Gehen.

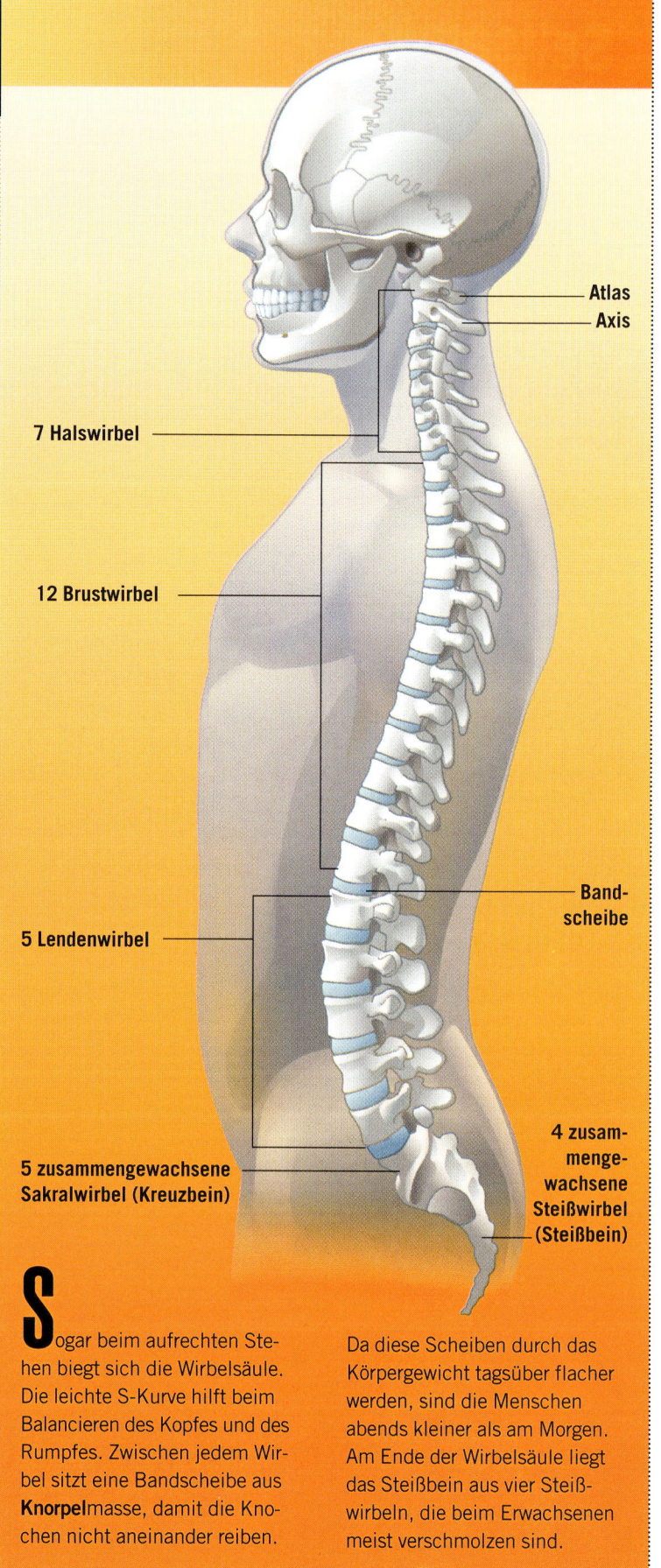

- Atlas
- Axis
- 7 Halswirbel
- 12 Brustwirbel
- 5 Lendenwirbel
- Bandscheibe
- 5 zusammengewachsene Sakralwirbel (Kreuzbein)
- 4 zusammengewachsene Steißwirbel (Steißbein)

Anatomie des Wirbels

Dieses Bild eines typischen Wirbels zeigt die vielen Funktionen der Wirbelsäule. Der dicke, runde Teil ist der Wirbelkörper. Er stützt dein Gewicht. An den stacheligen Dornfortsätzen an den Seiten setzen die **Muskeln** an. Im Loch in der Mitte liegt geschützt das **Rückenmark**, ein Nervenbündel, das sich durch alle Wirbel zieht. Das Rückenmark und die Rückenmarksnerven übermitteln die Botschaften zwischen dem Hirn und dem übrigen Körper.

- Wirbelkörper
- Rückenmark
- Rückenmarksnerven
- Dornfortsätze für Muskelansätze

Sogar beim aufrechten Stehen biegt sich die Wirbelsäule. Die leichte S-Kurve hilft beim Balancieren des Kopfes und des Rumpfes. Zwischen jedem Wirbel sitzt eine Bandscheibe aus **Knorpel**masse, damit die Knochen nicht aneinander reiben. Da diese Scheiben durch das Körpergewicht tagsüber flacher werden, sind die Menschen abends kleiner als am Morgen. Am Ende der Wirbelsäule liegt das Steißbein aus vier Steißwirbeln, die beim Erwachsenen meist verschmolzen sind.

Zum Vergleich

Beckenformen

Am **Becken** treffen die beiden Hüftknochen auf die Wirbelsäule. Wie du siehst, ist das Becken der Frau anders geformt als beim Mann. Das weibliche Becken ist breiter und biegsamer, damit ein Baby bei der Geburt zwischen den Knochen hindurchpaßt.

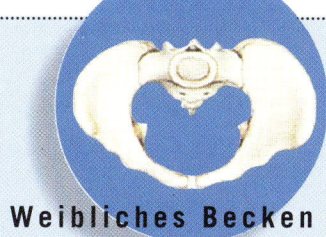
Weibliches Becken

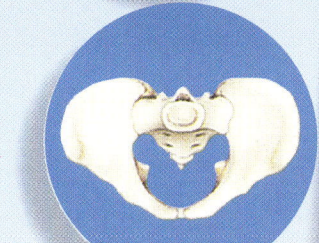
Männliches Becken

Käfig für Herz und Lunge

Wie 12 Paar gebogene Stäbe umfassen die Rippen deinen Brustkorb und schützen Herz und Lunge. Sie verbinden die Wirbelsäule mit dem flachen **Brustbein**, dem Sternum. Nur die unteren zwei Rippenpaare reichen nicht ans Brustbein und werden daher freie Rippen genannt. Der Rippenkäfig ist stark und biegsam. Durch Muskeln zwischen den Rippen kann er sich ausdehnen. Beim Einatmen, wenn sich die Lunge füllt, wird er größer. Beim Ausatmen zieht er sich zusammen und presst die Luft hinaus.

Au, mein Rücken!

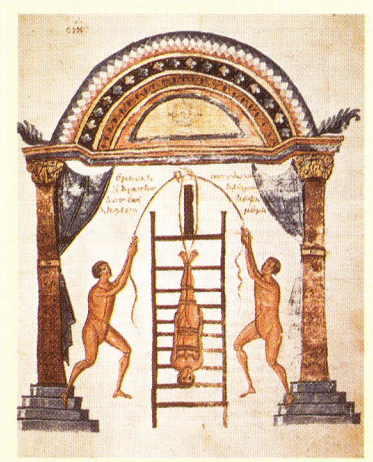

Stell dir vor, dein Arzt schlägt dir als Behandlungsmethode für deine Rückenschmerzen vor, dass du auf eine Leiter gebunden, hochgezogen und fallen gelassen wirst! Genau das passiert mit dem armen Rückenkranken auf diesem Bild aus dem 10. Jahrhundert. Damals dachten die Leute, durch den Fall würden die verschobenen Knochen wieder zurückrutschen. Schrecklich!

Richtig sitzen

Sitzt du lange Zeit vor dem Computer? Wenn ja, dann musst du aufpassen, dass du deinen Rücken und deine Handgelenke nicht schädigst. Du solltest immer wieder Pausen einlegen und möglichst so wie das Mädchen rechts aufrecht auf einem geeigneten Stuhl sitzen, der den Rücken stützt. Die Knie und Ellenbogen sind im 90-Grad-Winkel gebeugt und die Handgelenke liegen gerade. Abgeknickte Handgelenke strapazieren die Muskeln, Nerven und **Sehnen** und können eine schmerzhafte Erkrankung namens Karpaltunnelsyndrom hervorrufen.

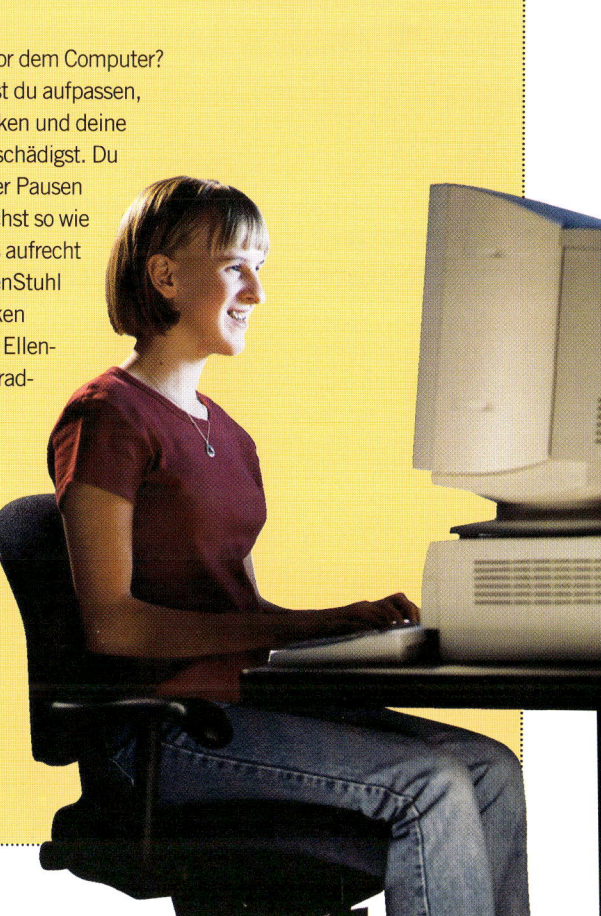

Hast du das gewusst?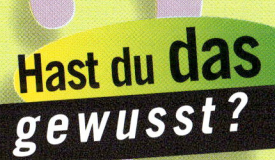

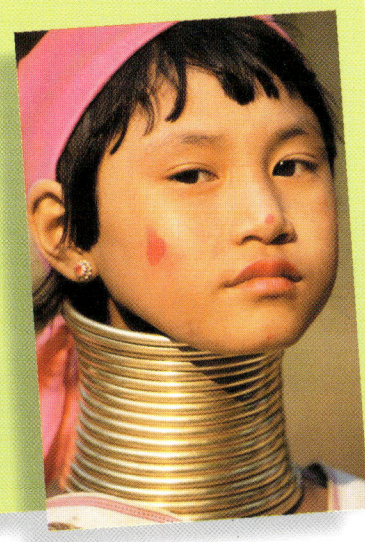

In vielen Teilen der Welt gilt ein langer Hals als besonders schön. Doch wenige Leute würden dafür so weit gehen wie die Frauen des Padaung-Stammes in Myanmar (Burma). Sie strecken die Wirbel des Halses, indem sie Ringe tragen und so den Hals verlängern. Im Alter von 5 Jahren beginnen sie mit einigen Ringen und fügen immer wieder weitere hinzu. Sie tragen die Ringe sogar im Schlaf!

Wunderwerk Hand

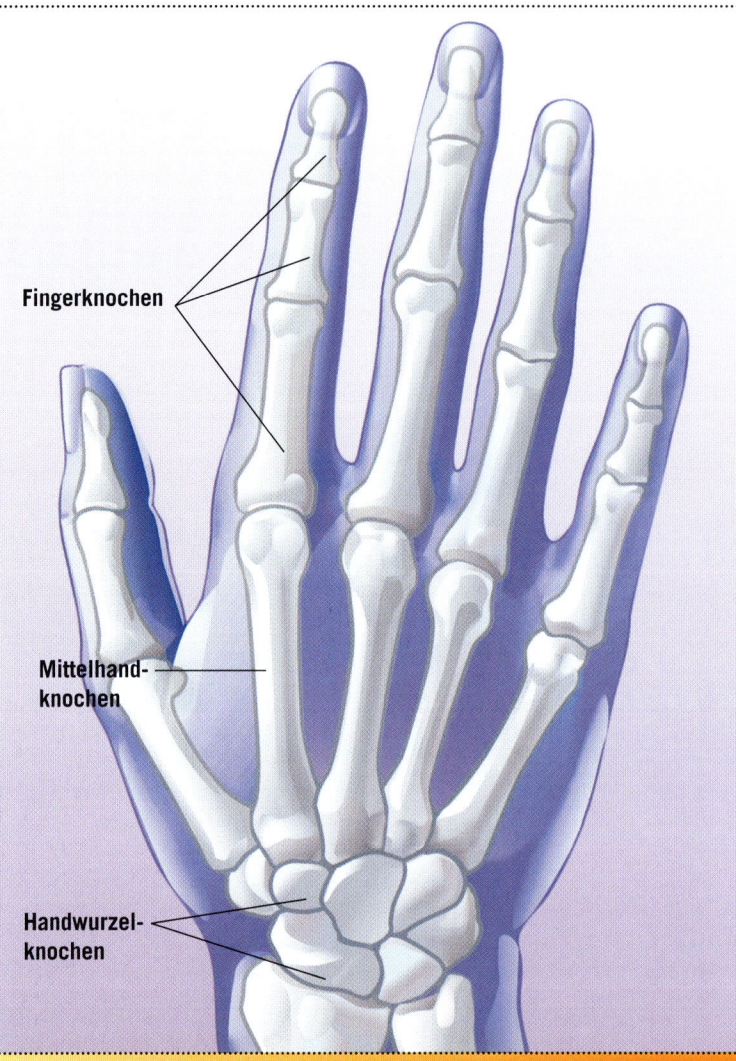

Mit deinen Händen kannst du eine erstaunliche Zahl von Dingen tun: Du kannst einen Nagel einschlagen, die Katze streicheln, einen Knopf drücken, einen Klimmzug machen, Klavier spielen oder eine Nadel aufheben. Wenn du die Zeichensprache beherrschst, können deine Hände sogar sprechen! Diese Bewegungen sind möglich, weil die Hand 54 Knochen hat sowie **Muskeln** und **Bänder**, die sie verbinden.

Es gibt drei verschiedene Knochenarten in der Hand: die Handwurzelknochen, die Mittelhand- und die Fingerknochen. Die Handwurzelknochen sind die kleinen, runden Knochen im Handgelenk. Vom Handgelenk gehen fächerförmig die fünf langen Mittelhand- oder Metakarpalknochen ab, die du in der Mitte der Hand fühlen kannst. An den Knöcheln beginnen die Fingerknochen. Jeder Finger besteht aus drei Fingerknochen, der Daumen hat nur zwei.

Meilensteine 1

Röntgenstrahlen

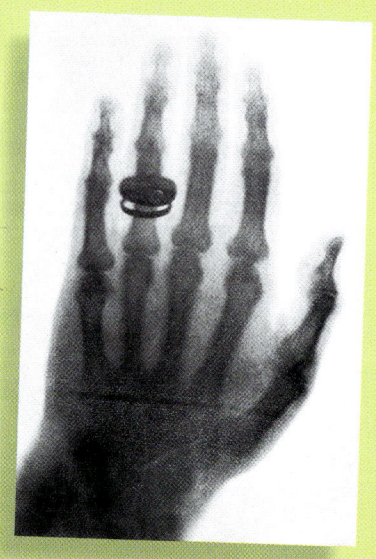

1895 entdeckte der deutsche Wissenschaftler Wilhelm Conrad Röntgen, dass eine bestimmte Strahlung durch Haut, Papier, Holz und andere Materialien hindurchgeht. Er wußte nicht, wie er seine Entdeckung nennen sollte. So nannte er sie X-Strahlen, wobei X „unbekannt" bedeutet. Das Röntgenbild rechts ist eines der ersten: Es ist Frau Röntgens linke Hand. Der Gegenstand auf dem Ringfinger ist ihr Ehering. Im Jahr 1901 erhielt Röntgen den ersten Nobelpreis für Physik.

Knochenwachstum

Wenn du wächst, wachsen auch die Knochen in deiner Hand, wie die Röntgenbilder unten zeigen. Die Knochen in der Kinderhand sehen noch unverbunden aus; sie werden durch **Knorpel** zusammengehalten, die später zu Knochen aushärten. Die Knochen in der Teenagerhand wachsen noch und sind auch noch durch Knorpel verbunden. Danach hört die Hand auf zu wachsen und die Knorpel verschwinden.

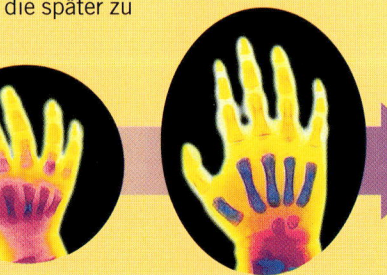 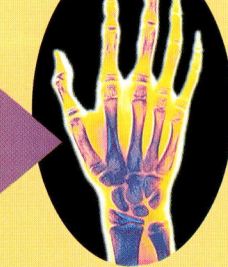

Kind   **Teenager**   **Erwachsener**

Die bewegliche Hand

Die menschliche Hand mit dem gegenüberliegenden Daumen kann Dinge auf erstaunlich unterschiedliche Weise greifen. Die wichtigsten Griffe siehst du in den Fotos unten.

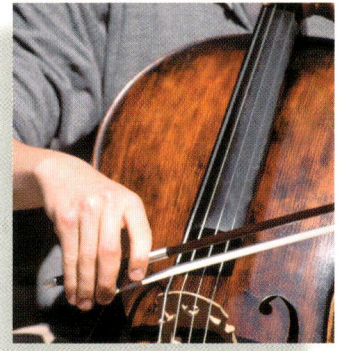

Präzisionsgriff

Der Präzisionsgriff mit dem Daumen gegenüber dem Zeigefinger wird beispielsweise zum Schreiben mit Füller oder Stift, zum Halten von Essstäbchen und zum Halten des Bogens beim Cellospielen benutzt.

Kraftgriff

Wenn du einen Baseball- oder Tennisschläger mit dem Kraftgriff hältst, ziehen sich die Handmuskeln fest um den Schläger und verleihen dem Schlag mehr Kraft.

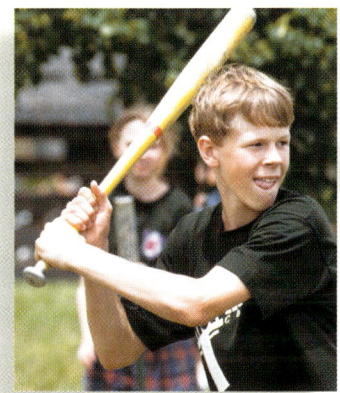

Hakengriff

Du verwendest den Hakengriff, bei dem die Finger wie ein Haken gekrümmt sind, um Koffer am Griff zu tragen oder um dich beim Klettern an einem Felsvorsprung festzuhalten.

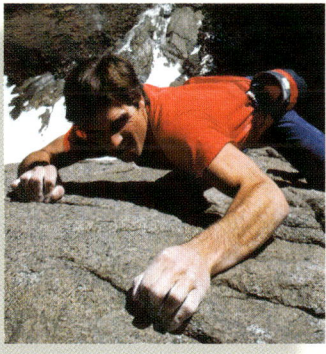

Pinzettengriff

Wenn du die Unterseite von Daumen und Zeigefinger im Pinzettengriff zusammenpresst, kannst du eine Nadel halten und einfädeln.

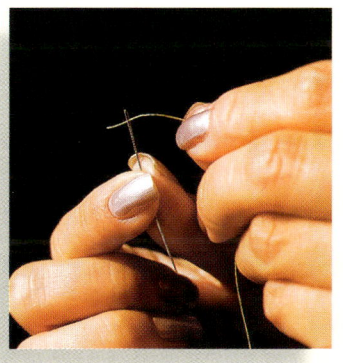

Hast du das gewusst?

Angenähte Finger

Es hört sich unwahrscheinlich an, aber Ärzte können tatsächlich abgetrennte Finger wieder an eine Hand annähen (rechts). Dabei müssen sie die verletzten **Nerven** und Blutgefäße einzeln wieder miteinander verbinden. Der Rest heilt von selbst. Sogar ein durchtrennter Knochen kann wieder zusammenwachsen, wenn er gut durchblutet wird.

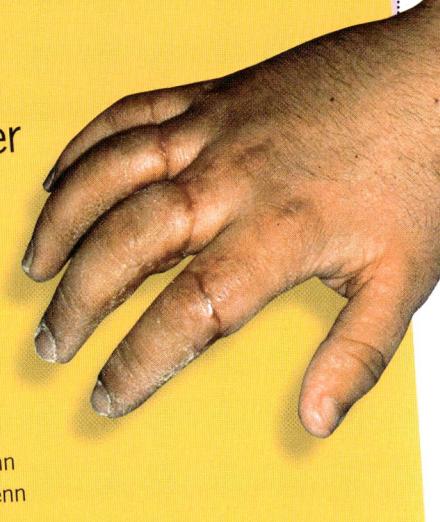

Zum Vergleich

Menschen- und Schimpansenhand

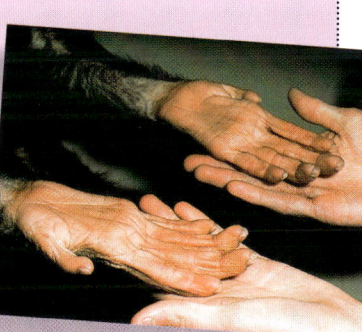

Schimpansen haben ähnliche Hände wie wir, doch mit einem großen Unterschied: Ihre Daumen sind nicht so lang wie unsere. Weil unsere Daumen so lang sind, können wir damit die Fingerspitzen der anderen Finger berühren. Dies nennt man „opponierender" Daumen, weil er den Fingern gegenübersteht. Dadurch können wir ganz kleine Gegenstände aufheben oder Stifte und Dartpfeile im Präzisionsgriff halten. Kein anderes Lebewesen hat einen opponierenden Daumen.

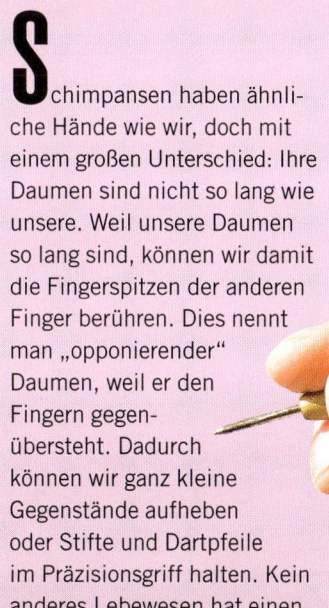

Im Knocheninnern

Im Museum ausgestellte Knochen sind tot, aber in deinem Körper sind die Knochen sehr lebendig. Sie haben lebende **Nerven** und Blutgefäße. Sie wachsen, verändern sich und können von selbst heilen. Knochen bestehen aus **Mineralien** und **Kollagen**. Mineralien härten die Knochen, Kollagen macht sie leicht elastisch, damit sie nicht so schnell brechen. Knochen sind wie ein Krustenbrot: außen hart und innen löchrig. Die harte Außenschicht ist die Kompakta. Innen liegt das Schwammgewebe, das aber nicht weich ist. Es ist fast so stark wie die Kompakta, aber viel leichter, weil so viele Löcher darin sind. In der Mitte der großen Knochen sitzt das **Knochenmark**, das die Aufgabe hat, neues Blut für den Körper zu bilden. Außer an den Gelenken sind die Knochen mit einer dünnen, zähen Haut, der Knochenhaut (oder dem Periost) überzogen. Sie enthält Blutgefäße und Nerven und hilft beim Heilen von Knochenbrüchen.

Die Knochen gesund halten

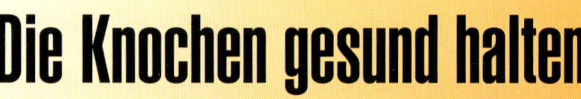

Diese Bilder zeigen den Knochen durch ein Mikroskop. Oben ist ein gesunder Knochen, der Knochen unten ist durch eine Krankheit namens Osteoporose angefressen. Sie befällt vor allem ältere Menschen, besonders Frauen. Osteoporose entsteht, wenn die Knochen **Kalzium** verlieren und brüchig werden. Iss daher kalziumreiches Essen mit viel Vitamin D, das dem Körper bei der Aufnahme von Kalzium hilft. Und du musst dich bewegen, denn je mehr du die Knochen benutzt, um so stärker werden sie.

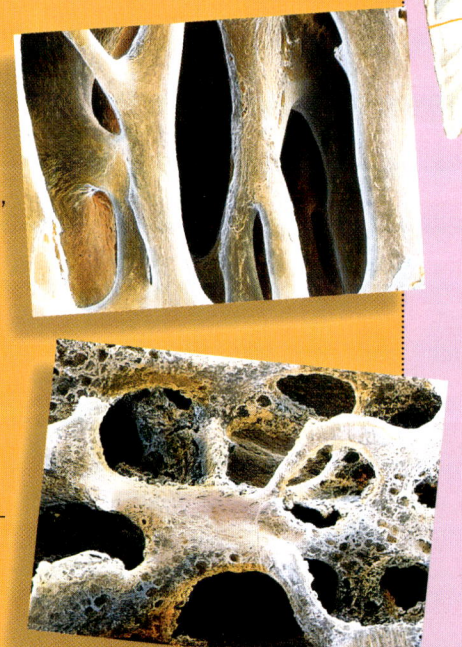

Musikantenknochen

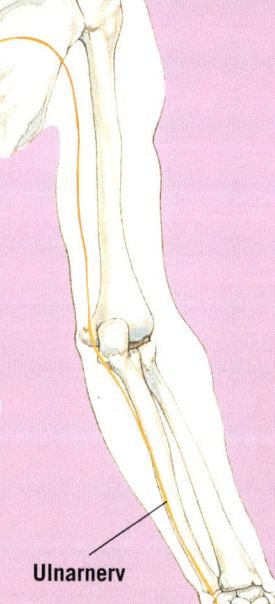

Ulnarnerv

Wenn du den Ellenbogen an einem bestimmten Punkt stößt, läuft ein stechender Schmerz durch den Arm, der einige Sekunden anhält. Du sagst dann: „Aua, ich habe mir den Musikantenknochen gestoßen" und würdest am liebsten aufheulen. In Wirklichkeit gibt es keinen Musikantenknochen. Was du triffst, ist der sogenannte Ulnarnerv, der den Arm hinunterläuft. Wenn du ihn stößt, sendet er eine Nachricht an dein Gehirn, die dich „Aua" sagen lässt.

Zum Vergleich

Die Architektur des Knochens

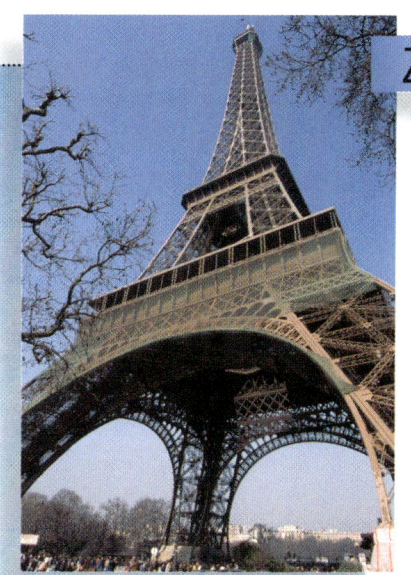

Wie die eisernen Streben des Eiffelturms in Paris sind die Knochen gebogen und verstärkt. Das Geheimnis der Stabilität liegt innen. Wenn man den stärksten Knochen, den Oberschenkelknochen *(links)*, durchschneidet, kannst du die vielen gebogenen Knochenbälkchen sehen. Zusätzliche Bälkchen bilden sich dort, wo die Knochen den meisten Druck aushalten müssen. Dadurch werden sie an der richtigen Stelle stärker. Stell dir den Druck auf die Beinknochen einer Weitspringerin vor, wenn sie wie Olympiasiegerin Jackie Joyner-Kersee *(links),* nach einem Sprung landet.

Wie Knochen heilen

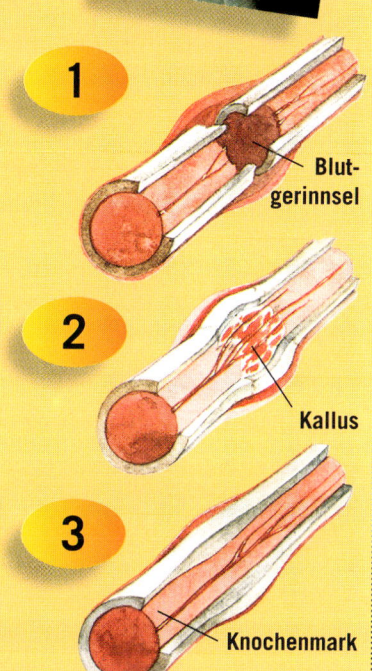

Ein Knochenbruch wie beim Schienbein rechts heißt Fraktur. Die Heilung beginnt schon kurz nach dem Brechen. Erst läuft viel Blut dorthin und bildet ein Gerinnsel an der Bruchstelle (1). Dann weichen die Bruchenden auf, während ihre Mineralien in die Lücke fließen. Neuer Knochen, Kallus, beginnt von den Enden aus zu wachsen (2). Schließlich härtet der Kallus zu echtem Knochen aus und der Knochen ist wieder belastbar (3). Zusammengewachsene Knochen sind genauso stark oder manchmal sogar noch stärker als vorher.

1 — Blutgerinnsel
2 — Kallus
3 — Knochenmark

Hast du das gewusst?

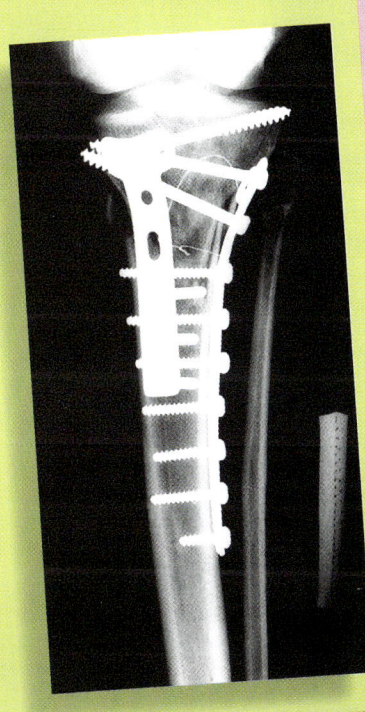

Obwohl Knochen sehr stabil sind, können sie manchmal an mehreren Stellen gleichzeitig brechen. Das Röntgenbild rechts zeigt das Bein eines Mannes, der einen Motorradunfall hatte. Beide Beine waren an so vielen Stellen gebrochen, dass der Arzt 26 Metallschrauben und Platten brauchte, um die Knochen wieder zusammenzufügen. Bei einem einfachen Bruch rückt der Chirurg den Knochen wieder gerade und gipst ihn dann für Wochen oder Monate ein. Der Knochen heilt dann von selbst.

Leute — Crazy Sally

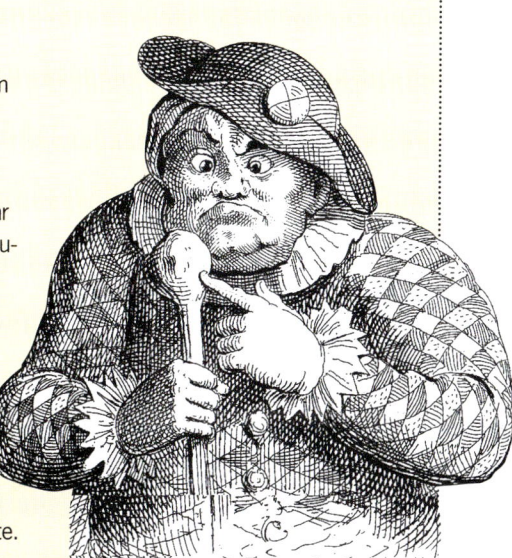

Menschen mit gebrochenen Knochen gingen im 18. Jahrhundert in England nicht zum Arzt. Sie gingen zu einem der „Knochenklempner", die durch das Land zogen. Eine davon war Sarah Mapp, auch „Crazy Sally" genannt. Sie war so stark, dass sie eine ausgekugelte Schulter einrenken und sogar ein Bein gerade ziehen konnte, das 20 Jahre lang krumm gewesen war. Einige Leute machten sich über sie lustig, weil sie komisch aussah *(Karikatur rechts)*, aber sie leistete gute Dienste.

Knochen und Muskeln 17

Was sind Gelenke?

Wenn du Ball spielst, auf Zehenspitzen stehst oder nickst, benutzt du deine **Gelenke**. Gelenke sitzen dort, wo die Knochen aufeinander treffen. Mit ihrer Hilfe kannst du dich bewegen.

Einige Gelenke in unserem Körper bewegen sich viel, andere weniger und manche gar nicht. Das Hüftgelenk beispielsweise bewegt sich in alle Richtungen, die Wirbelgelenke nur ein bisschen. Die Suturen in deinem Schädel bewegen sich gar nicht.

Zähe **Bänder** halten die Knochen im Gelenk fest. Sie erlauben Bewegungen und verhindern, dass du dich zu weit in die falsche Richtung drehst oder beugst. Manche Menschen scheinen Gummibänder an ihren Gelenken zu haben, weil sie die Finger sehr weit nach hinten knicken oder die Wirbelsäule verrenken können, so wie die beiden Artistinnen *(rechts)*. Aber niemand hat tatsächlich Gummigelenke. Menschen, die sich so verrenken können, haben einfach elastischere Bänder als andere.

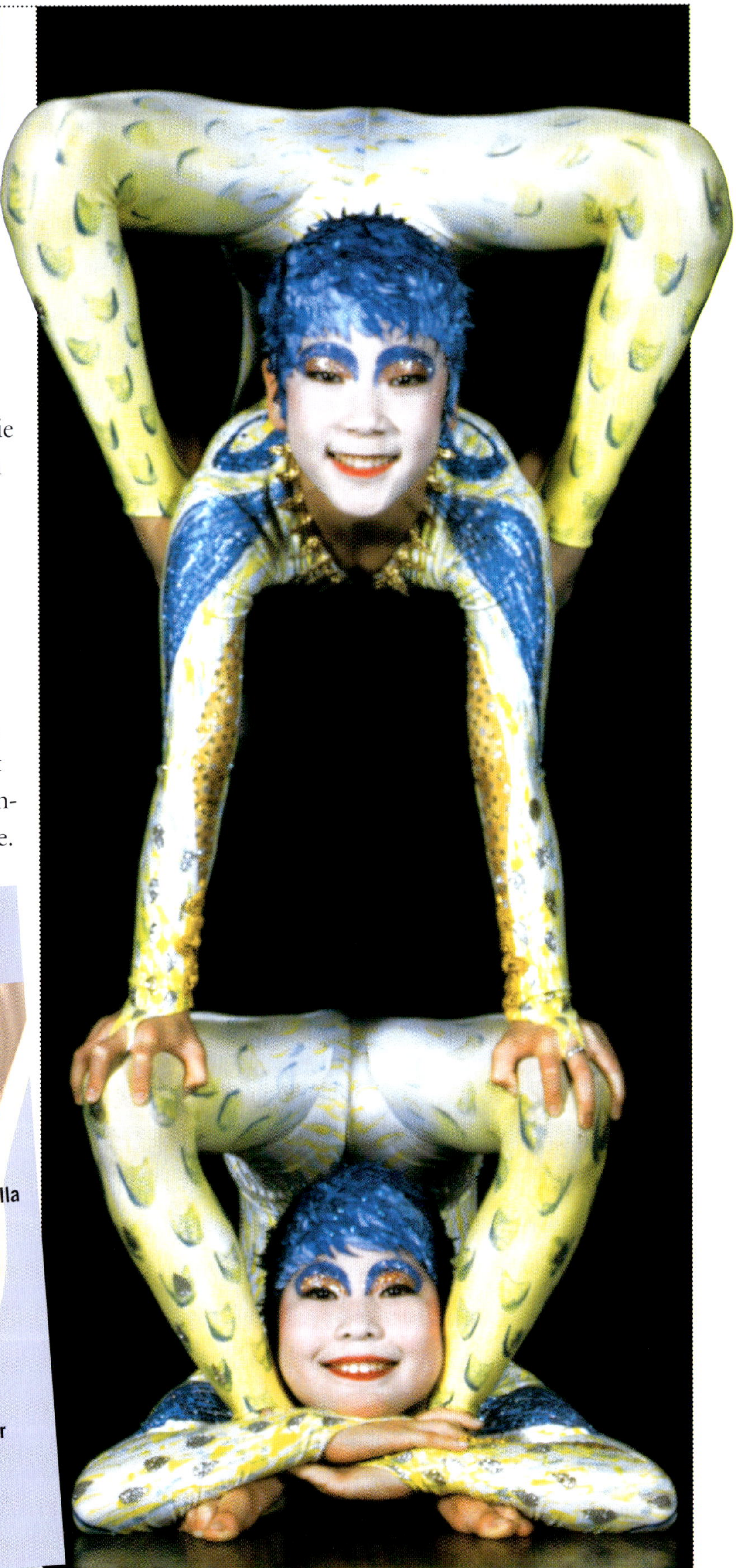

Das erstaunliche Kniegelenk

Das Kniegelenk bewegt sich wie ein Scharnier in nur eine Richtung. Doch sogar diese einfache Bewegung benötigt ein relativ kompliziertes Gelenk *(Zeichnung rechts)*. Innen- und Außenbänder halten den Oberschenkel- und den Schienbeinknochen fest. Knorpelkissen polstern das Gelenk innen aus. Eine besondere Flüssigkeit, die Synovia, schmiert das Gelenk wie eine Maschine. **Sehnen** halten die Kniescheibe, die Patella, die wie ein Schutzschild vor dem Gelenk steht.

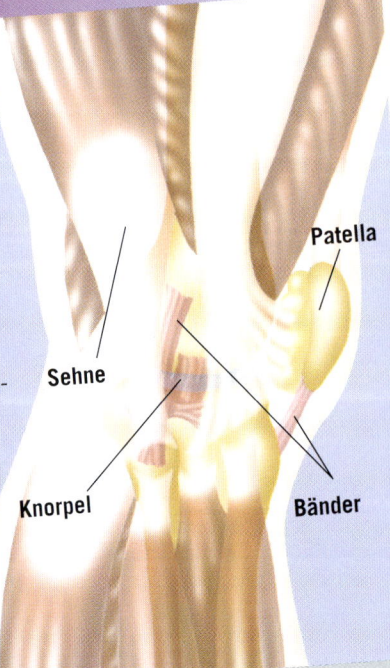

Patella · Sehne · Knorpel · Bänder

Verschiedene Gelenkarten

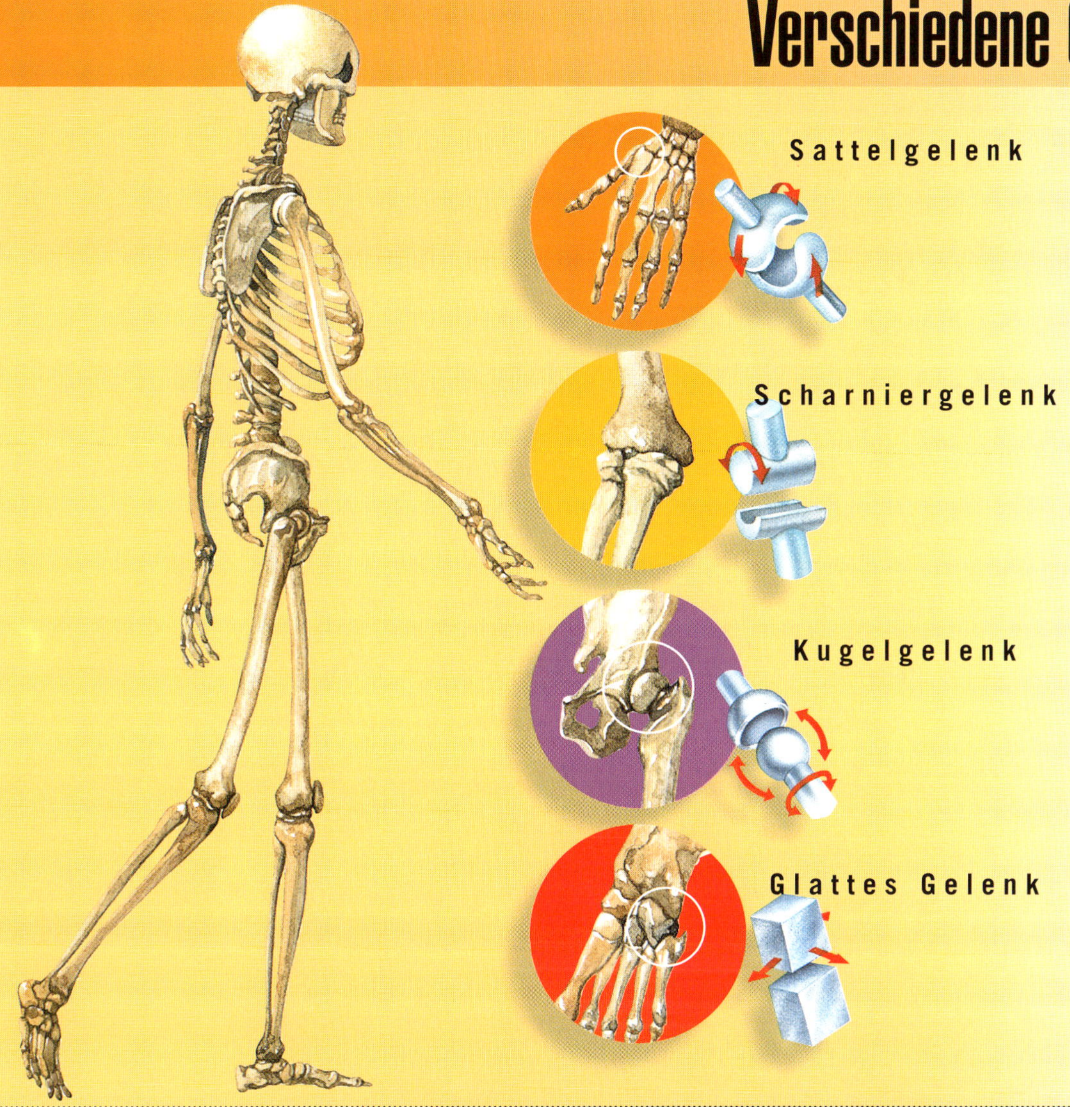

Sattelgelenk

Scharniergelenk

Kugelgelenk

Glattes Gelenk

Nicht alle Gelenke funktionieren auf dieselbe Weise. Hier sind einige der häufigsten Gelenke:

Das Sattelgelenk verbindet z. B. den Daumen mit dem Handgelenk und hat etwa die Form eines Pferdesattels. Es ermöglicht Bewegungen in zwei Richtungen.

Scharniergelenke wie im Knie, Ellenbogen, in Fingern und Zehen bewegen sich nur in eine Richtung. Sie öffnen und schließen sich wie bei einer Türangel.

Das Kugelgelenk arbeitet wie ein Schalthebel im Auto und lässt sich in fast jede Richtung bewegen. Das kugelförmige Ende des Oberschenkelknochens passt genau in die Hüfte. Auch Schultern haben so ein Gelenk.

Bei glatten oder geraden Gelenken können sich die Knochenenden nur wenig aneinander entlang verschieben. Diese Gelenke kommen am Knöchel, am Hand- und Fußgelenk und an den Rückenwirbeln vor.

Künstliche Gelenke

Die Gelenke müssen viel aushalten. Sie arbeiten auch dann noch, wenn viele Maschinenteile schon kaputt wären. Doch manchmal machen auch Gelenke nicht mehr mit, vor allem, wenn sie von einer zerstörenden Krankheit wie Arthritis befallen werden. Wenn jemand an Arthritis leidet, werden die Gelenke steif, schwellen an und jede Bewegung schmerzt. Wenn die Krankheit zu schlimm wird, setzen die Ärzte ein künstliches Gelenk aus Stahl und Plastik ein. Der Chirurg entfernt das abgenutzte oder kranke Gelenk und setzt das künstliche ein, das fast genauso gut funktioniert. Menschen mit lädierten Knien oder Hüftgelenken können damit wieder laufen. Doch nicht nur Knie und Hüften können ersetzt werden, auch Schultern, Ellenbogen, Handgelenke und Knöchel können ausgetauscht werden.

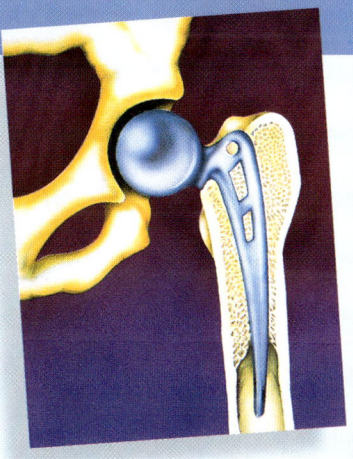

Die Zeichnung zeigt ein eingesetztes künstliches Hüftgelenk *(blau)*.

Ist „Knacksen" schädlich?

Wenn Menschen mit den Knöcheln „knacksen" oder Kniebeugen machen, hört man oft ein schnappendes Geräusch. Es klingt schmerzhaft, und einige finden es schrecklich. Die Ärzte wissen nicht, was das Geräusch verursacht. Aber es gibt keinen Beweis, dass Knacksen schädlich für die Gelenke ist.

Was sind Muskeln?

Zwar ermöglichen die **Gelenke** die Bewegung der Knochen in bestimmte Richtungen, doch die eigentliche Arbeit wird von den **Muskeln** geleistet. Muskeln – es sind mehr als 600 – überziehen das ganze Skelett, wie du auf der Zeichnung rechts siehst. Andere Muskeln im Körperinneren ermöglichen Bewegungen, an die man kaum denkt: den Herzschlag, das Atmen und die Wellenbewegung in der **Speiseröhre** beim Essen.

Muskeln bestehen aus Bündeln von sehr dünnen, fadenartigen Fasern. Einige sitzen direkt an den Knochen, andere sind durch feste, zähe **Sehnen** wie mit Seilen an den Knochen befestigt. Die größten Muskeln befinden sich in deinen Beinen, Pobacken und Armen, da sie die schwersten Knochen bewegen müssen. Insgesamt besteht ein Drittel deines Gewichts aus Muskeln.

Muskelarten

Es gibt drei verschiedene Muskeltypen in deinem Körper: den Herzmuskel, die glatten Muskeln und die Skelettmuskeln. Den Herzmuskel gibt es nur im Herzen. Glatte Muskeln (sie sehen unter dem Mikroskop glatt aus) kontrollieren die Bewegungen in den inneren Organen, bewegen das Blut in den **Arterien**, befördern Nahrung durch das **Verdauungssystem** und entfernen die Abfallstoffe. Herzmuskel und glatte Muskeln werden unwillkürlich gesteuert und sind nicht bewusst kontrollierbar.

Ein Skelettmuskel oder gestreifter Muskel ist mit den Knochen verbunden. Du kannst ihn steuern, z. B. um einen Finger oder ein Bein zu bewegen.

Herzmuskel

Glatter Muskel

Skelettmuskel

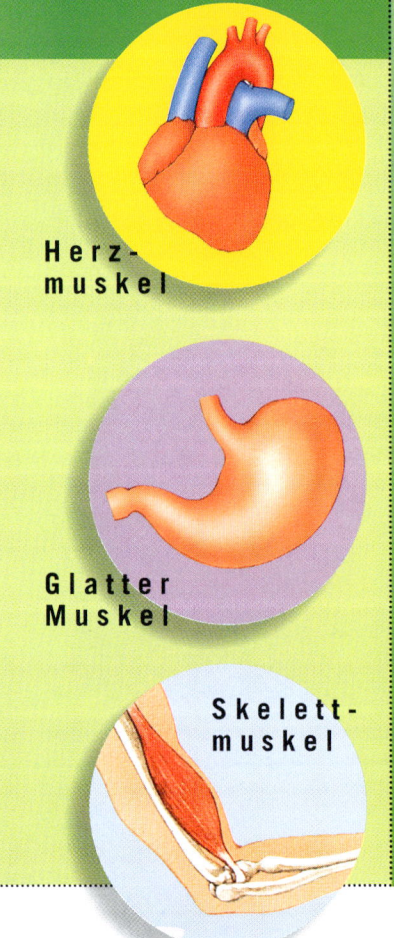

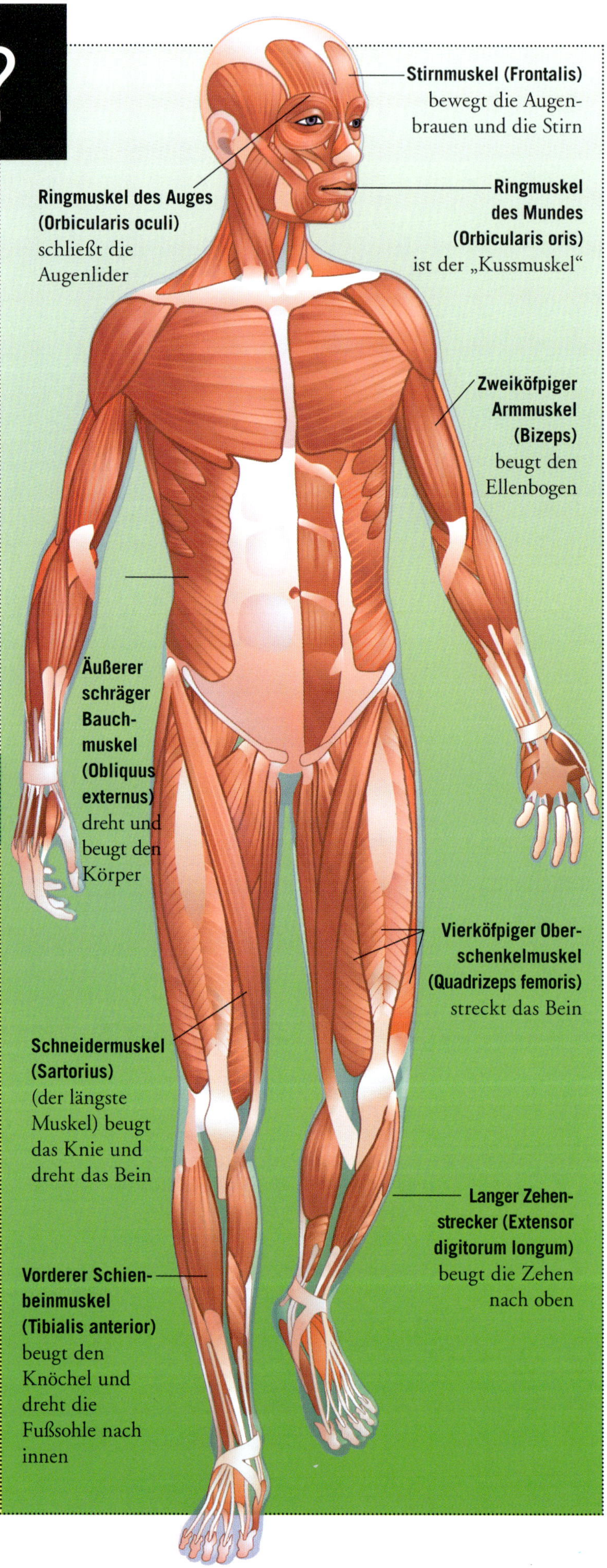

- **Stirnmuskel (Frontalis)** bewegt die Augenbrauen und die Stirn
- **Ringmuskel des Auges (Orbicularis oculi)** schließt die Augenlider
- **Ringmuskel des Mundes (Orbicularis oris)** ist der „Kussmuskel"
- **Zweiköpfiger Armmuskel (Bizeps)** beugt den Ellenbogen
- **Äußerer schräger Bauchmuskel (Obliquus externus)** dreht und beugt den Körper
- **Vierköpfiger Oberschenkelmuskel (Quadrizeps femoris)** streckt das Bein
- **Schneidermuskel (Sartorius)** (der längste Muskel) beugt das Knie und dreht das Bein
- **Langer Zehenstrecker (Extensor digitorum longum)** beugt die Zehen nach oben
- **Vorderer Schienbeinmuskel (Tibialis anterior)** beugt den Knöchel und dreht die Fußsohle nach innen

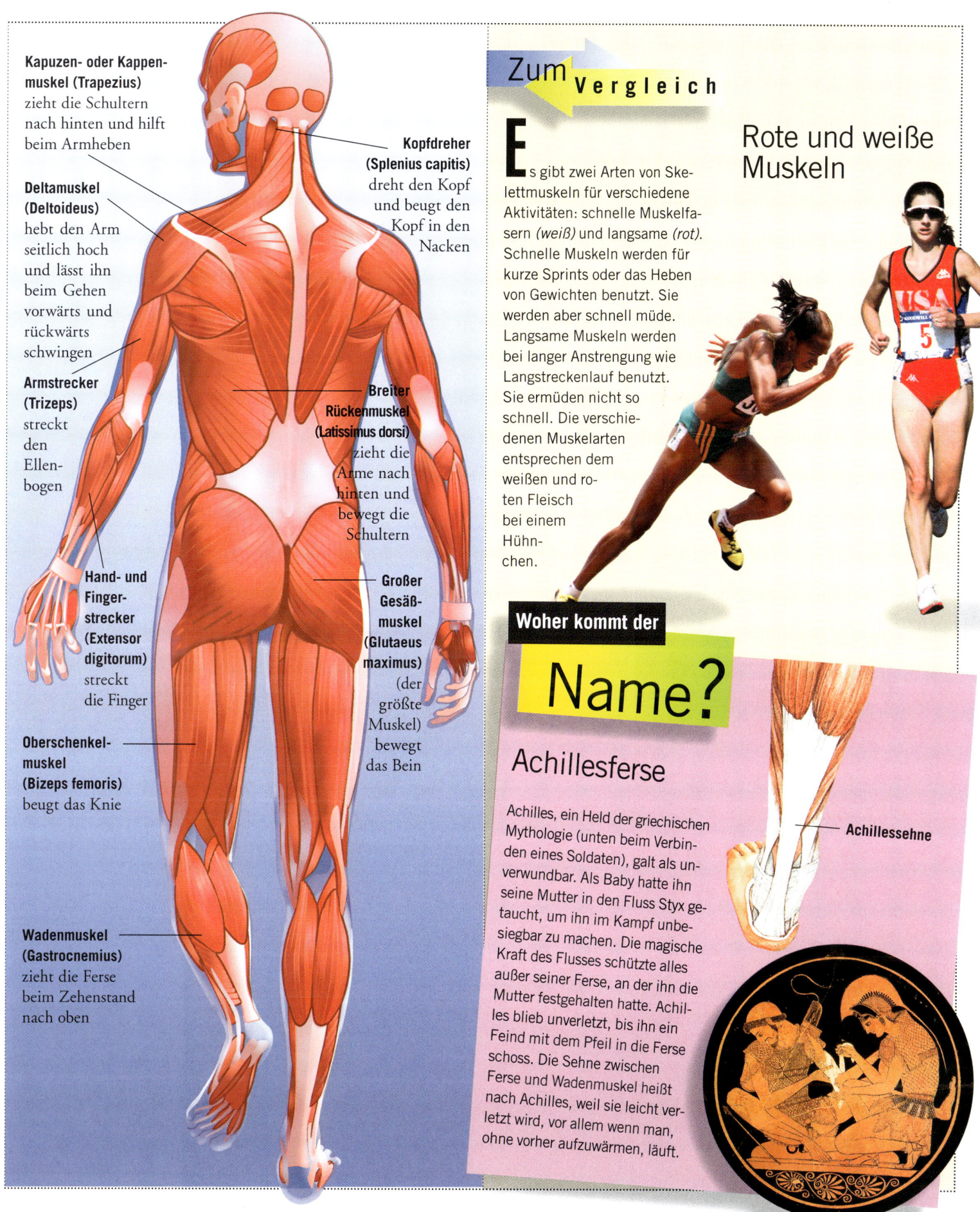

Kapuzen- oder Kappenmuskel (Trapezius) zieht die Schultern nach hinten und hilft beim Armheben

Deltamuskel (Deltoideus) hebt den Arm seitlich hoch und lässt ihn beim Gehen vorwärts und rückwärts schwingen

Armstrecker (Trizeps) streckt den Ellenbogen

Hand- und Fingerstrecker (Extensor digitorum) streckt die Finger

Oberschenkelmuskel (Bizeps femoris) beugt das Knie

Wadenmuskel (Gastrocnemius) zieht die Ferse beim Zehenstand nach oben

Kopfdreher (Splenius capitis) dreht den Kopf und beugt den Kopf in den Nacken

Breiter Rückenmuskel (Latissimus dorsi) zieht die Arme nach hinten und bewegt die Schultern

Großer Gesäßmuskel (Glutaeus maximus) (der größte Muskel) bewegt das Bein

Zum Vergleich

Rote und weiße Muskeln

Es gibt zwei Arten von Skelettmuskeln für verschiedene Aktivitäten: schnelle Muskelfasern *(weiß)* und langsame *(rot)*. Schnelle Muskeln werden für kurze Sprints oder das Heben von Gewichten benutzt. Sie werden aber schnell müde. Langsame Muskeln werden bei langer Anstrengung wie Langstreckenlauf benutzt. Sie ermüden nicht so schnell. Die verschiedenen Muskelarten entsprechen dem weißen und roten Fleisch bei einem Hühnchen.

Woher kommt der Name?

Achillesferse

Achilles, ein Held der griechischen Mythologie (unten beim Verbinden eines Soldaten), galt als unverwundbar. Als Baby hatte ihn seine Mutter in den Fluss Styx getaucht, um ihn im Kampf unbesiegbar zu machen. Die magische Kraft des Flusses schützte alles außer seiner Ferse, an der ihn die Mutter festgehalten hatte. Achilles blieb unverletzt, bis ihn ein Feind mit dem Pfeil in die Ferse schoss. Die Sehne zwischen Ferse und Wadenmuskel heißt nach Achilles, weil sie leicht verletzt wird, vor allem wenn man, ohne vorher aufzuwärmen, läuft.

Achillessehne

So arbeiten Muskeln

Muskeln lösen eine Bewegung aus, indem sie sich zusammenziehen (kontrahieren) und wieder lockern. Wenn sich der Herzmuskel zusammenzieht, pumpt er Blut. Glatte **Muskeln** drücken z. B. Nahrung durch dein **Verdauungssystem**. Skelettmuskeln heben durch Kontraktion den Knochen, an dem sie befestigt sind.

Skelettmuskeln ziehen sich auf ein Signal vom Gehirn zusammen. Für eine einzige Bewegung – etwa das Hochheben einer Tasse – schickt das Gehirn Botschaften an viele Muskeln. Sogar wenn du stillstehst, sorgen Dutzende von Muskeln dafür, dass du nicht umfällst.

Muskeln können nur ziehen und nicht schieben. Die meisten Skelettmuskeln arbeiten daher mit einem Partner zusammen. Wenn sich ein Muskel zusammenzieht, entspannt sich der Partner auf der Gegenseite. Ausnahmen sind die Muskeln im Augenlid beim Blinzeln und das **Zwerchfell** beim Atmen. Sie haben keine Gegenspieler.

Ein Wechselspiel

Zusammenziehen

Wenn du den Ellenbogen beugst, zieht sich der Bizepsmuskel am Oberarm zusammen und verdickt sich. Der Unterarm wird dabei hochgezogen. Der gegenüberliegende Trizepsmuskel entspannt sich.

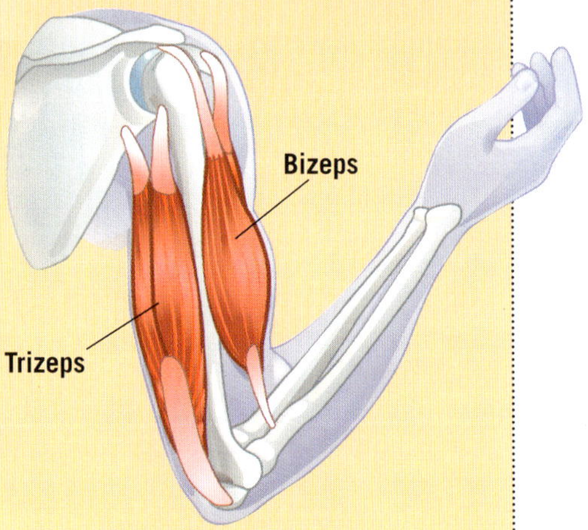

Bizeps
Trizeps

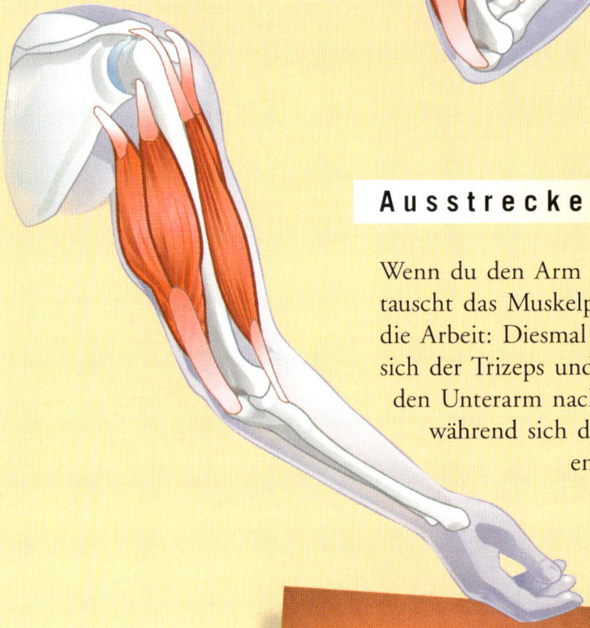

Ausstrecken

Wenn du den Arm streckst, tauscht das Muskelpaar die Arbeit: Diesmal spannt sich der Trizeps und zieht den Unterarm nach unten, während sich der Bizeps entspannt.

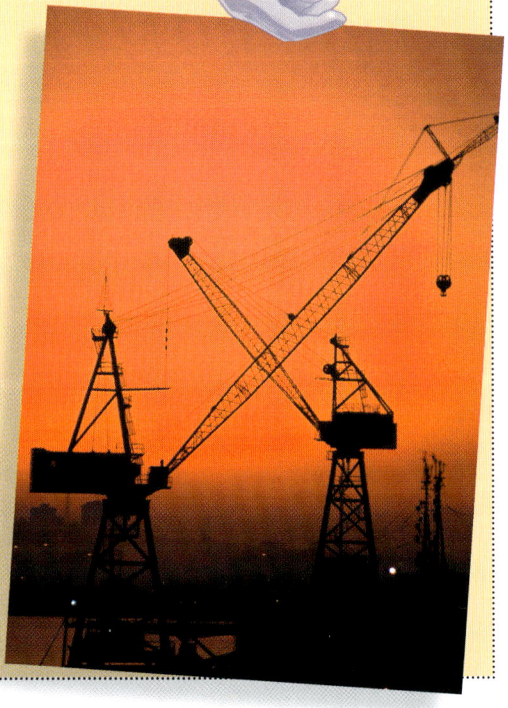

Muskel-Mannschaften

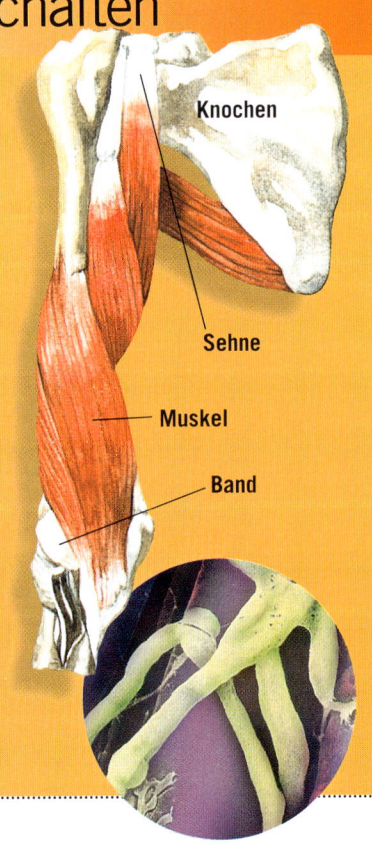

Muskeln, **Bänder**, **Sehnen** und Knochen arbeiten im Team zusammen, um den Körper zu bewegen. Schulter und Arm auf der Zeichnung rechts sind ein gutes Beispiel für diese Teamarbeit. Die Armknochen werden durch die Skelettmuskeln bewegt, die durch Sehnen an den Knochen befestigt sind. Bänder am Ellenbogen halten die Knochen im **Gelenk**. Doch es bewegt sich erst etwas, wenn das Gehirn es befiehlt. Es sendet durch die **Nerven** Botschaften in die Muskeln. Im Mikroskop kannst du sehen, wo die Nerven *(grün)* das Muskelgewebe *(violett)* berühren.

Knochen
Sehne
Muskel
Band

Wie die Kabel, die die Arme dieser riesigen Kräne heben, werden auch deine Muskeln angezogen, um die Knochen zu heben, an denen sie sitzen.

22 DER MENSCHLICHE KÖRPER

Wie stark?

Kiefermuskeln

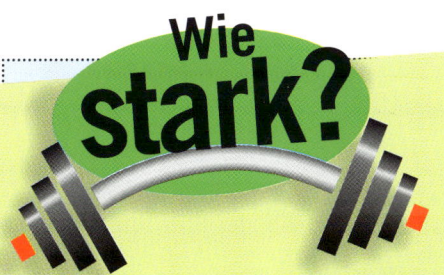

Die kräftigen Kaumuskeln, die am Kiefer befestigt sind, zählen zu den stärksten Muskeln in deinem Körper. Du kannst sie in den Wangen fühlen, wenn du die Zähne zusammenbeißt. Sie öffnen und schließen den Mund, damit die Zähne die Nahrung beißen können. Diese Muskeln können bis zu 90 kg Druck ausüben. Wusstest du, dass ein Mensch mit der gleichen Kraft zubeißt wie ein Hai? Wissenschaftler haben das mit einem Instrument names Gnathodynamometer bewiesen.

Sprache ohne Worte

Man benutzt die Muskeln im Mund und in der Kehle zum Sprechen. Aber manchmal verwendet man auch andere Muskeln, um sich nonverbal – ohne Worte – zu verständigen. Hier sind einige Beispiele.

Zeichensprache

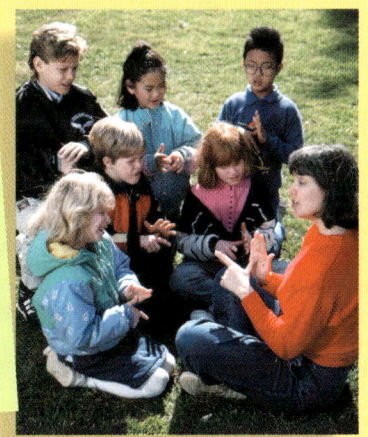

Taube Menschen benutzen oft die Zeichen- oder Gebärdensprache, um sich miteinander zu verständigen. Auch Hörende lernen manchmal die Zeichensprache, etwa zum Dolmetschen. Jeder Buchstabe des Alphabets hat eine eigene Fingerstellung, ebenso wie viele Wörter ein eigenes Symbol haben. Babys können lernen, sich durch Zeichen auszudrücken, bevor sie sprechen.

Haben Bodybuilder mehr Muskeln?

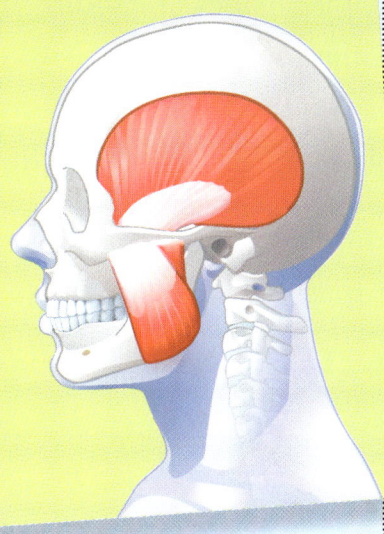

Bodybuilder wie die beiden links abgebildeten haben nicht mehr Muskeln als andere Menschen. Ihre Muskeln sind nur größer und stärker ausgeprägt. Sie werden durch regelmäßiges Training mit Gewichten aufgebaut. Je mehr du einen Muskel benutzt, desto größer und stärker wird er. Das Herz schickt beim Training mehr Blut und Nährstoffe in den Muskel. Dadurch wachsen dort mehr Muskelfasern.

Körpersprache

Wenn du den Kopf schüttelst oder mit den Schultern zuckst, benutzt du die Körpersprache zur Verständigung. Manchmal tun wir das, ohne es zu merken, so wie der Mann auf dem Kamel. Er macht Gesten mit der linken Hand, während er mit der anderen das Handy hält.

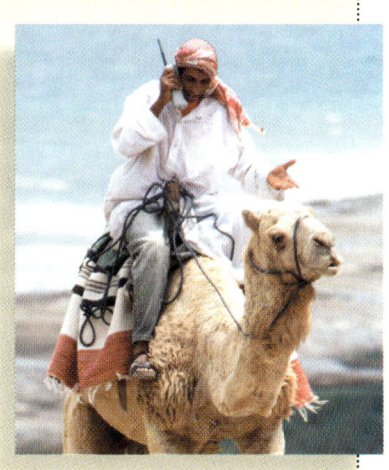

Gesichtsmimik

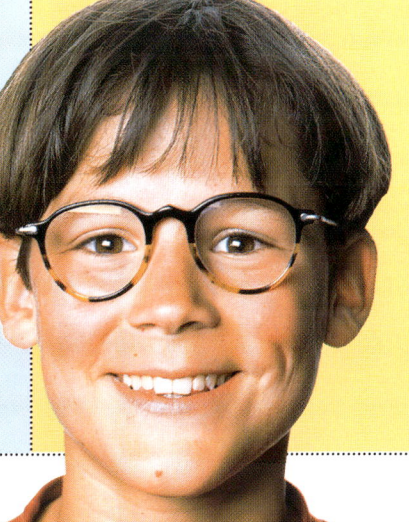

Wusstest du, dass man 14 kleine Gesichtsmuskeln bewegt, wenn man lächelt? Wir zeigen viele Gefühle mit dem Gesicht: Wir lachen bei Freude, runzeln die Stirn bei Ärger und ziehen bei Zweifel die Augenbrauen nach oben. Das Gesicht deines Gegenübers verrät seine Gefühle.

KNOCHEN UND MUSKELN

Körperübungen wozu?

Je mehr du deine Knochen und **Muskeln** benutzt, desto stärker und gesünder werden sie. Ohne Training werden sie schwach und leichter verletzbar.

Es gibt zwei Hauptarten des Trainings: Das aerobe Training benutzt im Gegensatz zum anaeroben Training Sauerstoff für die Energiegewinnung. Aerobische Übungen stärken das Herz, weil es mehr arbeiten muss. Die Lungen nehmen mehr Sauerstoff aus der Luft auf, um die Muskeln zu versorgen. Übungen, bei denen du stärker atmen musst – wie Schwimmen und Joggen – sind aerobisch. Anaerobische Übungen wie Sprinten oder Gewichtheben brauchen einen schnelleren Energieschub. Die Lungen können gar nicht so viel Sauerstoff liefern, daher wird die in den Muskeln gespeicherte Energie benutzt. Die Muskeln werden durch die vermehrte Arbeit aufgebaut.

Training im Weltall

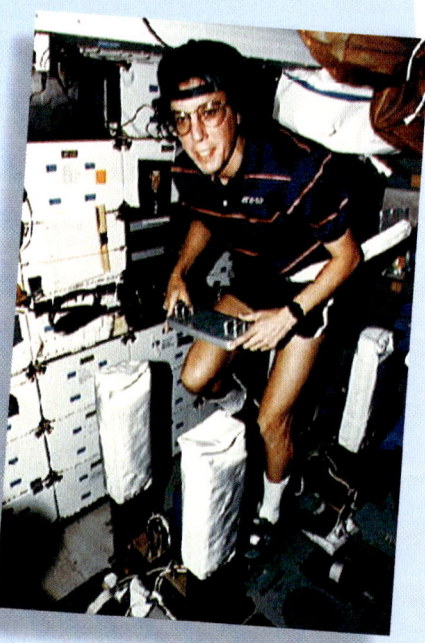

Astronauten müssen ein Spezialtraining durchführen, damit die Muskeln in der Schwerelosigkeit gesund bleiben. Dieser Astronaut beispielsweise trainiert auf einem Rad. Ohne die Schwerkraft, die den Körper anzieht, müssen die Muskeln nicht viel arbeiten. Wenn sie nicht genug arbeiten, werden sie schlapp und verlieren die Kraft. Längere Zeit in der Schwerelosigkeit schwächt die Muskeln ernsthaft.

Aerobic für das Herz

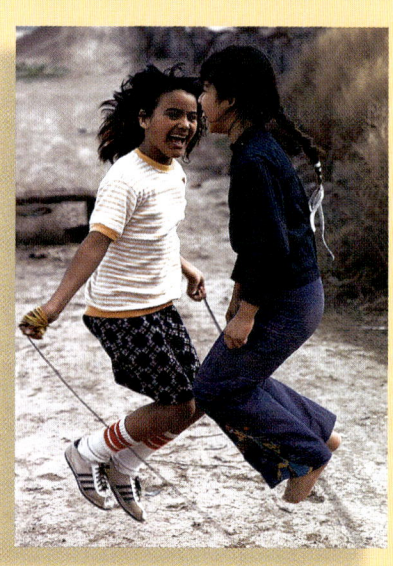

Aerobisches Training wie Seilspringen stärkt den wichtigsten Muskel im Körper – das Herz. Muskeln brauchen Sauerstoff und sie erhalten ihn durch das Blut, das das Herz zu ihnen pumpt. Sauerstoff gelangt beim Atmen ins Blut. Je mehr die Muskeln arbeiten, desto mehr Sauerstoff verbrauchen sie und um so stärker müssen Herz und Lunge arbeiten. Herz und Lunge werden dadurch kräftiger und müssen dann nicht so viel arbeiten, wenn sie gerade nicht gefordert werden.

Zum Vergleich

Wieso Training für dich nützlich ist

Bestimmte Übungen stärken besondere Muskelgruppen. Gewichtheben und Rudern beispielsweise stärken die Brustmuskeln. Tennis sorgt für starke Armmuskeln. Ballett fördert besonders die Muskeln in Beinen und Füßen. Das Singen von Arien stärkt das **Zwerchfell**. Hier sind einige Sportarten, die besondere Muskeln stärken.

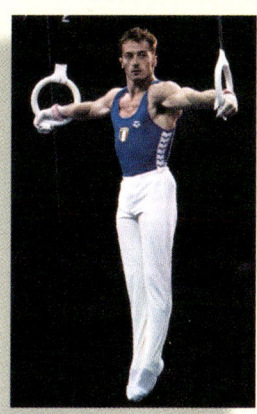

Eisschnellläufer bekommen starke Gesäßmuskeln und auch starke Beinmuskeln.

Turner entwickeln an Ringen und Barren einen starken Deltamuskel in den Schultern. Sie haben auch starke Arm- und Brustmuskeln.

Schwimmer brauchen für kraftvolle Schwimmzüge viel Sauerstoff und halten so ihren Herz-Lungenbereich fit.

Tai Chi

Um fit zu bleiben, muss man sich nicht unbedingt schnell bewegen. Diese alten Menschen in China üben Tai Chi, das vor Tausenden von Jahren als Übung für Krieger entwickelt wurde. Zum Muskelaufbau und für das Gleichgewicht werden bestimmte Bewegungsabläufe geübt. Auch der Kreislauf wird verbessert.

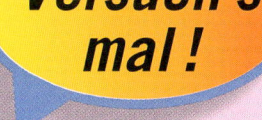
Versuch's mal!

Verbessere die Sprungkraft

Du möchtest höher springen? Du brauchst dazu keine tollen Schuhe, nur die richtige Technik. Geh vor dem Springen leicht in die Hocke, aber bleib nicht zu lange unten. Nur leicht in die Knie gehen und gleich hochspringen! Beim Hocken dehnen sich die Beinmuskeln, ziehen sich beim Sprung zusammen und katapultieren dich nach oben. Es ist wie beim Abschießen eines Gummibandes: Wenn du es nicht weit dehnst, fliegt es auch nicht weit.

Wie entsteht ein Krampf?

Wenn du deine Muskeln ungewohnte Arbeiten tun lässt, bekommst du oft einen Krampf. Das passiert, wenn sich ein Muskel plötzlich zusammenzieht und nicht mehr locker lässt. Er fühlt sich hart und knotig an. Beim schnellen Laufen über lange Strecken bekommst du „Stiche", das ist ein Krampf im Zwerchfell, dem Muskel unter den Rippen, der beim Atmen hilft. Die Zeichnungen zeigen ein entspanntes *(rechts oben)* und ein verkrampftes Zwerchfell *(rechts)*. Eine langsame Steigerung des Trainings beim Laufen verhindert Krämpfe.

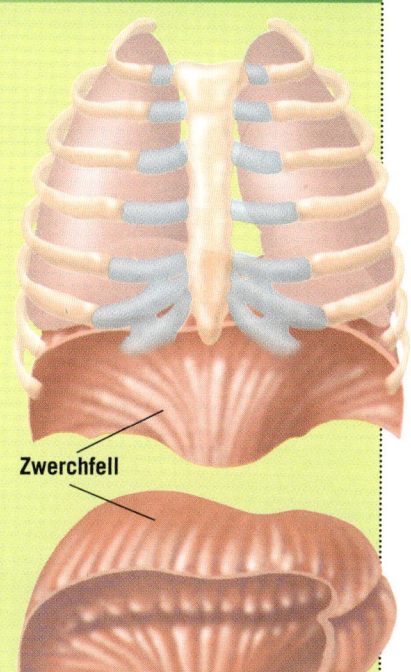
Zwerchfell

Ein Blick ins Herz

Die Teile der Pumpe

In der Mitte des Brustkorbs sitzt ein dunkelrotes **Organ** von der Größe einer Faust und dem Gewicht etwa einer Krocketkugel. Trotzdem ist dieses kleine Organ so stark, dass es einen Wasserstrahl 1,50 m hoch in die Luft blasen könnte. Es ist so ausdauernd, dass es bei einer normalen Lebensdauer etwa dreimilliardenmal schlägt und dabei den Muskel jeweils anspannt und entspannt – und das von der vierten Woche nach der Empfängnis bis zum Tod. Es macht niemals Pause. Dieses unglaubliche Organ ist natürlich das menschliche Herz. Es besteht aus einem besonderen Muskel, dem Herzmuskel, der im Körper sonst nicht noch einmal vorkommt. Seine Aufgabe ist es, das Blut durch den Körper zu pumpen. Außerdem lenkt es das Blut in die Lunge. Dort wird es mit Sauerstoff aufgetankt, bevor es wieder auf den Weg durch den Körper geschickt wird.

Das Herz ist ein Teil des **Kreislaufsystems** *(S. 28–29)*, eines weitläufigen Netzes von Blutgefäßen, das das lebenswichtige Blut trotz der Schwerkraft ebenso nach oben wie nach unten und bis in die Finger- und Zehenspitzen befördert.

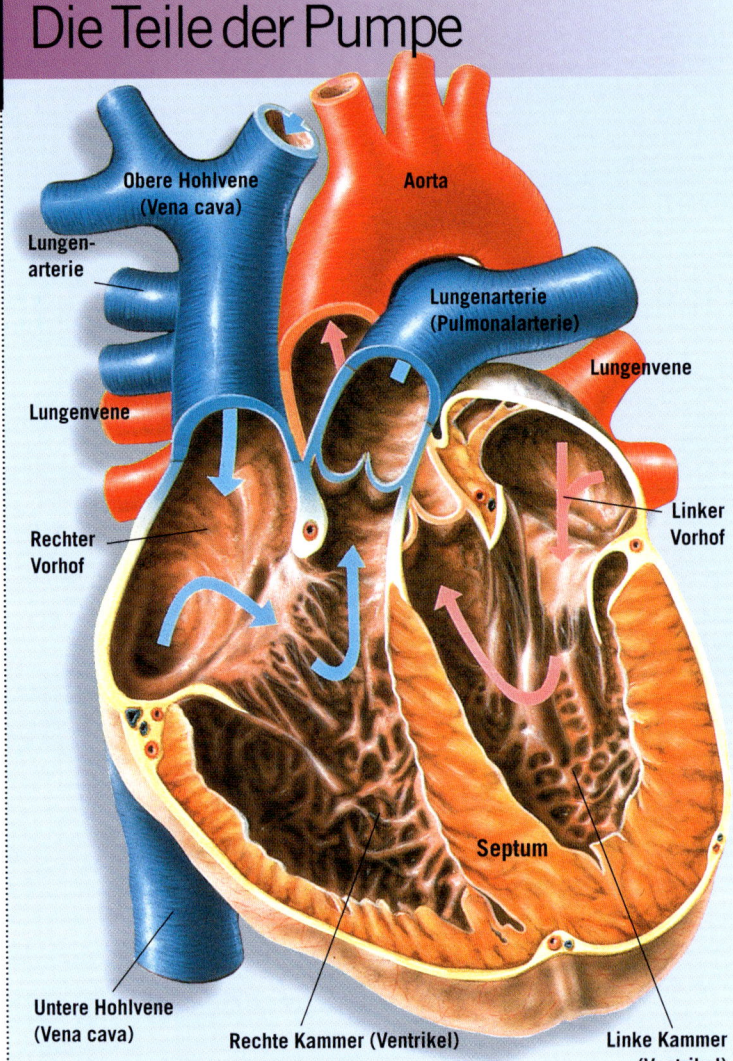

Obere Hohlvene (Vena cava) · Aorta · Lungenarterie · Lungenarterie (Pulmonalarterie) · Lungenvene · Lungenvene · Rechter Vorhof · Linker Vorhof · Septum · Untere Hohlvene (Vena cava) · Rechte Kammer (Ventrikel) · Linke Kammer (Ventrikel)

Das Herz ist eine vierteilige Pumpe. Die linke und die rechte Seite sind durch eine Muskelwand (Septum) getrennt und bestehen aus zwei Hohlräumen. Der obere ist der **Vorhof**, der untere die **Herzkammer**. Die rechte Herzseite erhält das verbrauchte Blut aus dem Körper *(blaue Pfeile)* durch die obere und untere Hohlvene. Sie pumpt das Blut durch die Pulmonal**arterien** in die Lungen. Die linke Herzseite bekommt von den Lungen sauerstoffreiches Blut *(rote Pfeile)* durch die Lungenvenen und leitet es durch die **Aorta** in den Körper.

Entdeckerherz

Die ersten korrekten Zeichnungen vom Herzen wurden vor 500 Jahren gemacht. Der berühmte italienische Maler, Wissenschaftler und Erfinder Leonardo da Vinci (1452–1519) hat sie angefertigt. Damals gab es noch keine Kameras, die im Körperinnern Bilder von einem lebenden Herzen machen konnten wie auf der gegenüberliegenden Seite. Leonardo und andere Zeitgenossen schnitten tote Körper auf, um das Herz zu studieren.

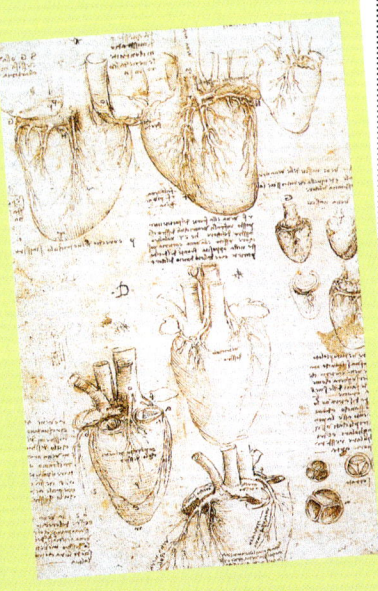

Symbol der Liebe

Das Herzsymbol gibt es seit Tausenden von Jahren. Obwohl es nicht die Form eines echten Herzens hat, repräsentiert es überall auf der Welt – von Skandinavien bis Südafrika – Freundschaft und Liebe.

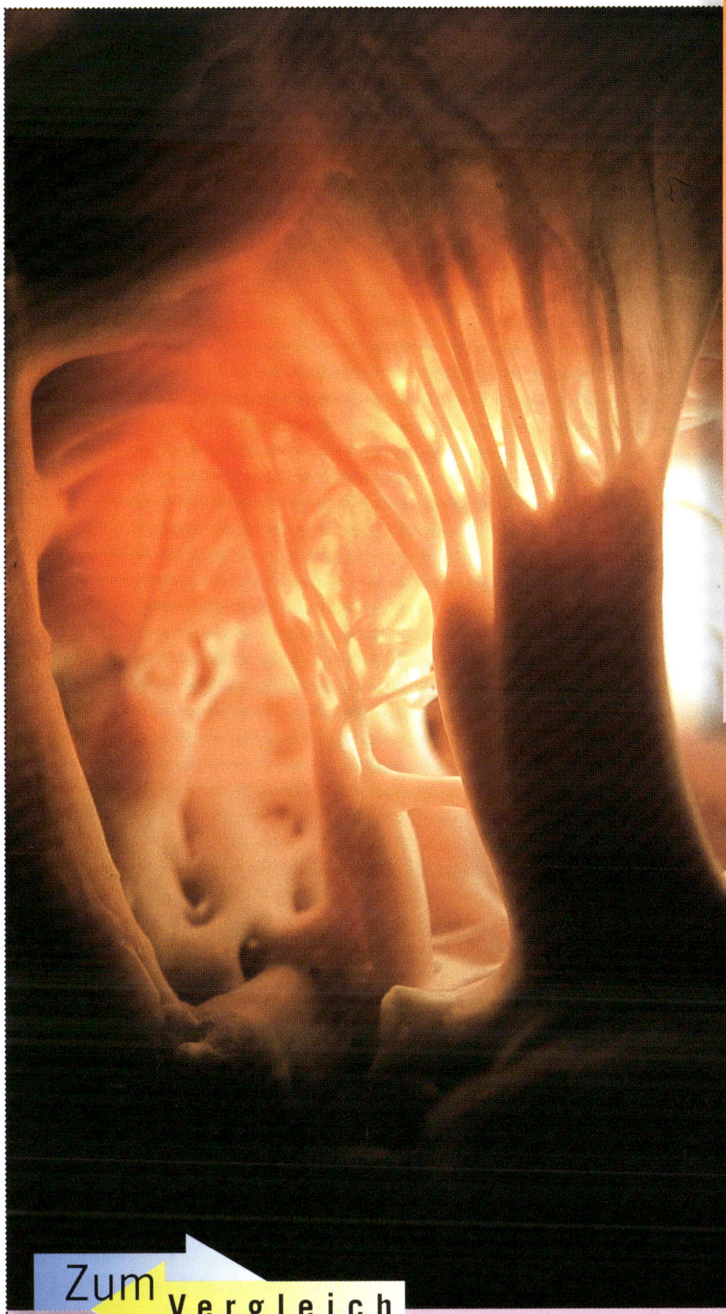

Herzklappen

Damit sich die Herzklappen bewegen können, sind sie mit vielen dünnen Sehnenfäden mit dem Herzmuskel verbunden. Auf dem Foto links sieht man die **Sehnen** der rechten Herzkammer. Sie sehen wie dünne Seile oder Violinsaiten aus. Die Sehnenfäden hier sind mit der Trikuspidalklappe verbunden. Diese Klappe verhindert das Zurückfließen des Blutes von der Kammer in den Vorhof.

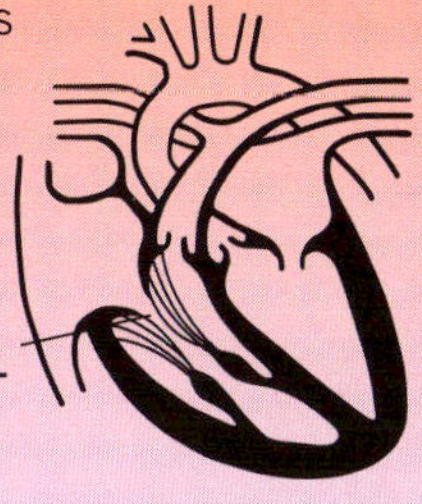

Trikuspidalklappe

Herzschlag

Ein Nervenbündel in der Herzwand namens Sinusknoten oder Schrittmacher kontrolliert das Bum-Bum, Bum-Bum deines Herzschlags. Etwa jede Sekunde sendet der Sinusknoten einen elektrischen Impuls durch den Herzmuskel. Dadurch verengen sich die Vorhöfe und pressen Blut in die Kammern. Dann schickt der Atrioventrikularknoten einen anderen Impuls, damit das Blut in die Lungen und den Körper gepumpt wird.

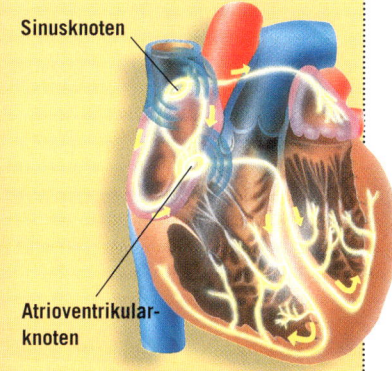

Sinusknoten

Atrioventrikularknoten

Schrittmacher

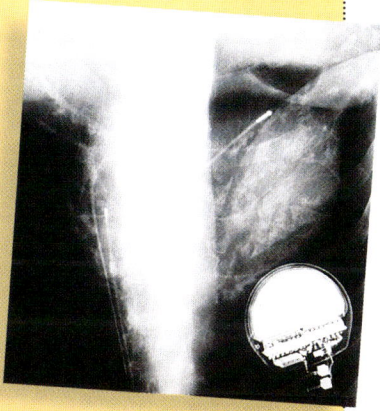

Ein mechanischer Schrittmacher kann oft den geschädigten natürlichen ersetzen. Er wird außerhalb des Körpers getragen oder, wie oben, unter der Haut eingepflanzt und ist mit dem Herzen verbunden.

Zum Vergleich

Herzen gibt es in allen Größen und Formen. Ein Heuschreckenherz ist ein einfacher Schlauch. Reptilien und Amphibien haben ein zweiteiliges Herz, in dem sich sauerstoffreiches mit sauerstoffarmem Blut mischt. Vögel, Säugetiere und auch der Mensch haben ein vierkammeriges Herz, das das zur Lunge gepumpte Blut vom Blut für den restlichen Körper trennt.

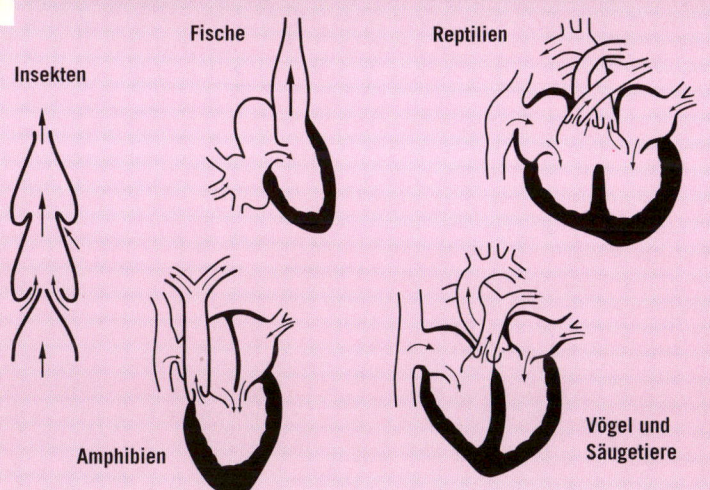

Insekten — Fische — Reptilien — Amphibien — Vögel und Säugetiere

HERZ UND LUNGE 27

Der Blutkreislauf

Dein Körper ist von einem Leitungnetz durchzogen – einem Netz aus Blutgefäßen, die durch alle Körpergewebe verlaufen. Es gibt so viele **Venen**, **Arterien** und **Kapillaren** in deinem Körper, dass sie aneinander gelegt über 96 500 km lang wären. Das ist zweimal um den Äquator herum!

Dieses große Gefäßnetz ergibt mit Herz und Blut das Kreislaufsystem. Jede Minute pumpt das Herz die gesamte Blutmenge – etwa 5 Liter beim Erwachsenen – durch den Körper. An einem Tag pumpt es also mehr als 7 600 Liter.

Wenn das Blut durch die **Aorta**, das größte Blutgefäß im Körper, aus dem Herzen strömt, ist es 40 cm pro Sekunde schnell. Wenn es dann in den kleinen Blutgefäßen in den Fingern und Zehen ankommt, bewegt es sich nur noch mit 0,05 cm pro Sekunde.

Der Kreislauf

- Herz
- Vene
- Arterie

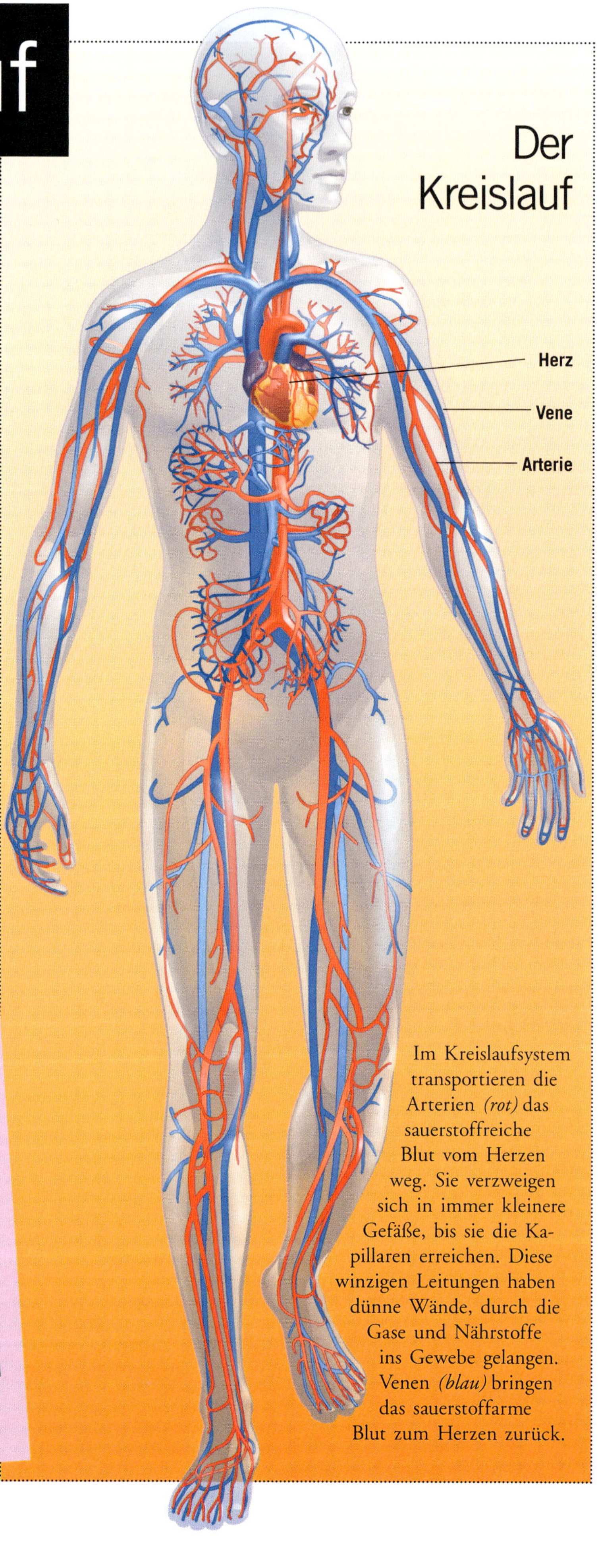

Im Kreislaufsystem transportieren die Arterien *(rot)* das sauerstoffreiche Blut vom Herzen weg. Sie verzweigen sich in immer kleinere Gefäße, bis sie die Kapillaren erreichen. Diese winzigen Leitungen haben dünne Wände, durch die Gase und Nährstoffe ins Gewebe gelangen. Venen *(blau)* bringen das sauerstoffarme Blut zum Herzen zurück.

Was bedeutet Blutdruck?

Die Kraft, mit der das Blut gegen die Arterienwand drückt, heißt **Blutdruck**. Genau wie ständig durchschießendes Wasser einen Gartenschlauch schädigen kann, kann ein zu hoher Druck des Blutes in der Arterie Schäden hervorrufen. Daher ist es wichtig, dass der Blutdruck überprüft wird. Wenn der Arzt oder die Krankenschwester den Blutdruck messen, sagen sie zwei Zahlen wie „120 zu 80" (normal beim Erwachsenen). Die erste Zahl ist der systolische Druck, der durch das Zusammenziehen des Herzens entsteht. Die zweite ist der diastolische Druck während der Entspannung des Herzens, wenn es sich mit Blut füllt.

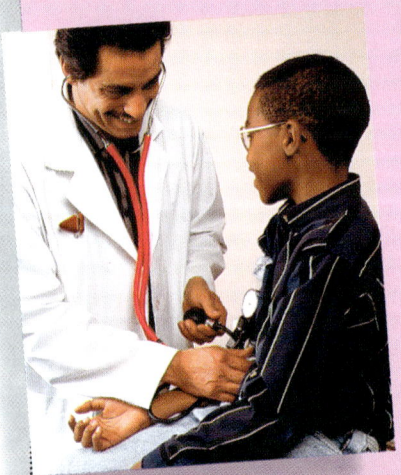

Mit einem Blutdruckmessgerät (Sphygmomanometer) wird der Blutdruck in Millimetern Quecksilbersäule gemessen. Mit dem Stethoskop hört man den Pulsschlag des Herzens.

Das Herz bei der Arbeit

1

Beim Durchfließen des Körpers verliert das Blut den Sauerstoff, sammelt Kohlendioxyd und fließt schließlich durch die Hohlvene in den rechten **Vorhof**. Wenn sich der Vorhof zusammenzieht, presst er das Blut durch die Trikuspidalklappe in die rechte **Kammer**.

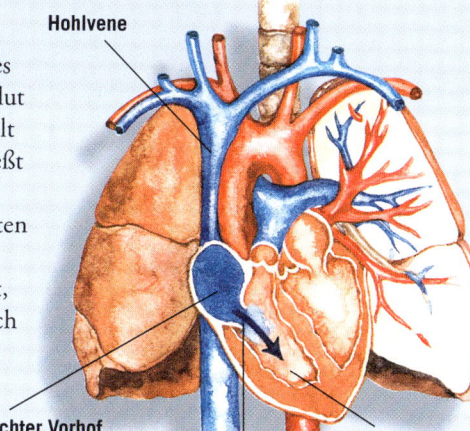

2

Die rechte Kammer zieht sich zusammen und presst das Blut durch die Lungenarterie in die Lungen. Dort nehmen die kleinen Blutgefäße, die Kapillaren, das Kohlendioxid auf und ersetzen es durch Sauerstoff. Das frische, sauerstoffangereicherte Blut fließt von den Lungen dann durch die Lungenvenen in den linken Vorhof des Herzens.

3

Vom linken Vorhof wird das sauerstoffreiche Blut durch die Mitralklappe in die linke Kammer gepumpt. Hier zieht sich der Herzmuskel am stärksten zusammen. Das Blut schießt durch die Aorta und in den Körper. Nach seiner Reise durch den Körper kehrt es ins Herz zurück, und das Ganze beginnt von vorn.

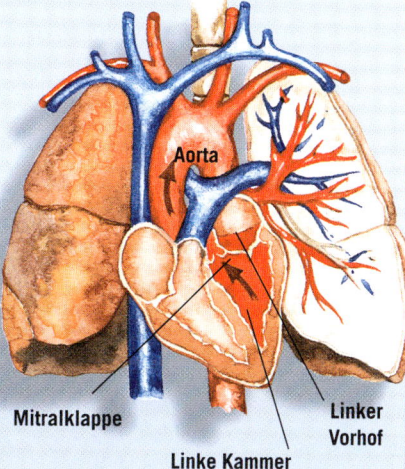

Zum Vergleich

Blutgefäße

Blutgefäße gibt es in allen Größen, je nach ihrer Funktion. Die größten Arterien sind so dick wie ein Daumen. Sie verzweigen sich in kleinere Gefäße, die **Arteriolen**, die in den **Kapillaren** enden. Sie sind die kleinsten und am häufigsten vorkommenden Blutgefäße *(siehe Foto)*.

Von den Kapillaren läuft das Blut in etwas größere Gefäße namens **Venolen**. Sie führen zu den Venen, die das Blut zum Herzen transportieren. Venen haben einen geringeren Blutdruck als Arterien. Nur Venen haben Klappen, die ein Zurückfließen des Blutes verhindern.

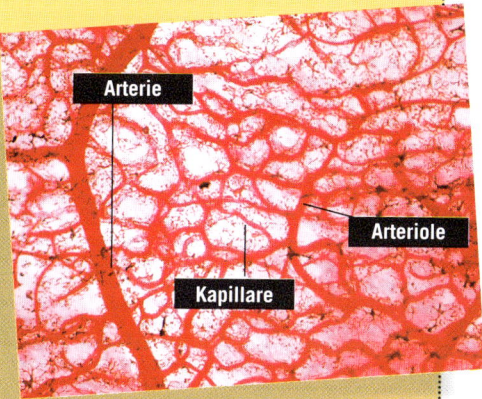

Leute — William Harvey

Vor dem 17. Jahrhundert wussten die Menschen nicht, wie der Kreislauf funktioniert. Die Griechen dachten, die Blutgefäße enthielten Luft. Andere dachten, das Blut würde wie die Gezeiten im Ozean an- und abschwellen.

Der englische Arzt William Harvey *(unten rechts)* fand es schließlich heraus. Er bewies, dass das Blut in einem ständigen Kreislauf in eine Richtung fließt. Bei Experimenten drückte er Venen ab *(unten links)*, um zu zeigen, dass das Venenblut immer zum Herzen fließt und nicht zurückläuft. Seine Entdeckungen waren die Basis für die moderne Herzforschung.

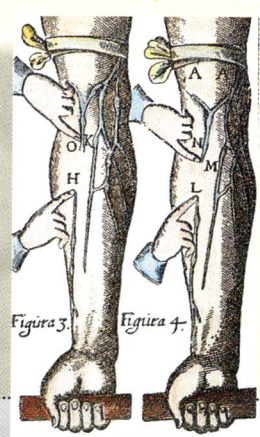
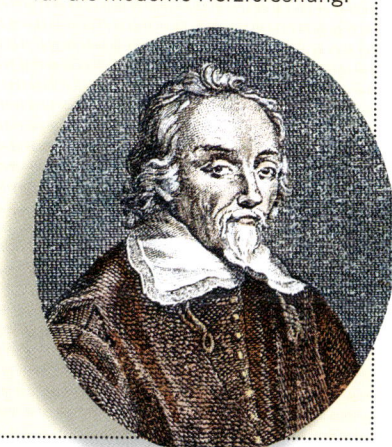

Wozu brauchen wir Blut?

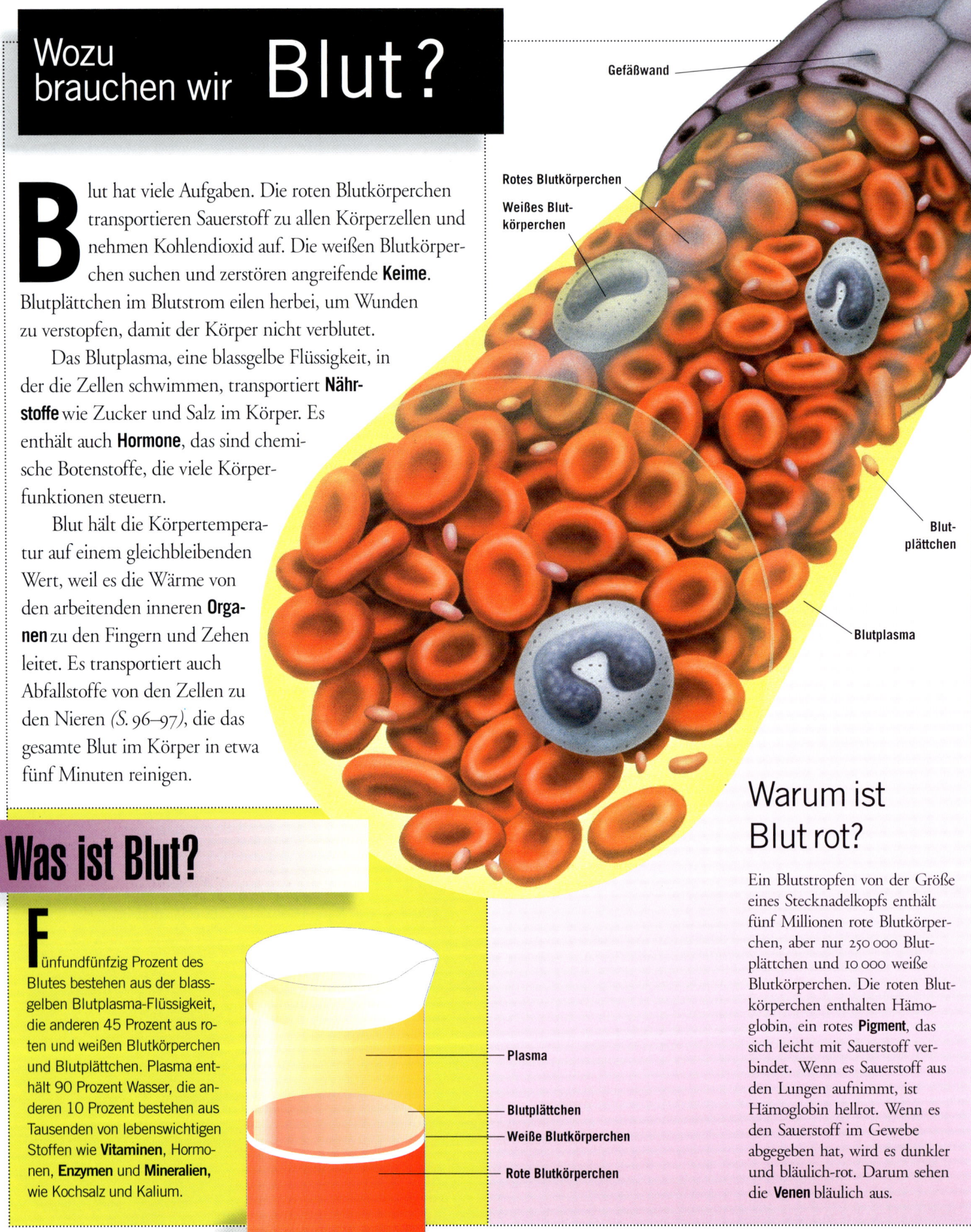

Blut hat viele Aufgaben. Die roten Blutkörperchen transportieren Sauerstoff zu allen Körperzellen und nehmen Kohlendioxid auf. Die weißen Blutkörperchen suchen und zerstören angreifende **Keime**. Blutplättchen im Blutstrom eilen herbei, um Wunden zu verstopfen, damit der Körper nicht verblutet.

Das Blutplasma, eine blassgelbe Flüssigkeit, in der die Zellen schwimmen, transportiert **Nährstoffe** wie Zucker und Salz im Körper. Es enthält auch **Hormone**, das sind chemische Botenstoffe, die viele Körperfunktionen steuern.

Blut hält die Körpertemperatur auf einem gleichbleibenden Wert, weil es die Wärme von den arbeitenden inneren **Organen** zu den Fingern und Zehen leitet. Es transportiert auch Abfallstoffe von den Zellen zu den Nieren (S. 96–97), die das gesamte Blut im Körper in etwa fünf Minuten reinigen.

Was ist Blut?

Fünfundfünfzig Prozent des Blutes bestehen aus der blassgelben Blutplasma-Flüssigkeit, die anderen 45 Prozent aus roten und weißen Blutkörperchen und Blutplättchen. Plasma enthält 90 Prozent Wasser, die anderen 10 Prozent bestehen aus Tausenden von lebenswichtigen Stoffen wie **Vitaminen**, Hormonen, **Enzymen** und **Mineralien**, wie Kochsalz und Kalium.

Warum ist Blut rot?

Ein Blutstropfen von der Größe eines Stecknadelkopfs enthält fünf Millionen rote Blutkörperchen, aber nur 250 000 Blutplättchen und 10 000 weiße Blutkörperchen. Die roten Blutkörperchen enthalten Hämoglobin, ein rotes **Pigment**, das sich leicht mit Sauerstoff verbindet. Wenn es Sauerstoff aus den Lungen aufnimmt, ist Hämoglobin hellrot. Wenn es den Sauerstoff im Gewebe abgegeben hat, wird es dunkler und bläulich-rot. Darum sehen die **Venen** bläulich aus.

Hast du das gewusst?

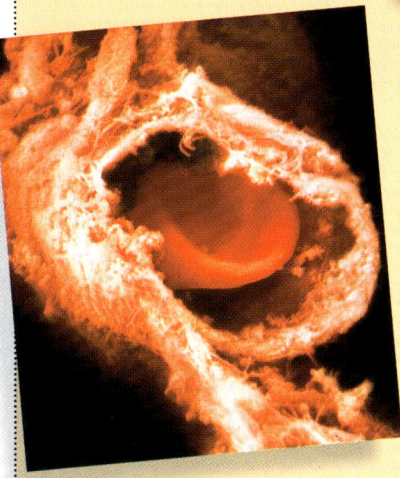

Die **Kapillaren** sind die kleinsten Blutgefäße im Körper. Sie sind so eng, dass die roten Blutkörperchen – einige der kleinsten Zellen im Körper – nur hintereinander hindurchpassen *(links)*. Trotz ihrer geringen Größe sind die Kapillaren sehr wichtig.

Warum werden wir rot?

Wenn wir uns körperlich anstrengen, verbrauchen wir Energie und produzieren Wärme. Damit der Körper sich nicht überhitzt, trägt das Blut die Wärme zur Oberfläche der Haut und gibt sie dort an die Luft ab. Die Gesichtshaut hat viele Kapillaren in der Nähe der Oberfläche. Wenn dir warm wird, füllen sich die Kapillaren mit Blut, werden größer, und dein Gesicht wird rot.

Woher kommt das Blut?

Blutzellen leben nur kurz. Die roten Blutkörperchen leben etwa 100 bis 125 Tage, Blutplättchen 10 Tage und weiße Blutkörperchen nur 6 bis 9 Tage. Woher kommt also das neue Blut?

Die meisten Blutzellen werden im Knochenmark gebildet, einem schwammigen **Gewebe** im Knocheninnern. Bei einem Neugeborenen bilden alle Knochen Blut. Bei Erwachsenen arbeiten nur noch die langen Knochen, wie der Oberschenkelknochen *(unten links)*, und die flachen Knochen, wie das **Brustbein,** und bilden rote Blutkörperchen, Plättchen und einige Arten von weißen Blutkörperchen.

Die Lymphknoten *(S.98)* sind besondere Gewebeansammlungen im Körper. Sie bilden die restlichen weißen Blutkörperchen.

Knochenmark *(unten)* ist ein schwammiges Gewebe und bildet die meisten Blutzellen.

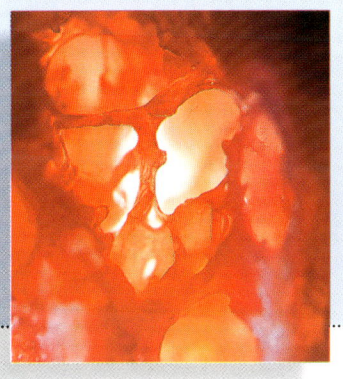

Knochenmark

Seltsam aber wahr! Blaues Blut

Nicht jedes Blut ist rot. Hummer beispielsweise haben blaues Blut. Statt eines rötlichen, eisenhaltigen Hämoglobins im Blut haben sie Hämocyanin, einen bläulichen Farbstoff, der Kupfer enthält.

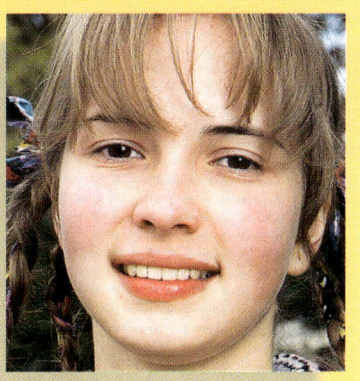

Was sagt uns das Blut?

Das Blut läuft durch den ganzen Körper, so dass schon ein kleiner Tropfen viele Hinweise auf deine Gesundheit geben kann. Dazu wird dir etwas Blut entnommen und in einem Labor ein Blutbild gemacht. Das heißt, dass die Anzahl der roten Blutkörperchen, der Hämoglobingehalt und die weißen Blutkörperchen festgestellt werden. Der Arzt vergleicht die Ergebnisse mit den normalen Blutwerten. Zu viele weiße Blutkörperchen weisen auf eine Infektion hin, zu wenige rote Blutkörperchen bedeuten Blutarmut oder Eisenmangel. Weitere Bluttests geben Hinweise auf mögliche andere Erkrankungen.

HERZ UND LUNGE

Blut unter der Lupe

Wenn du dich schneidest, laufen viele Abwehrreaktionen in deinem Körper ab. Fibrinfäden *(rechts in der Vergrößerung)* bilden sich im **Plasma**, schließen den Schnitt und helfen bei der Heilung. In den Fäden sammeln sich rote Blutzellen (Blutkörperchen) und Blutplättchen und bilden ein Gerinnsel. Auf der Hautoberfläche bildet dieses Gerinnsel eine Blutkruste, die Schorf genannt wird. Wie das funktioniert, wird in den Bildern unten erklärt.

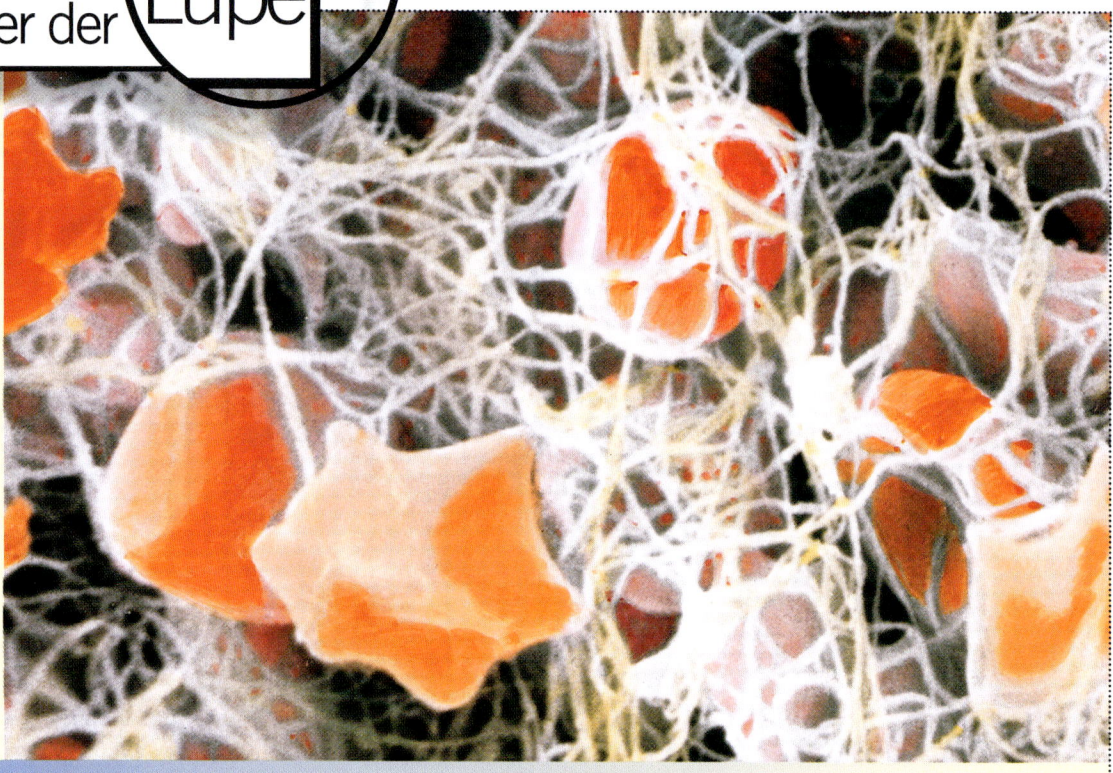

So heilt eine Wunde

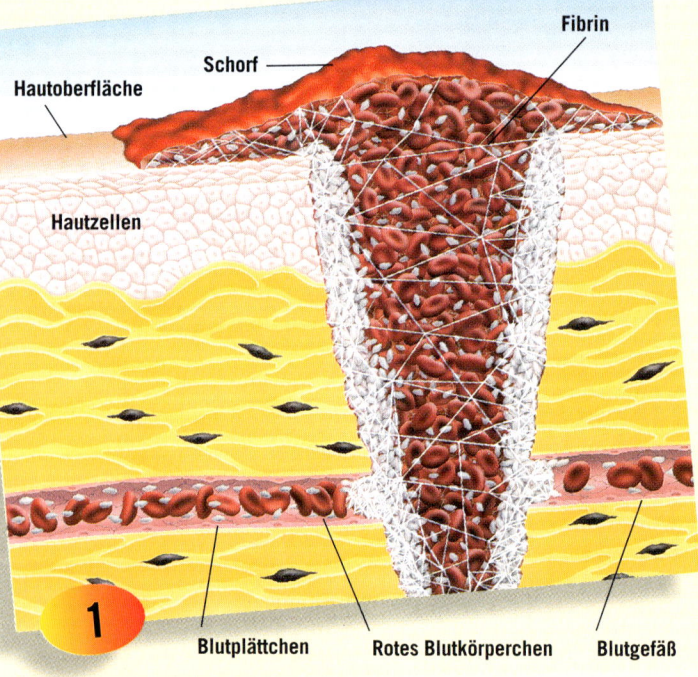

1
Stillen der Blutung

Wenn ein Schnitt blutet, sammeln sich Blutplättchen an den Rändern der Wunde und verschließen sie. Sie setzen chemische Substanzen frei, die ein **Eiweiß** namens Fibrin herstellen. Das Fibrin zieht zickzackförmig Fäden durch die Wunde. Sie fangen rote Blutkörperchen und Blutplättchen ein und verstärken das Blutgerinnsel.

2
Bildung von Schorf

Das Blutgerinnsel trocknet zu einer harten Kruste. Darunter wachsen Hautzellen und bilden eine Brücke über die Wunde. Die verletzten Blutgefäße bilden sich neu. **Makrophagen**, eine Art weißer Blutkörperchen, fressen tote und verletzte Zellen und auch **Keime** auf.

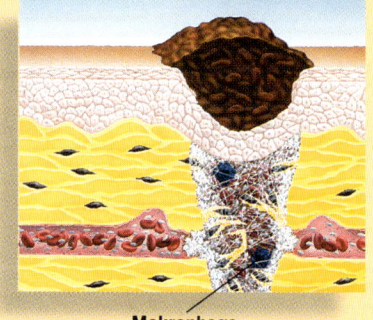

3
Heilung der Haut

Die Haut wird allmählich wieder normal dick, der Schorf lockert sich und fällt ab. Das Blutgefäß ist wieder ganz, obwohl es nicht unbedingt so verläuft wie vorher. Hier bildet es an der Stelle des verheilten Schnittes einen Bogen.

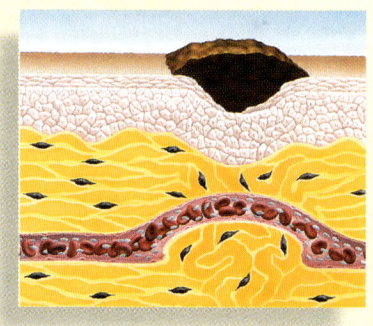

Einst & JETZT

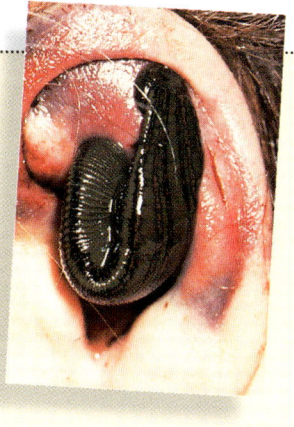

Lange Zeit dachten die Menschen, dass Krankheiten durch schlechtes Blut verursacht würden und dass ein Aderlass oder Blutabzapfen sie heilen würde. Oft schwächte der Blutverlust durch eine geöffnete **Vene** oder durch Blutegel die Patienten noch mehr oder tötete sie. Am Anfang des 20. Jahrhunderts wurde diese Behandlung aufgegeben. Heute macht man wieder Aderlässe. Ärzte verwenden z. B. Blutegel nach dem Annähen von abgeschnittenen Fingern oder Ohren *(oben)*. Der **Speichel** des Blutegels verhindert die Blutgerinnung, so dass das Blut besser durch das angenähte Körperteil fließt und die Wunde heilt.

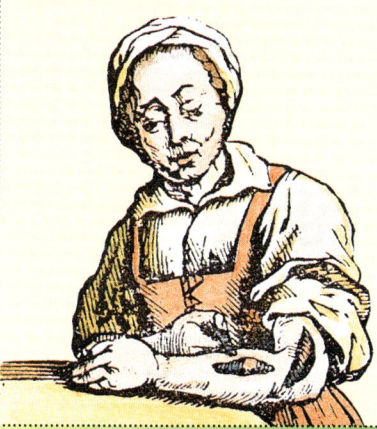

Blutgruppen

Es gibt vier Blutgruppen: Blutgruppe 0, A, B und AB. Ein einfacher Test sagt, welche Blutgruppe du hast. Einige Blutgruppen vertragen sich, aber andere nicht. Wenn ein Mensch Blut der falschen Blutgruppe erhält, gerinnt das Blut, und er kann daran sogar sterben.

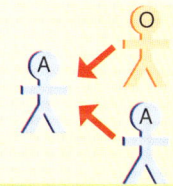

Blutgruppe A kann Blutgruppe A und Blutgruppe 0 erhalten.

Blutgruppe B verträgt sich mit sich selbst und mit Blutgruppe 0.

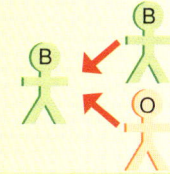

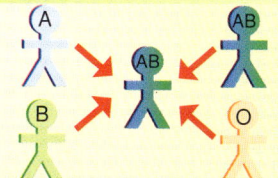

Blutgruppe AB kann jede Blutgruppe erhalten.

Blutgruppe 0 ist der „Universalspender". Jede andere Gruppe kann sie empfangen, aber sie selbst nur ihre eigene erhalten.

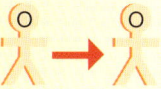

Meilensteine 1

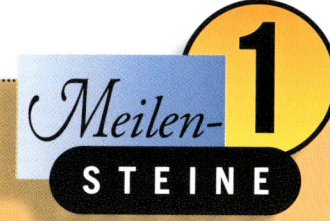

Bluttransfusionen

Die erste überlieferte Bluttransfusion wurde im 17. Jahrhundert durchgeführt. Der französische Arzt Jean-Baptiste Denis spritzte Lammblut in den Arm eines Jungen, der an Fieber litt. Wunderbarerweise überlebte der Junge. Denis' zweiter Patient *(unten auf einem Bild von 1667)* hatte weniger Glück. Er starb kurz nach der Transfusion, während er in der Taverne feierte. Diese riskante Prozedur wurde bald verboten. Erst seit man im 20. Jahrhundert entdeckte, dass Menschen unterschiedliche Blutgruppen haben, wurden Transfusionen als sicher angesehen.

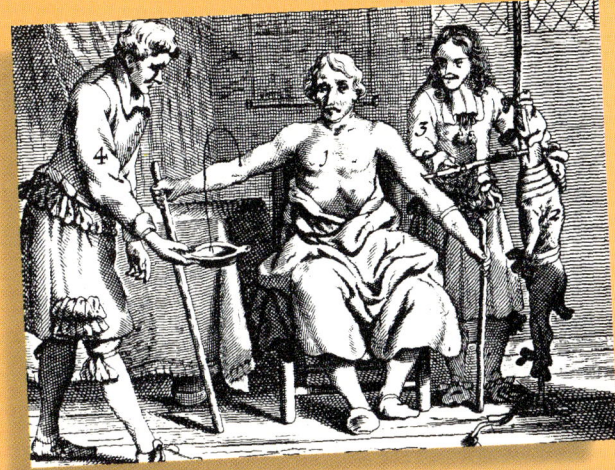

Leute — Charles R. Drew

Seit Ende der 30er Jahre ist Bluttransfusion eine anerkannte Methode, doch zunächst musste man noch viel über die besten Methoden zur Konservierung und die Übertragung des Spenderbluts lernen. Charles R. Drew, ein afroamerikanischer Arzt, entdeckte, wie man Blutzellen und Plasma trennt, um sie besser zu lagern. Während des Zweiten Weltkriegs leitetete Drew das Blutspendeprogramm für die U.S. Army. Er trat zurück, als man anfing „schwarzes" von „weißem" Blut zu trennen, obwohl die Wissenschaft keinen Unterschied zwischen dem Blut verschiedener Rassen feststellen konnte.

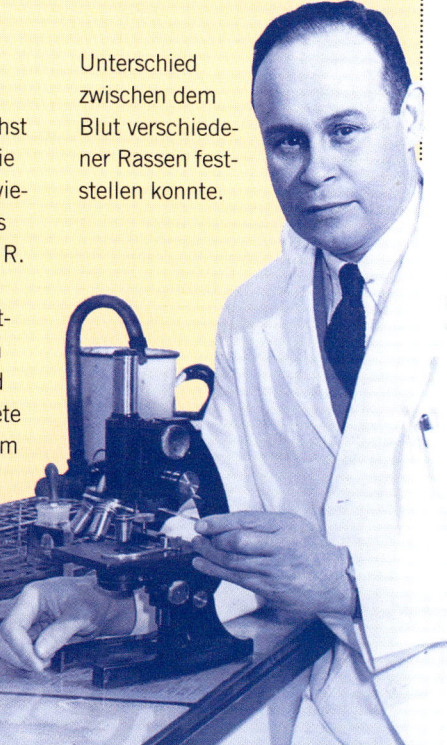

Wozu misst man den Puls?

Mit jedem Herzschlag strömt Blut durch das **Kreislauf**system. Du kannst das regelmäßige Anschwellen – **Puls** genannt – an bestimmten Körperstellen fühlen, an denen die **Arterien** dicht unter der Haut liegen. Mit dem Puls misst man, wie schnell das Herz schlägt. Je kleiner der Körper ist, desto schneller schlägt das Herz. Babys beispielsweise haben einen Puls von etwa 120 Schlägen pro Minute. Ein Kinderherz schlägt zwischen 80- und 100-mal. Die normale Pulsfrequenz für einen Erwachsenen ist etwa 72. Das ergibt 4320 Schläge pro Stunde und 103 680 Schläge pro Tag. Bei dieser Geschwindigkeit schlägt das Herz in einem Jahr 37 843 200-mal!

Tiere haben andere Pulsfrequenzen als der Mensch. Das Herz einer Spitzmaus – eines der kleinsten Säugetiere – rast mit einer Geschwindigkeit von 1000 Schlägen pro Minute. Ein Elefantenherz schlägt dagegen langsam, nur 20- bis 30-mal pro Minute.

Puls-Messpunkte

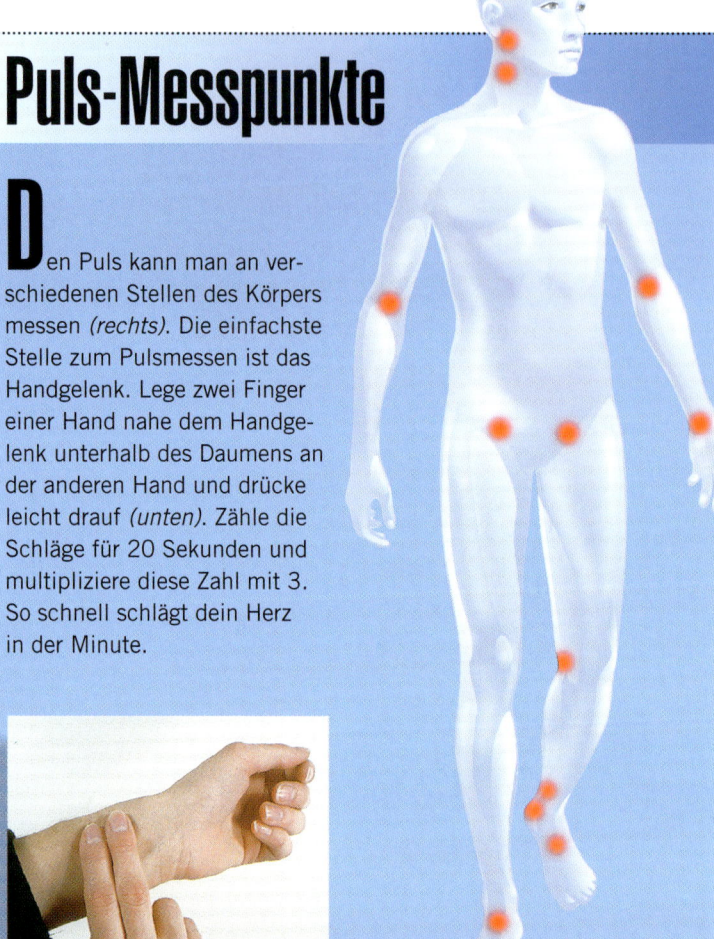

Den Puls kann man an verschiedenen Stellen des Körpers messen *(rechts)*. Die einfachste Stelle zum Pulsmessen ist das Handgelenk. Lege zwei Finger einer Hand nahe dem Handgelenk unterhalb des Daumens an der anderen Hand und drücke leicht drauf *(unten)*. Zähle die Schläge für 20 Sekunden und multipliziere diese Zahl mit 3. So schnell schlägt dein Herz in der Minute.

Pulsdiagnose

Heutzutage verwenden Ärzte Veränderungen in der Schnelligkeit, im Rhythmus und in der Stärke des Pulses zur Diagnose von Krankheiten. Auch früher war der Puls ein wertvoller Hinweis für Erkrankungen. Die Ärzte im alten China glaubten, dass sie die Krankheitsursache durch eine genaue Pulsuntersuchung finden konnten. Quellen aus dem 5. oder 6. Jahrhundert v. Chr. zeigen, dass sie bestimmte Charakteristika von Pulsschlägen bestimmten **Organen** zuordneten. Eine Pulstabelle wie diese von 1693 half bei der Diagnose. Die Tabelle beschreibt verschiedene Arten von Pulsschlägen und die dazugehörigen Krankheiten.

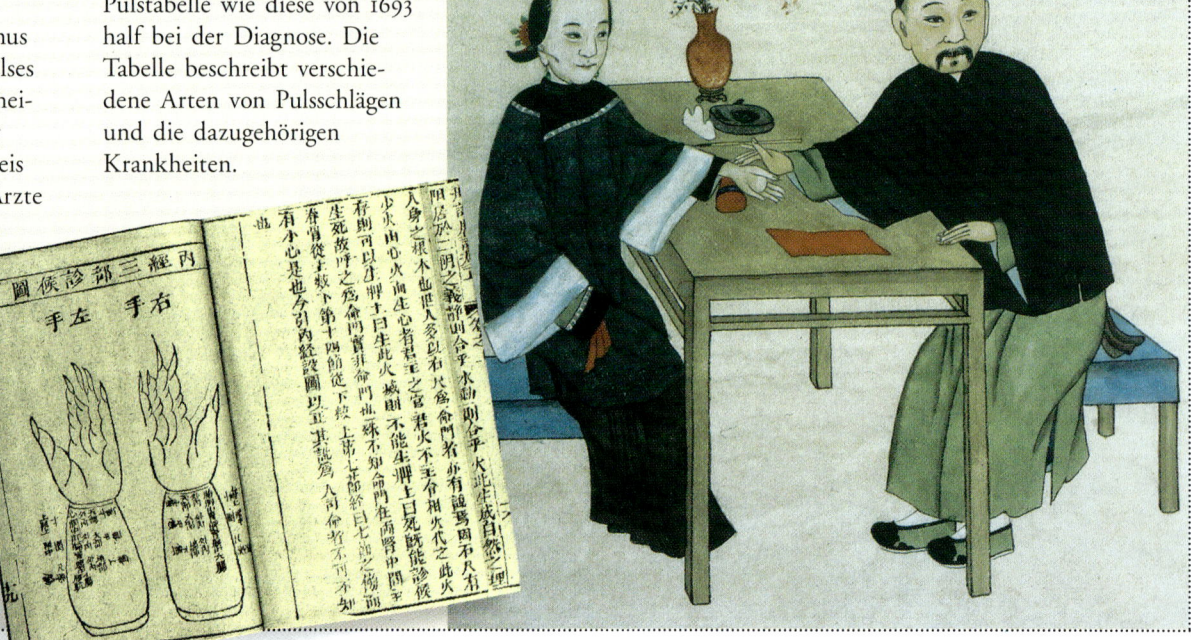

Erhöhung der Frequenz

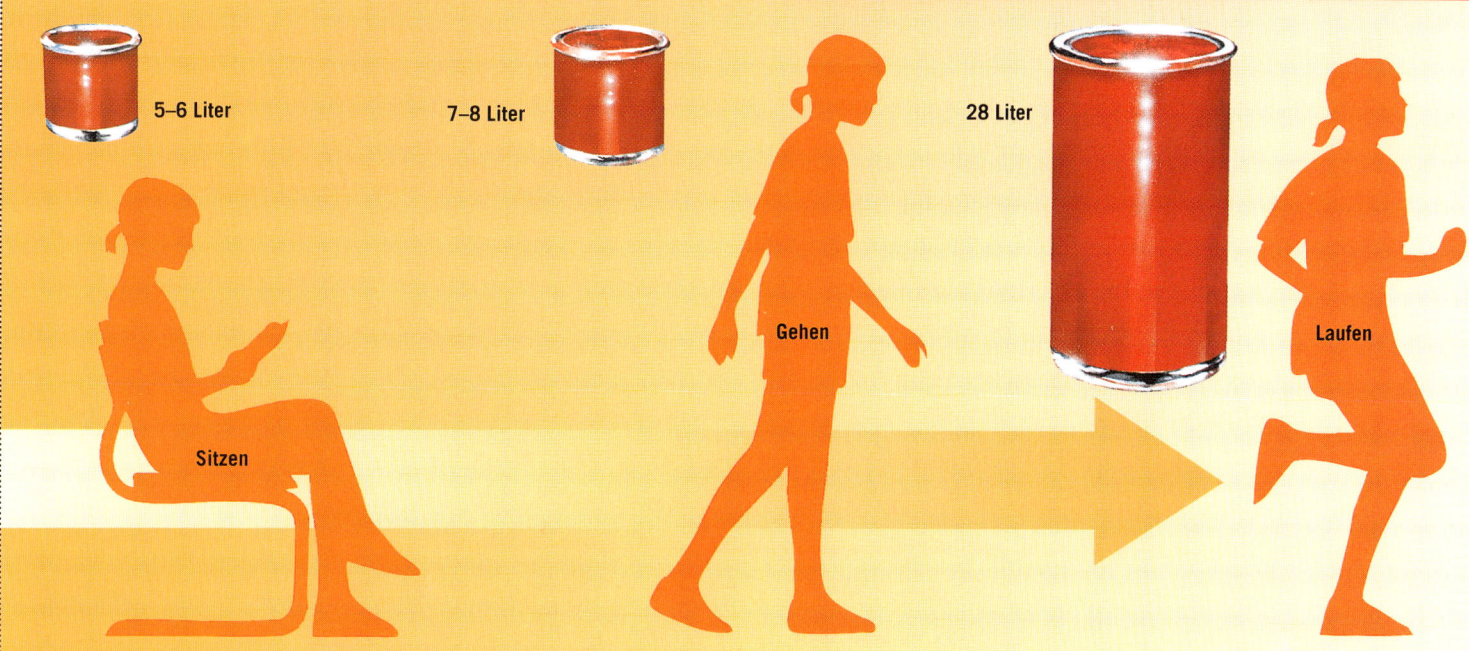

Wenn der Körper sich anstrengt, arbeitet das Herz stärker, um ihm mehr Sauerstoff zuzuführen. In Ruhe schlägt das Herz eines Erwachsenen 60- bis 80-mal pro Minute und pumpt 5 bis 6 Liter Blut. Beim Gehen erhöht sich der Pulsschlag auf 100 bis 120 Schläge pro Minute und der Blutfluss auf 7 bis 8 Liter pro Minute. Starke Anstrengung kann die Pulszahl bis auf 200 Schläge pro Minute verdoppeln. Dabei pumpt das Herz bis zu 28 Liter pro Minute!

Hast du das gewusst?
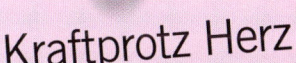

Kraftprotz Herz

Der Herzmuskel ist erstaunlich stark. Er hat so viel Kraft, dass er in einer Stunde 1350 kg 30 cm hoch in die Luft heben könnte. Das ist etwa das Gewicht eines Kleinwagens!

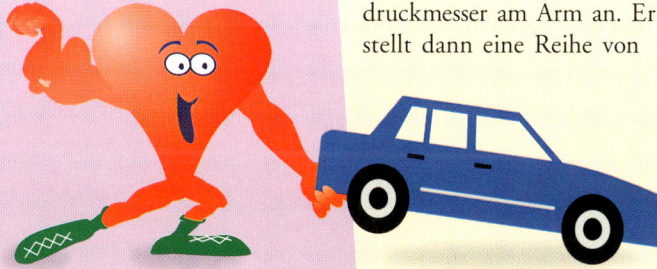

Das Herz lügt nie

Wenn jemand lügt, reagiert der Körper und vor allem das Herz. Der **Blutdruck** und der Puls steigen und man beginnt zu schwitzen. Manchmal atmet man auch schneller. Ein Lügendetektor oder Polygraph ist ein Instrument, das diese Reaktionen registriert und aufzeichnet. Ein Techniker bindet einen Riemen um die Brust der Testperson und legt einen Blutdruckmesser am Arm an. Er stellt dann eine Reihe von Fragen, während die Instrumente die Körperreaktionen aufzeichnen. Die Daten werden im Computer gespeichert und am Bildschirm gezeigt *(unten)*. Medikamente, Ärger, Schmerz und Angst können aber ähnliche Reaktionen hervorrufen, daher ist dieser Test nicht immer zuverlässig.

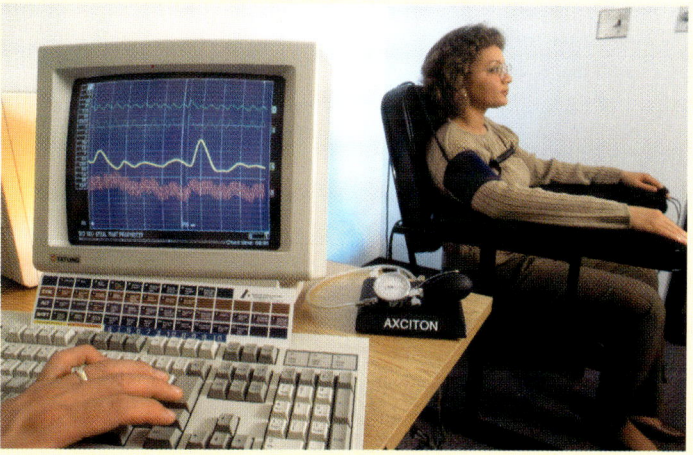

Was ist ein Herzinfarkt?

Es beginnt mit Schmerzen – starken Schmerzen in der Brust und oft auch im Kiefer, Hals, Arm oder Rücken. Die Schmerzen halten einige Minuten oder Stunden an. Einige Menschen, die es schon einmal erlebt haben, sagen, dass es sich anfühlt, als ob eine riesige Faust das Herz zerquetscht. Andere haben keine Schmerzen, aber spüren kalten Schweiß, Schwindel oder Sodbrennen. Dann ist es höchste Zeit, den Notarzt zu rufen – es sind die Anzeichen eines Herzinfarkts.

Herzinfarkte treten meist auf, wenn der Herzmuskel kein Blut mehr bekommt. Zwei große, verzweigte Herzkranz-**Arterien** bringen sauerstoffreiches Blut und **Nährstoffe** zum Herzmuskelgewebe. Mit der Zeit können sie geschädigt werden oder verstopfen. Wenn das passiert, ist das Herz nur noch in der Lage, ganz schwach zu arbeiten, oder es hört ganz auf zu schlagen. Der Körper bekommt nicht mehr genug Blut. Schnelle ärztliche Hilfe ist nötig!

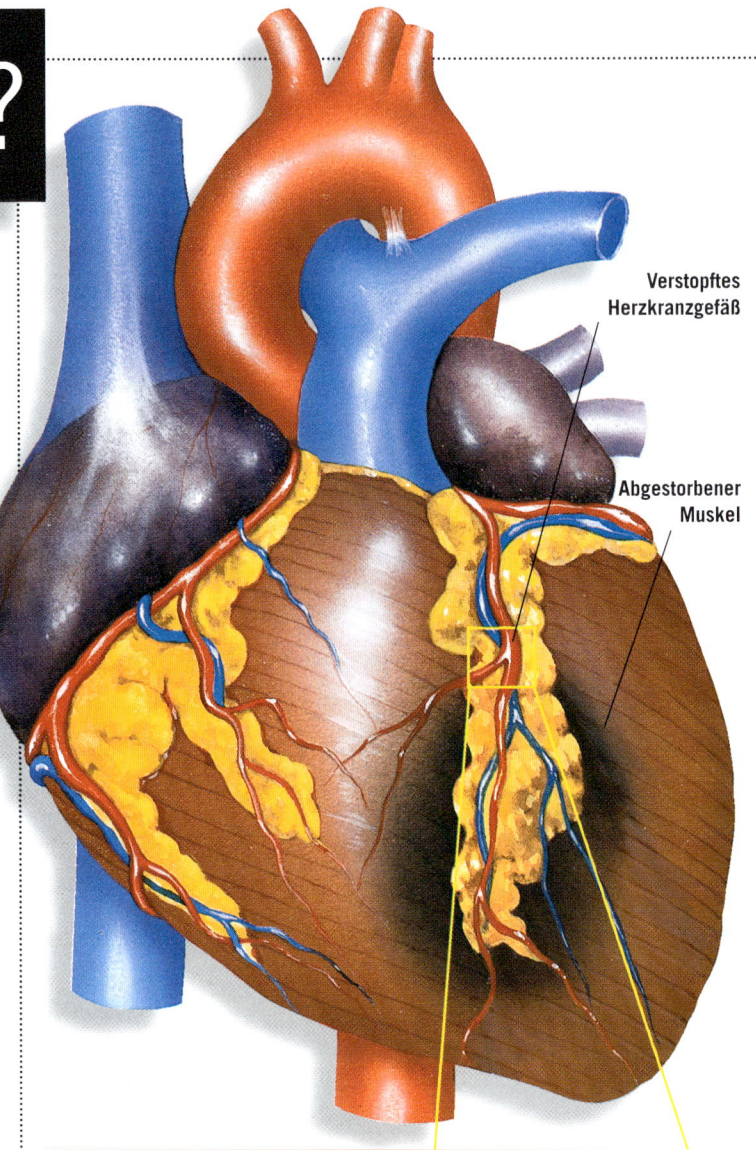

Verstopftes Herzkranzgefäß

Abgestorbener Muskel

Was ist ein EKG?

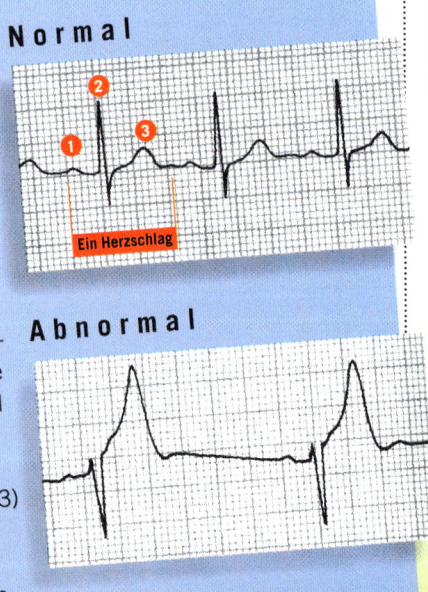

Ärzte benutzen einen Elektrokardiographen, um die elektrischen Signale des Herzens aufzuzeichnen. Die Signalmuster heißen Elektrokardiogramm oder EKG. Sie zeigen, wie es dem Herzen geht. In einem normalen EKG *(oben rechts)* zeigt die erste kurze Hebung das Zusammenziehen der **Vorhöfe** (1). Die schmale Spitze mit nachfolgendem Abfall ist das Zusammenziehen der **Kammern** (2), Systole genannt. Die kleine nachfolgende Welle (3) zeigt die Entspannung und Füllung der Kammern. Dies ist die Diastole. Abweichungen von diesem Muster *(unten rechts)* können Herzprobleme bedeuten.

Was ist die Ursache?

Die meisten Herzinfarkte beginnen mit einer Verengung in einer Herzarterie, die das Herz mit Blut versorgt. Kein Blut bedeutet Sauerstoffmangel, so dass ein Teil des Herzmuskels abstirbt. Das geschwächte Herz kann nicht genug Blut in den Körper pumpen. Wenn zu viel Herzmuskel abstirbt, kann man nicht überleben.

Die Arterien werden eng, wenn sich **Cholesterin** – ein Fett – auf den Arterienwänden festsetzt. Manchmal bildet sich ein Blutgerinnsel über

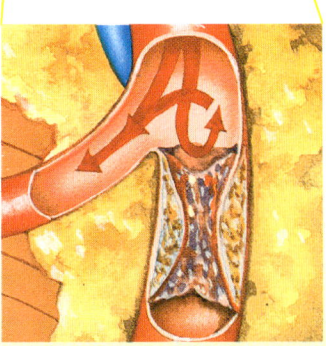

dem Cholesterin und verstopft die Arterie *(oben)*. Das Blut kann dann nicht durchfließen und der Muskel leidet an Sauerstoffmangel.

Bildung eines Blutgerinnsels

An den Wänden der Arterie auf dem Foto unten sitzt Fett. Es kann die Arterie verengen oder aber in einen anderen Körperteil gespült werden, dort ein Blutgefäß verstopfen und das Gewebe schädigen.

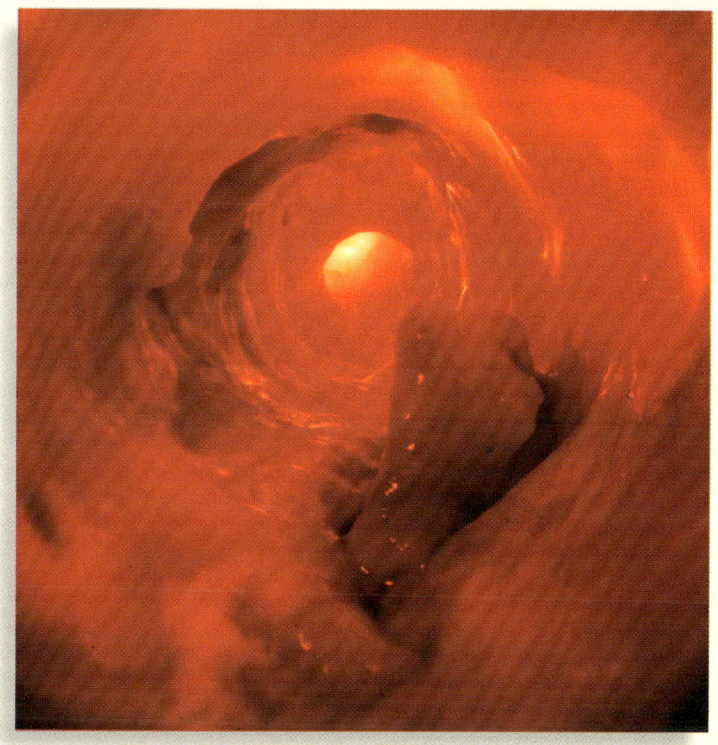

Manchmal kann der Arzt das Herz wieder in Gang bringen oder einen unregelmäßigen Herzschlag kontrollieren. Ein Medikament namens Digitalis stärkt den Herzmuskel und verbessert die Durchblutung. Das Herz kann auch mit einem Defibrillator wieder zum Schlagen gebracht werden. Dieses Instrument sendet einen elektrischen Stromschlag durch die Brust. Dadurch zieht sich das Herz zusammen.

Digitalis wird aus den Blättern und Samen des Fingerhuts hergestellt *(oben)*.

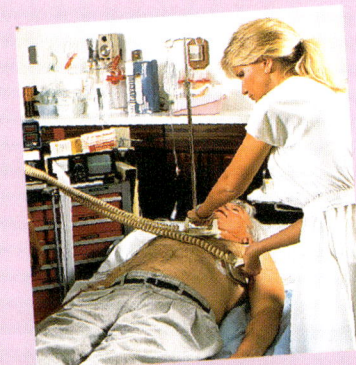

Ein Defibrillator *(links)* **schickt einen Elektroschock in die Brust und stellt den normalen Herzschlag wieder her.**

Seltsam aber wahr!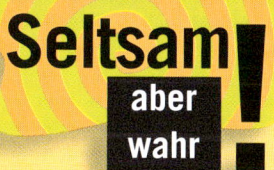

Überleben trotz Herzstillstand

Normalerweise ist man 15 Minuten nach dem Herzstillstand tot. Doch der elfjährige Alvaro Garza – hier bei seiner Rettung aus einem eisigen Fluss in North Dakota (USA) – überlebte, obwohl er 45 Minuten lang klinisch tot war. Noch unglaublicher: Der 51-jährige norwegische Fischer Jan Egil Refsdahl wurde vier Stunden nach dem Herzstillstand wiederbelebt!

Was diese Glückspilze rettete, war die Kälte. Beide fielen in Eiswasser, das die Körpertemperatur stark absenkte. Wenn das passiert, stoppt der Körper alle Funktionen – bis auf die allerwichtigsten. Der Herzschlag verlangsamt sich. Die Durchblutung der Haut wird geringer, um die Wärme für wichtige **Organe** wie das Gehirn zu bewahren. In diesen seltenen Fällen überlebt der Körper auch ohne oder nur mit schwachem Herzschlag.

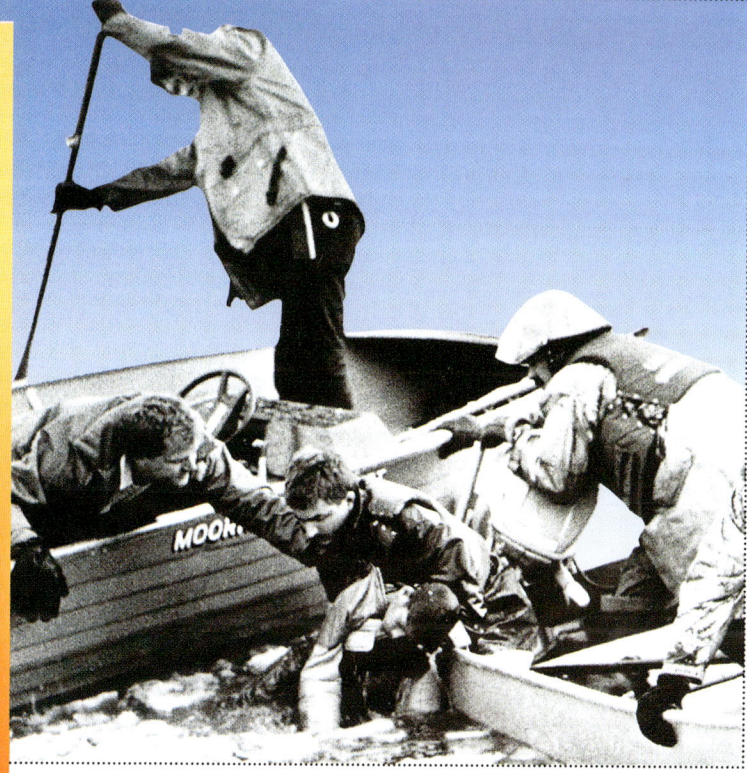

So repariert man ein Herz

Der menschliche Körper ist eine komplexe Maschine, und genau wie bei einer Maschine gehen Teile kaputt. Lange dachten die Menschen, das Herz sei zu kompliziert und zu schwierig zum Reparieren. Doch heute gibt es viele Methoden, mit denen Kardiologen – Herzspezialisten – ein erkranktes Herz flicken können.

Wenn der Herzmuskel nicht genug Blut bekommt, weil ein **Herzkranzgefäß** verengt ist *(S. 36)*, kann die Medizin oft die Blockierung beseitigen. Der Arzt kann das Gefäß weiten und säubern. Falls notwendig, umgeht er auch die lädierte Stelle und baut einen neuen Zufluss.

Wenn das Herz nicht durch eine Operation geheilt werden kann, muss es ersetzt werden. Ein neues Herz wird einem frisch Verstorbenen entnommen und eingepflanzt. Aber es gibt nicht genug Spender für alle Menschen, die ein neues Herz brauchen. Daher suchen die Forscher nach Möglichkeiten, um Tierherzen zu verpflanzen oder um künstliche Herzen zu fabrizieren.

Umleitung für das Blut

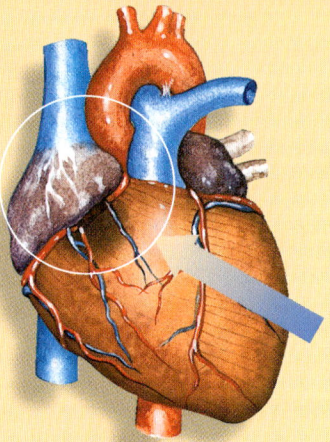
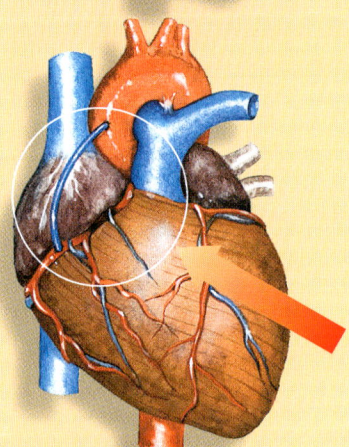

Wenn ein Hindernis den Verkehr blockiert, gibt es eine Umleitung, damit die Autos die Problemstelle umfahren können. Die Bypass-Operation macht das gleiche am Herzen. Wenn Fettablagerungen den Blutfluss zum Herzmuskel verlangsamen oder stoppen *(oben links)*, bauen die Ärzte eine Umleitung für das Blut. Sie nehmen ein Stück Arterie oder **Vene** aus einer anderen Körperstelle und befestigen ein Ende an der **Aorta**. Dann nähen sie das andere Ende unterhalb der Engstelle auf die kranke Arterie. Das Blut gelangt über den neuen Weg in den schlecht durchbluteten Herzmuskel *(unten links)*.

Der Ballon-Trick

Wenn Fettablagerungen, die Plaque, eine Arterie verengen, kann das Gefäß manchmal mit der sogenannten Ballondilatation geweitet werden. Der Arzt schiebt eine hauchdünne Röhre mit einem nicht aufgepumpten Ballon am Ende durch das Blutgefäß. An der verengten Stelle wird der Ballon aufgepumpt. Die Plaque wird an die Seite gedrückt, die Arterie geweitet, und das Blut kann wieder fließen.

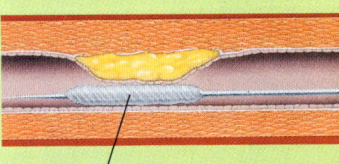

Der unaufgepumpte Ballon erreicht die Plaque.

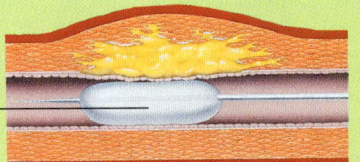

Der aufgepumpte Ballon öffnet die Arterie und drückt die Plaque in die Gefäßwand.

Leute: Daniel Hale Williams

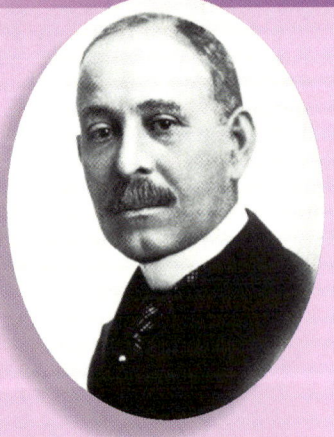

Im Jahr 1893 wurde ein Mann mit einer Stichwunde im Herzen in ein Krankenhaus in Chicago eingeliefert. Damals war eine Herzverletzung normalerweise tödlich. Doch Dr. Daniel Hale Williams, der afroamerikanische Arzt, der das Krankenhaus gegründet hatte, entschied sich für eine Operation. Nach 51 Tagen verließ der Patient das Krankenhaus gesund und munter – als erster Überlebender einer Herzoperation.

Williams machte noch in anderer Hinsicht Geschichte: 1913 wurde er Chirurg an einem bis dahin nur Weißen vorbehaltenem Krankenhaus und als erster Schwarzer Mitglied des Amerikanischen Chirurgenverbandes.

Mechanische Teile

Herzklappen verhindern, dass das Blut im Herzen zurückfließt. Manchmal werden die normalerweise biegsamen Klappen steif oder zu schwach und schließen nicht mehr richtig. Dann werden die Klappen durch eine künstliche ersetzt, wie in der Röntgenaufnahme rechts (von der Seite) zu sehen. Künstliche Klappen wie die unten gezeigten bestehen aus Metall oder Kunststoff. Sie können aber auch aus organischem Material, wie Kalbsherzgewebe, gemacht werden.

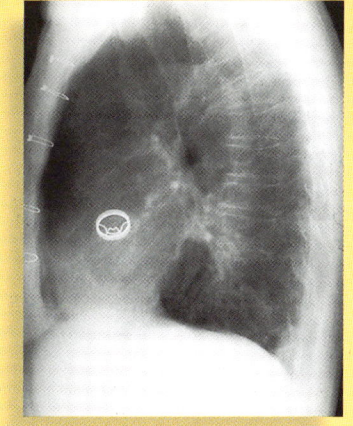

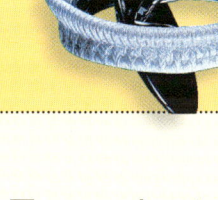

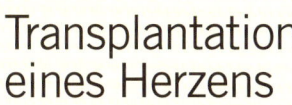

Geschenk des Lebens

Menschen, die bereit sind, ihr Herz und andere **Organe** nach ihrem Tod zu spenden, können anderen Menschen ein neues Leben schenken! Andrea Mongiardo, ein italienischer Junge, der unten stolz seine wiedererlangten Kräfte zeigt, ist so ein glücklicher Mensch.

Andrea wurde mit nur einer **Herzkammer** geboren. Als er 15 Jahre alt war, verfiel sein Körper mehr und mehr. Er verdankt sein neues Leben einem amerikanischen Jungen, der während eines Italienurlaubs plötzlich starb. Die Eltern willigten in die Organspende ein.

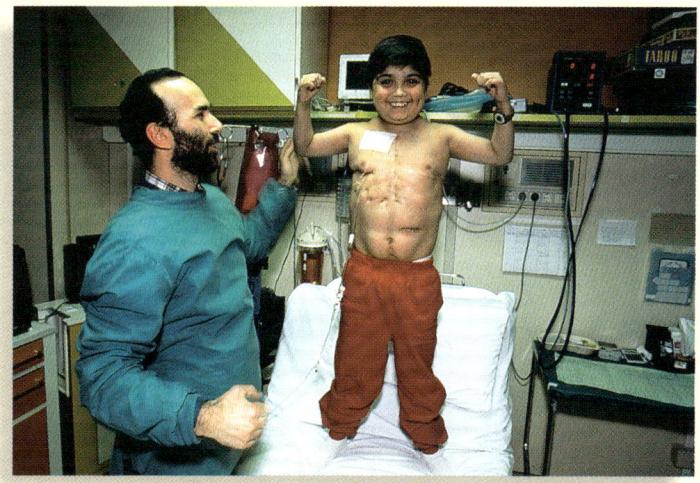

Meilensteine 1: Transplantation eines Herzens

Im Dezember 1967 behandelte der südafrikanische Chirurg Christiaan Barnard einen Patienten mit extrem verengten Herzkranzgefäßen. Da er das Herz nicht durch eine Operation reparieren konnte, beschloss Dr. Barnard, etwas Neues zu versuchen. Er entfernte das kranke Herz und ersetzte es durch das gesunde einer kurz zuvor bei einem Unfall getöteten Frau. Dr. Barnard war der erste, der ein Herz erfolgreich verpflanzt hat. Zwei Monate später verpflanzte er ein zweites Herz. Links zeigt Dr. Barnard seinem zweiten Patienten das frisch entfernte kranke Herz.

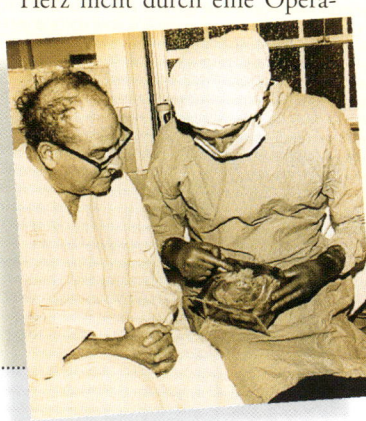

Seltsam aber wahr! Rettung vom Schwein

Es gibt viel mehr Menschen, die ein neues Herz oder anderes Organ brauchen, als es Spenderorgane gibt. Aus diesem Dilemma können vielleicht Schweine helfen, da sie sehr ähnliche Organe wie die Menschen haben. Allerdings besteht bisher noch das Problem, dass Menschen, denen ein Schweineorgan eingepflanzt wird, dieses wieder abstoßen. Forscher versuchen nun, den Körper zu überlisten, indem sie menschlichen **Gene** in Schweine-Eizellen spritzen. Möglicherweise entstehen dann Schweine mit menschenähnlicheren Organen.

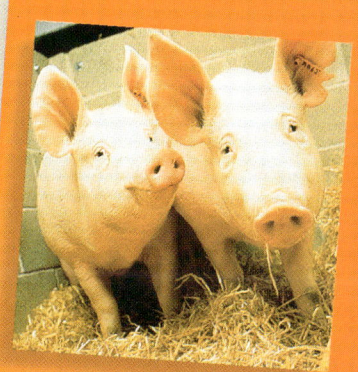

Herzgeschichte

Im Altertum wussten die Menschen zwar, dass das Herz ein wichtiges Organ ist – aber sie kannten nicht seine wirkliche Bedeutung. Die alten Ägypter glaubten, das Herz wäre der Sitz der Gefühle und des Verstandes. Sie wussten, dass die Blutgefäße am Herz beginnen und mit dem restlichen Körper verbunden sind. Doch sie glaubten auch, dass diese Gefäße neben Blut auch Urin und Tränen transportierten.

Die griechischen Philosophen Plato und Aristoteles dachten, das Herz sei ein „lebendes Feuer", in dem die Nahrung verbrannt wird. Dieses Feuer bewirke Leben und Wärme. Die Atmung kühle die Flammen und verhindere, dass sie aufflackern und den Körper verbrennen.

Trotz all dieser Missdeutungen gab es doch Menschen, die die Zusammenhänge schon früh vollkommen richtig erkannt hatten. Ein 3000 Jahre altes chinesisches Medizinbuch berichtet, dass das Herz das Blut reguliert und das Blut in einem Kreislauf fließt. Die westliche Welt entdeckte das erst im 17. Jahrhundert.

Grausige Opferriten

Die Azteken glaubten, dass sie den Göttern Herzen und Blut opfern müssten, um den Kosmos zu retten. Vor allem der Kriegsgott Huitzilopochtli brauchte tägliche Opfer. Die Azteken dachten, er wäre die Sonne und fürchteten, dass sie nicht aufginge, wenn man ihm kein Opfer darbrächte. Im Bild unten schneidet ein Priester dem Opfer das Herz heraus, das daraufhin zum Himmel emporsteigt. Tatsächlich wurde es in einem speziellen Behälter aufbewahrt.

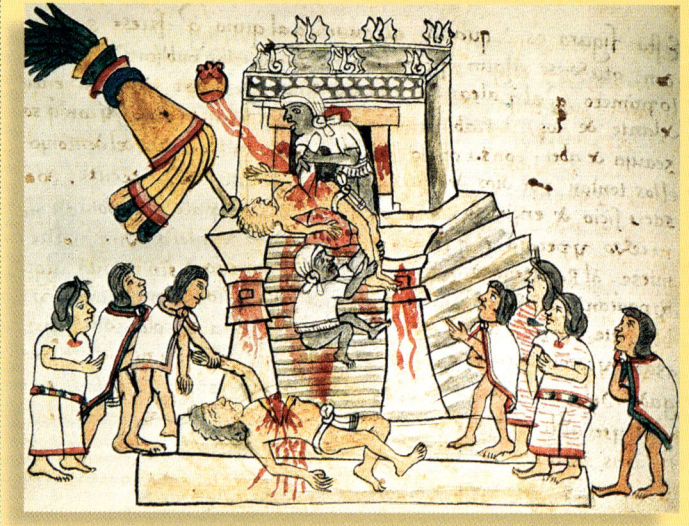

Herz und Seele

Die alten Ägypter glaubten, dass der Tod für alle Würdigen das Tor zu einem wunderbaren Leben im Jenseits sei. Das Herz entschied, wer würdig war. Nach dem altägyptischen Glauben wog der Schakalgott Anubis das Herz des Toten auf der Waage gegen eine Feder vom Kopfschmuck der Göttin Maat auf. War die Waage ausbalanciert, wurde der Tote willkommen geheißen. Wenn nicht, fraß ihn das missgestaltige Ungeheuer der Toten Ammut *(rechts am Fuß der Waage hockend)* auf.

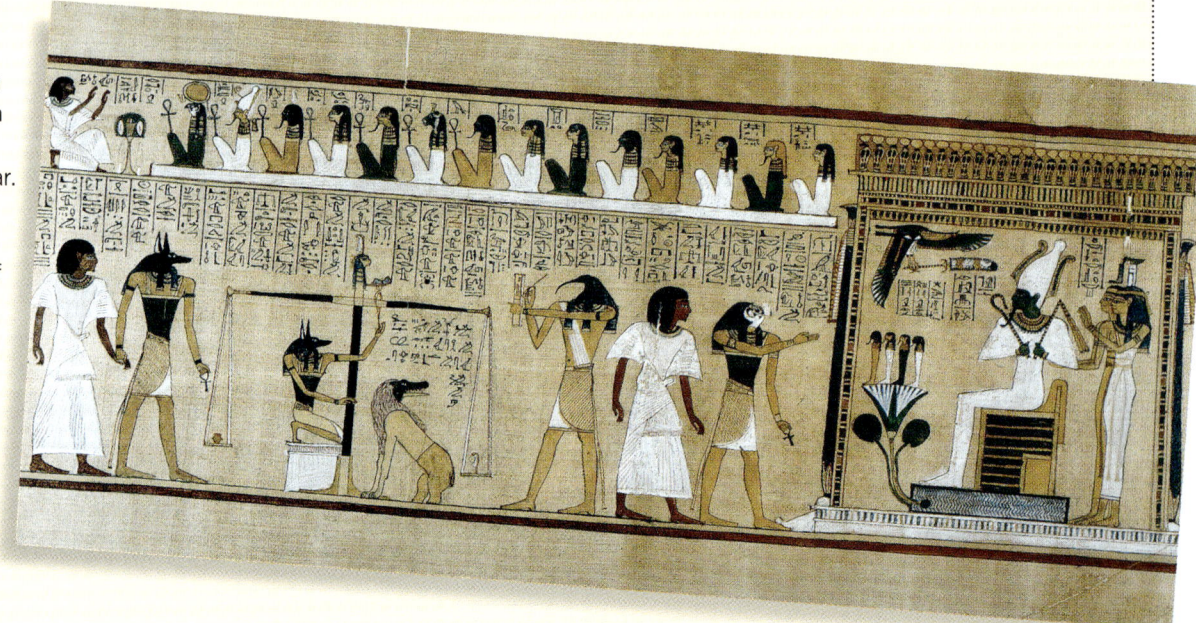

Hippokrates

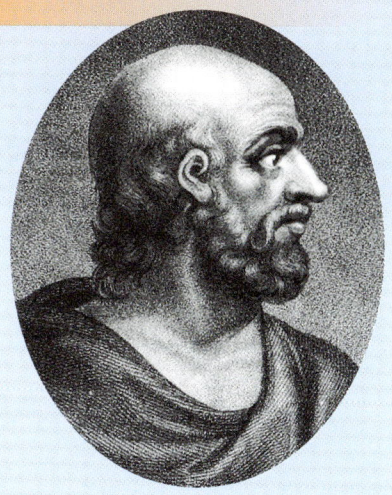

Hippokrates, oft Vater der Medizin genannt, war ein griechischer Lehrer und reisender Arzt, der im 5. Jahrhundert v. Chr. lebte. Nach ihm sind eine Reihe medizinischer Texte genannt, die *Hippokratische Sammlung* heißt, obwohl er nicht alles selbst geschrieben hat.

Diese Sammlung beschreibt korrekt das Herz mit **Klappen**, **Vorhöfen** und **Kammern**, die sich zu verschiedenen Zeiten zusammenziehen, sowie große Blutgefäße, die daraus entspringen. Doch die alten Griechen kannten keinen Unterschied zwischen **Arterien** und **Venen**. Sie dachten auch, dass in den Blutgefäßen mit dem Blut auch Luft transportiert würde.

Galens Lehre

Im 2. Jahrhundert n. Chr. veröffentlichte der griechisch-römische Arzt Galen (Galenus) Texte zur Anatomie und Physiologie, die für die nächsten 1400 Jahre wegweisend sein sollten. Er entdeckte einige wichtige Dinge – z. B. dass das Blut durch Herz und Lunge zirkuliert –, aber er machte auch Fehler.

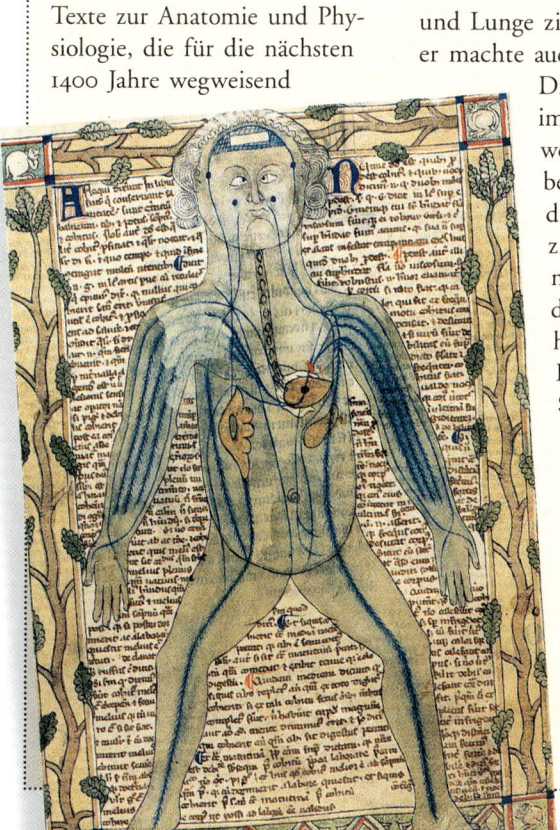

Diese wurden immer wieder weitergegeben, wie dieses medizinische Manuskript aus dem 13. Jahrhundert zeigt. Es zeigt die **Speiseröhre**, die direkt ins Herz führt anstatt in den Magen.

Vesalius

Im 16. Jahrhundert veröffentlichte der flämische Arzt Andreas Vesalius das Werk *De Humani Corporis Fabrica*. Es gilt als das größte Medizinbuch aller Zeiten. Im Gegensatz zu Galens war Vesalius´ Anatomie auf Studien am menschlichen Körper begründet und nicht bloß auf Annahmen und sezierten Tieren. Trotzdem gab es noch einige Fehler. Diese Zeichnung der Venen enthält Teile, die typisch für Tiere, aber nicht für den Menschen sind. Diese Fehler hatte er vermutlich von Aristoteles und Galen übernommen.

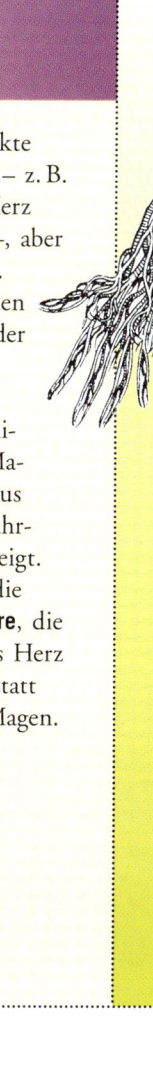

Das Atemorgan Lunge — Ein Blick ins Innere

Du kannst einige Wochen ohne Essen leben. Du kannst auch einige Tage ohne Wasser überstehen. Aber ohne Luft stirbst du in ein paar Minuten, weil die Körperzellen Sauerstoff – ein Gas in der Luft – brauchen, um Nahrung in Energie umzuwandeln.

Wenn du einatmest, zieht die Luft durch die **Atemwege**, die mit Mund und Nase beginnen. Die Luft gelangt durch die Luftröhre, auch Trachea genannt, die Kehle hinunter. Am Ende der Luftröhre teilen sich die Atemwege in die beiden Bronchien. Eine Bronchie bringt Luft zum linken, die andere zum rechten Lungenflügel. In der Lunge verästeln sie sich in viele kleinere Röhren, in die sogenannten Bronchiolen. Winzige Blutgefäße in der Lunge nehmen den Sauerstoff aus der Luft auf und geben das vom Körper gebildete Kohlendioxid ab. Das Kohlendioxid verlässt zusammen mit Dampf und Wärme den Körper beim Ausatmen.

Die zarten, schwammigen Lungenflügel liegen geschützt im Brustkorb, umgeben von den Rippen, dem **Brustbein** und der Wirbelsäule. Die Lungenflügel sitzen auf einem **Muskel** namens **Zwerchfell**, der sich auf- und abbewegt. Er hilft der Lunge beim Ein- und Ausatmen der Luft.

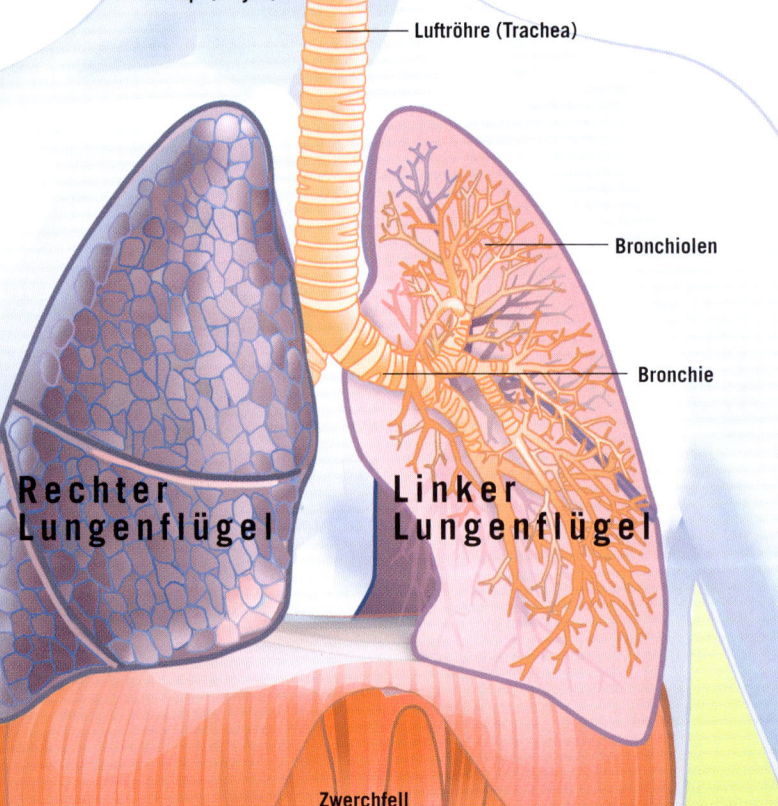

So funktioniert der Austausch

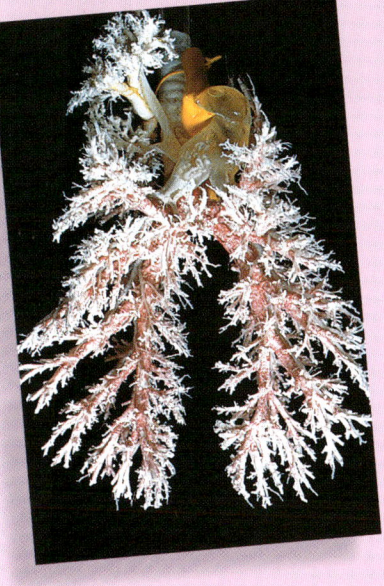

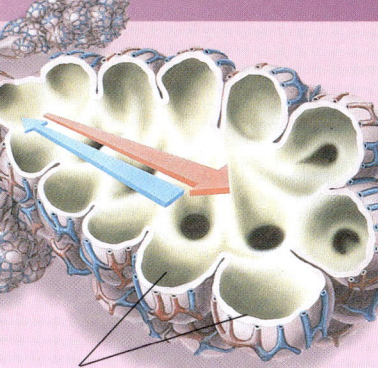

Kapillaren

Alveolen

In deiner Lunge befindet sich eine wunderschöne, verästelte Struktur aus kleinen luftgefüllten Röhren, die wie ein Baum aussieht *(links)*. Die Hauptäste oder Bronchien teilen sich in immer kleinere Röhren auf, bis sie am Ende dünner sind als ein Menschenhaar. Sie heißen Bronchiolen. Am Ende jeder Bronchiole sitzen kleine Trauben von luftgefüllten Säckchen, die Alveolen. Um jedes Säckchen liegt ein Netz von **Kapillaren**. Der Sauerstoff wandert von den Bronchiolen in die Alveolen und dann in die Kapillaren. Der Blutstrom trägt ihn dann durch den Körper bis zu den Zellen. Umgekehrt nehmen die Alveolen das Kohlendioxyd von den Kapillaren auf und stoßen es mit dem Atem aus.

Wie groß?

Alveolen

Die Lungen sind erstaunlich kompakt und sinnvoll konstruiert. Der größte Raum im Innern wird von den kleinen Alveolen eingenommen, die nur 0,02 cm Durchmesser haben. Etwa 300 Millionen dieser Luftsäcke füllen die Lungen. Flach ausgebreitet wären sie so groß wie ein Tennisplatz.

Die Alveolen brauchen eine so große Oberfläche, um den ständigen Gasaustausch für den Körper zu bewältigen. Jede Alveole füllt und leert sich bei normaler Atmung etwa 24 000-mal täglich.

Verschmutzung der Lunge

Ein neugeborenes Baby hat eine gesunde rosafarbene Lunge. Mit zunehmenden Alter wird die Lunge grau oder sogar schwarz. Das kommt daher, weil sich in der Lunge winzige Teile von Staub und Dreck aus der Luft ansammeln. Menschen in Großstädten haben oft eine dunklere Lunge als Menschen, die in weniger umweltbelasteten Gegenden leben. Das Rauchen schädigt die Lunge am stärksten. Teer und Ruß aus dem Rauch lagern sich in den Atemwegen und Luftsäckchen ab, wie man auf dem rechten Bild deutlich sieht. Dieser klebrige Schmutz reizt die Atemwege und zwingt den Körper zu größerer Anstrengung, um den benötigten Sauerstoff zu bekommen.

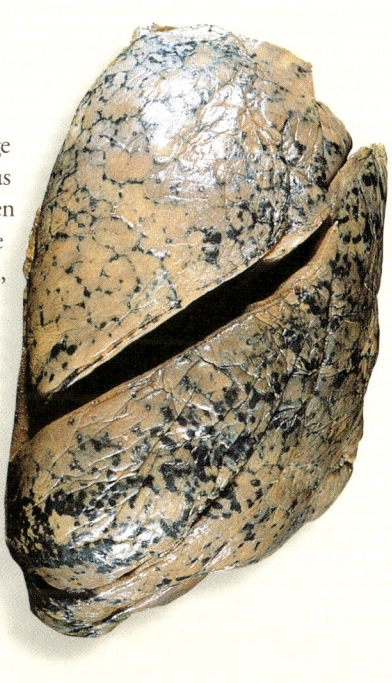

Zum Vergleich

Lunge und Kiemen

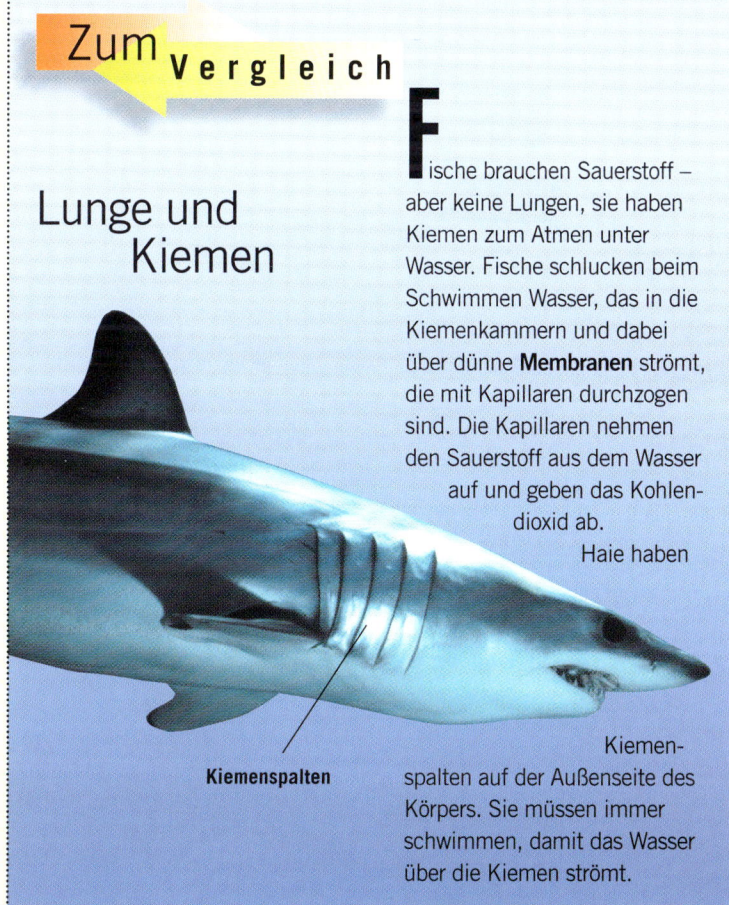

Kiemenspalten

Fische brauchen Sauerstoff – aber keine Lungen, sie haben Kiemen zum Atmen unter Wasser. Fische schlucken beim Schwimmen Wasser, das in die Kiemenkammern und dabei über dünne **Membranen** strömt, die mit Kapillaren durchzogen sind. Die Kapillaren nehmen den Sauerstoff aus dem Wasser auf und geben das Kohlendioxid ab.

Haie haben Kiemenspalten auf der Außenseite des Körpers. Sie müssen immer schwimmen, damit das Wasser über die Kiemen strömt.

Wie funktioniert die Atmung?

Ein Atemzug

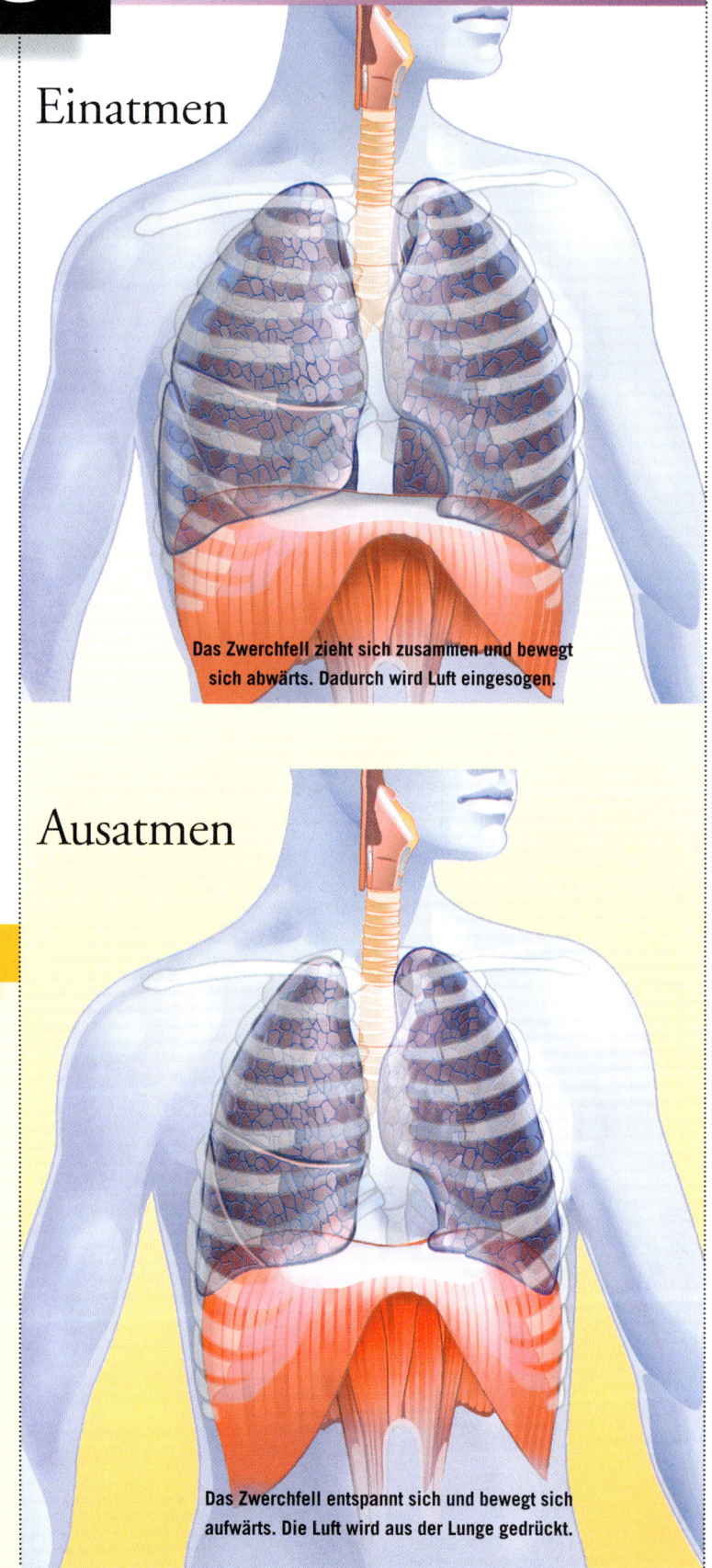

Einatmen

Das Zwerchfell zieht sich zusammen und bewegt sich abwärts. Dadurch wird Luft eingesogen.

Ausatmen

Das Zwerchfell entspannt sich und bewegt sich aufwärts. Die Luft wird aus der Lunge gedrückt.

Normalerweise denkst du über das Atmen gar nicht nach. Es geschieht automatisch aufgrund eines Signals, das vom Gehirn gesendet wird. Das Atemzentrum liegt in der Medulla oblongata oder dem verlängertem Mark, dort, wo das **Rückenmark** auf den Hirnstamm *(S. 50–51)* trifft.

Die Lunge bewegt sich nicht von allein, die Atmung hängt von zwei Arten von **Muskeln** ab: dem **Zwerchfell**, dem kuppelförmigen Muskel unterhalb der Lunge, und den Interkostalmuskeln der Brust, die zwischen den Rippen sitzen. Wenn du einatmest, ziehen sich diese Muskeln zusammen. Das Zwerchfell zieht nach unten, und der Brustkorb erweitert sich. Dadurch dehnt sich die Lunge und zieht Luft ein. Wenn du ausatmest, entspannen sich die Interkostalmuskeln und der Brustkorb senkt sich. Das Zwerchfell entspannt und hebt sich. Die elastischen Lungenflügel springen in die ursprüngliche Form zurück und stoßen die Luft aus.

Kurz-INFO

An einem Tag atmet ein Mensch im Durchschnitt 24 000-mal. In 70 Jahren sind das 600 Millionen Atemzüge.

In deinem ganzen Leben atmest du etwa 390 000 Kubikmeter Luft ein. Damit könnte man 52,5 Reklame-Luftschiffe füllen.

Die Lunge eines Mannes enthält 6 Liter Luft, die einer Frau etwa 4,2 Liter.

Ein Zehnjähriger atmet in Ruhe etwa 20-mal in der Minute ein und aus. Ein Erwachsener atmet nur 6- bis 12-mal pro Minute.

Du brauchst Sauerstoff zum Leben, aber zu viel ist tödlich. Wenn du zu lange reinen Sauerstoff einatmest (fünfmal mehr als in der normalen Atemluft), können sich die Lungen mit Flüssigkeit füllen und die Alveolen zusammenfallen.

Live dabei!

„Je höher du kommst, um so dünner wird die Luft. Es erinnerte mich an Vollmilch und Magermilch. Wenn du an Vollmilch gewöhnt bist, dann schmeckt Magermilch scheußlich, fast wie Wasser. Man muss sich daran gewöhnen. Das gilt auch für die Luft. Je dünner die Luft ist, desto weniger Sauerstoff enthält sie. Wenn du an Luft in Meereshöhe gewöhnt bist, brauchst du eine Weile, um dich auf Höhenluft einzustellen. Wenn du dich am Anfang zu sehr anstrengst, bekommst du Kopfweh und es wird dir übel. Wenn du dich gut akklimatisiert – nicht zu langsam und nicht zu schnell –, kannst du immer höher gelangen … Sonst wird dir die Höhe stets zu schaffen machen."

1996 bestieg Mark Pfetzer (16) als jüngster den Mount Everest. In einem Buch über seine Erfahrungen beschreibt er *(links)*, wie man sich in 8000 m Höhe fühlt. Dort gibt es so wenig Sauerstoff, dass die Bergsteiger ihn in der Regel in einem Behälter auf dem Rücken mittragen.

Zum Vergleich

Anstelle des Kehlkopfes, des Stimmapparats, haben Vögel eine Syrinx, sozusagen einen Singapparat. Bei Singvögeln ist die Syrinx stark ausgebildet. Einige haben sechs Muskelpaare, um die besonderen Membranen und Wände der Syrinx zu kontrollieren. Da die linke und die rechte Seite der Syrinx getrennt funktionieren, können Vögel zwei Melodien gleichzeitig singen.

Die menschliche Stimme

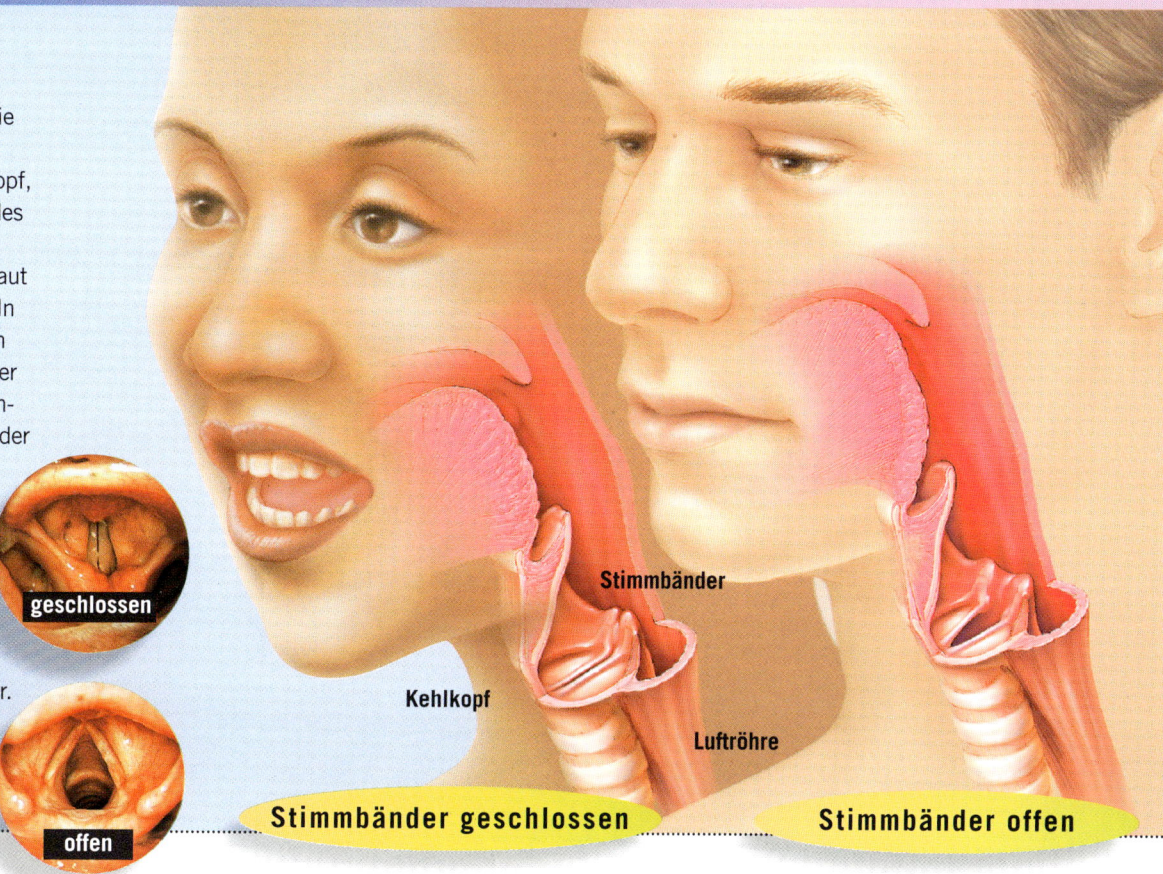

Wenn du atmest, saust die Luft durch die Luftröhre und zieht dabei durch den Kehlkopf, den Larynx. Auf jeder Seite des Kehlkopfes sitzt ein Stimmband, das aus einer zähen Haut besteht. Wenn du die Muskeln im Hals anspannst, schließen sich die Stimmbänder zu einer schmalen Ritze. Die hindurchströmende Luft lässt die Bänder vibrieren und verursacht ein Geräusch – die menschliche Stimme.

Wenn ein Junge in die Pubertät kommt, vergrößern die Hormone den Kehlkopf und verlängern die Stimmbänder. Die Stimme wird tiefer. Auch bei Mädchen kommt es zu dieser Veränderung, allerdings nicht so stark.

geschlossen

offen

Stimmbänder geschlossen — **Stimmbänder offen**

Stimmbänder · Kehlkopf · Luftröhre

HERZ UND LUNGE

Was geschieht beim Niesen?

Es beginnt mit einem leichten Kribbeln in der Nase. Und dann kann dich nichts mehr halten – du musst niesen. Niesen ist ein so kraftvoller Vorgang, dass die Menschen einiger alter Kulturen glaubten, dass man dabei auch die Seele ausniest. Und schlimmer noch, dass das heftige Ausstoßen der Seele Platz schafft für Dämonen, die dann eindringen.

Was passiert wirklich beim Niesen?

Das Niesen ist ein **Reflex** *(S. 49)*, der auftritt, wenn etwas die Nasenschleimhaut reizt. Die Atemmuskulatur zieht sich unwillkürlich zusammen und stößt die Luft kraftvoll aus Mund und Nase aus. Normalerweise sind die Nasengänge dann wieder sauber.

Deine **Atemwege** können sich auch noch auf andere Weise reinigen, etwa durch Husten und Gähnen. Dein Körper macht das alles automatisch.

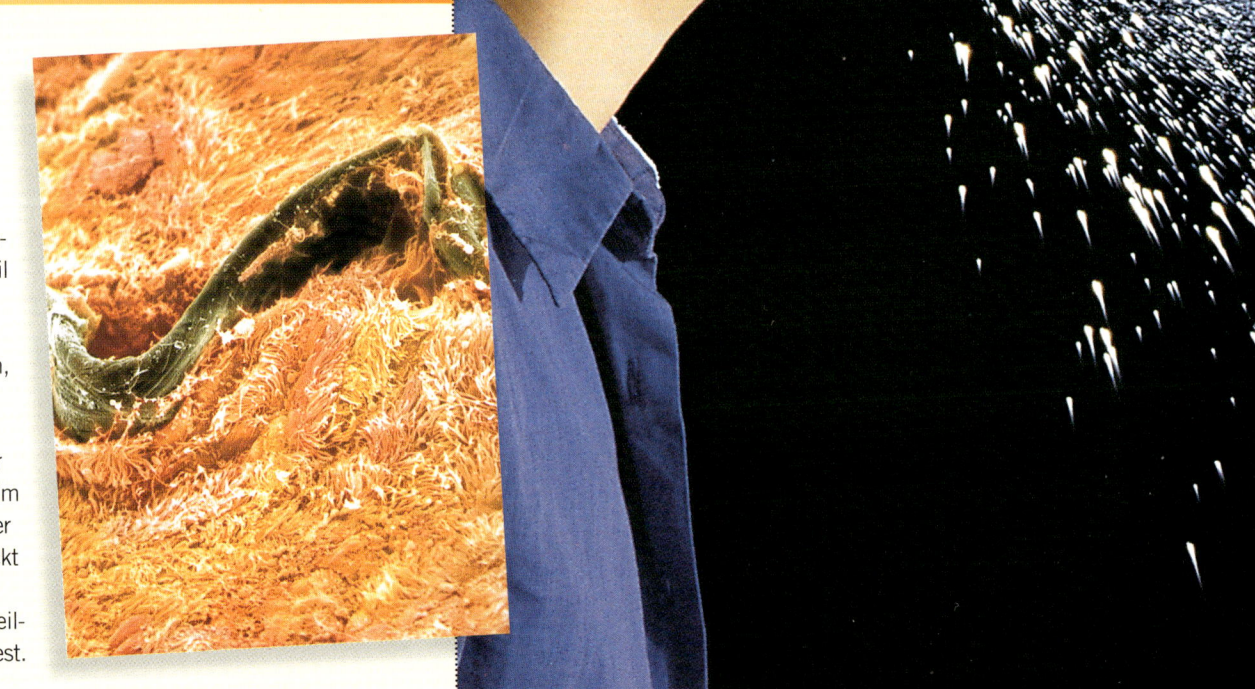

Staubfänger

Damit Staub, Schmutz und andere Teilchen möglichst nicht in die Lunge gelangen, werden sie von einem zähen **Schleim** abgefangen, der den größten Teil der Atemwege auskleidet. Unter dem Schleim liegen Tausende winziger Härchen, diese **Zilien** bewegen sich vor und zurück und halten Dreck und Schleim von der Lunge ab. Wenn der Schleim in die Kehle gelangt, wird er entweder heruntergeschluckt oder ausgehustet. Im Bild rechts hängt ein Schmutzteilchen *(grün)* in den Zilien fest.

Hatschi!

Wenn du niest, sprühst du einen feinen Nebel aus Schleim bis zu 3 m weit in die Luft. **Keime** und andere Teilchen fliegen mit 166 km/h aus Mund und Nase.

Den längsten bekannten Niesanfall hatte eine Engländerin, sie nieste 977 Tage lang. Im ersten Jahr nieste sie etwa 1 Million Mal. Was für eine Menge Taschentücher!

Was ist Husten?

Husten ist so ähnlich wie Niesen, nur dass der Auslöser nicht in der Nase, sondern in der Kehle, der Luftröhre oder der Lunge sitzt. Wenn du hustest, atmest du tief ein, schließt die Stimmbänder und spannst die Brustkorbmuskeln an. In der Lunge entsteht Druck. Dann öffnest du die Stimmbänder und hustest Schleim und Luft hinaus.

Eingeschnürt

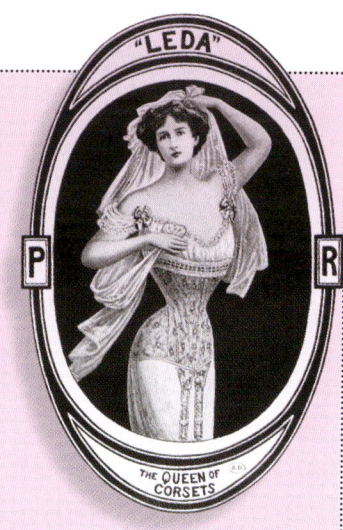

Wenn dein Gehirn nicht genug Sauerstoff erhält, streikt dein Körper bald, und du wirst ohnmächtig. Im 19. und im frühen 20. Jahrhundert kam das häufig vor – und nur wegen der Mode.

Damals waren Wespentaillen der letzte Schrei – die Frauen trugen Korsetts *(oben rechts)*. Wenn die Korsettschnüre im Rücken fest angezogen waren, wurden die Taille, aber auch die Lunge und das **Zwerchfell** eingeschnürt *(rechts)*. Die Frauen wurden ohnmächtig, weil sie nicht richtig atmen konnten. Sie wachten erst wieder auf, wenn die Korsettschnüre aufgeschnitten wurden.

Ohne Korsett 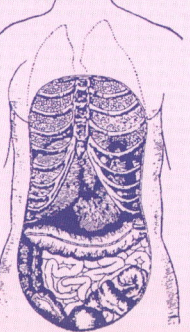 **Mit Korsett**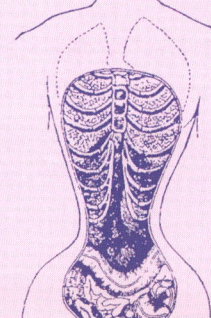

Warum gähnen wir?

Wenn Menschen – und auch Tiere – sich langweilen oder müde werden, wird die Atmung langsamer und flacher. Dadurch steigt das Kohlendioxid im Blut an, der Sauerstoffgehalt sinkt. Dann braucht man einen extra tiefen Atemzug, das Gähnen. Durch Gähnen bekommt der Körper schnell eine große Dosis Sauerstoff und stößt dabei auch das Kohlendioxid aus.

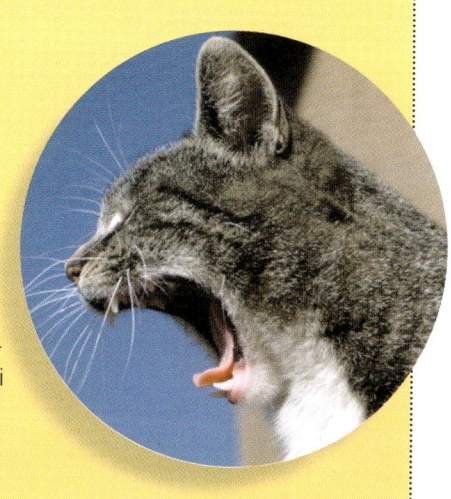

HERZ UND LUNGE

Was ist das Nervensystem?

Das **Nervensystem** kontrolliert alle Körperfunktionen, vom Hören und Sehen bis zum Laufen und Atmen. Es besteht aus drei Teilen: dem Gehirn *(S. 50–51)*, dem **Rückenmark** und den **Nerven**. Gehirn und Rückenmark bilden das Zentralnervensystem (ZNS), das den Körper kontrolliert. Die Gehirn- und Rückenmarksnerven bilden mit dem Rückenmark das periphere Nervensystem. Diese Nerven übertragen Botschaften zwischen dem ZNS und den einzelnen Körperpartien.

Jeder Nerv besteht aus **Nervenzellen** oder **Neuronen**. Es gibt zwei Zellarten – sensorische und motorische. Sensorische Neuronen transportieren zum ZNS Informationen über das, was du siehst, hörst, schmeckst, berührst oder riechst. Das ZNS sagt dann dem Körper, was er tun muss. Es sendet dazu über die motorischen Neuronen Befehle an die **Muskeln** und andere Körperteile.

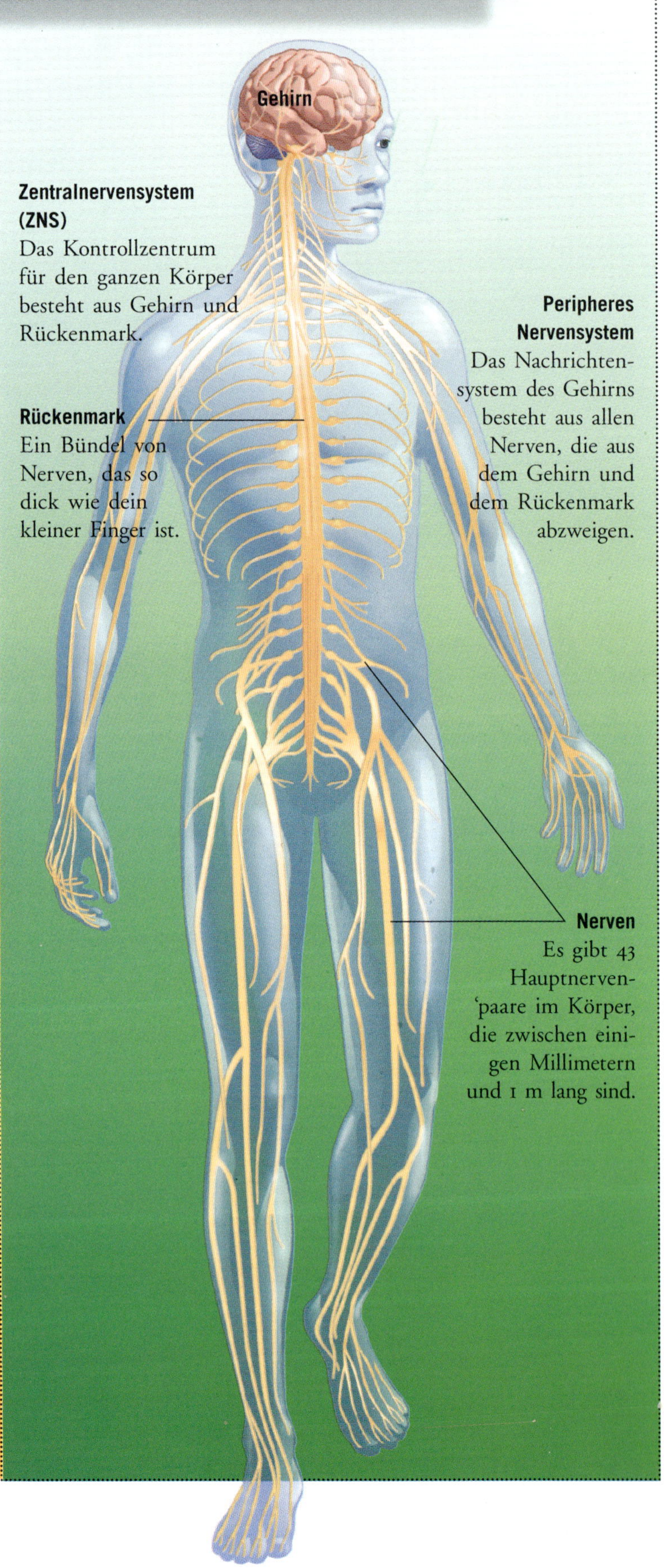

Schnelle Reaktion

Wenn ein Ball auf dich zufliegt, musst du schnell reagieren. Und das geht so: Die Augen sehen den Ball und schicken die Information zum Gehirn, das sofort einen Befehl an die betreffenden Muskeln gibt. Es braucht nur Sekundenbruchteile, und du hast genug -Zeit, den Ball zu treffen.

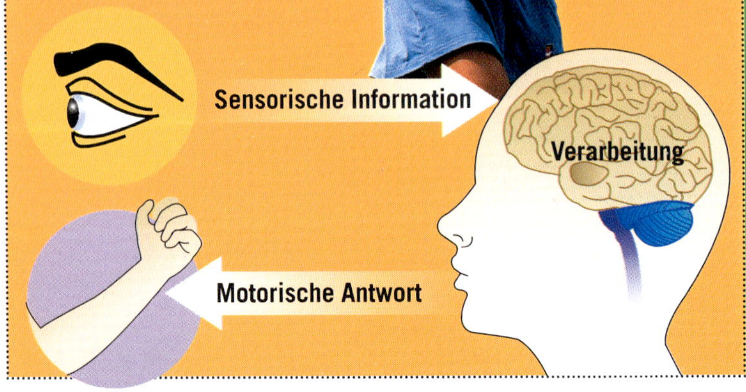

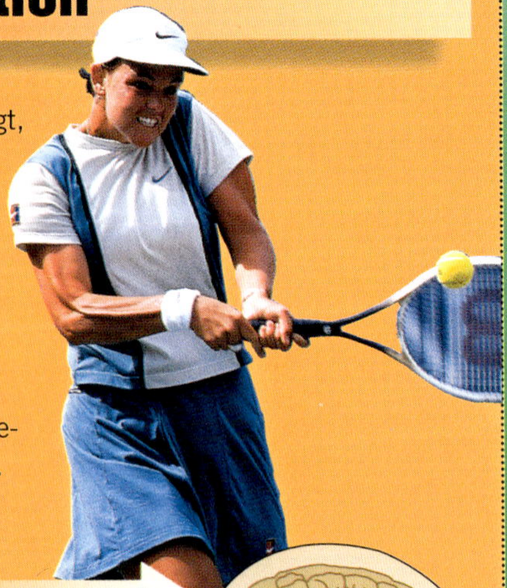

Sensorische Information → **Verarbeitung** → **Motorische Antwort**

Gehirn

Zentralnervensystem (ZNS)
Das Kontrollzentrum für den ganzen Körper besteht aus Gehirn und Rückenmark.

Rückenmark
Ein Bündel von Nerven, das so dick wie dein kleiner Finger ist.

Peripheres Nervensystem
Das Nachrichtensystem des Gehirns besteht aus allen Nerven, die aus dem Gehirn und dem Rückenmark abzweigen.

Nerven
Es gibt 43 Hauptnervenpaare im Körper, die zwischen einigen Millimetern und 1 m lang sind.

Zum Vergleich: Neuronen und Nerven

Ein Neuron (Nervenzelle) sieht aus wie ein Insekt mit Spinnenbeinen und einem langen Schwanz. Die Beine sind die Dendriten und empfangen elektrische Signale. Sie laufen durch den Schwanz (Axon), der mit **Fett (Myelin)** isoliert ist. Erreicht das Signal die Synapse, den Spalt zwischen den Neuronen, springt es auf das andere Neuron und wandert weiter. Nerven bestehen aus Bündeln, die Tausende Neuronen enthalten. Ein Querschnitt durch einen Nerv *(unten)* zeigt die Bündel *(rosa Kreise)*.

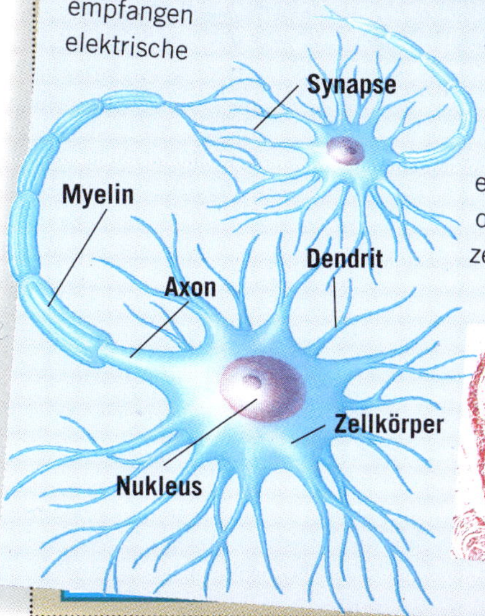

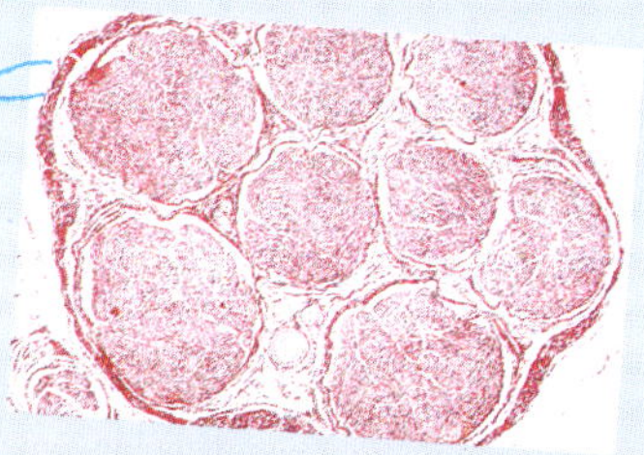

Was ist ein Reflex?

Du berührst eine heiße Glühbirne. Bevor du denken kannst, zuckt die Hand zurück. Diese unwillkürliche Reaktion ist ein Reflex. Reflexe schützen den Körper und müssen daher schnell sein. Damit die Antwort schneller ist, wird das Gehirn dabei übergangen und die Information direkt ans Rückenmark geschickt, das sofort reagiert. Das Gehirn merkt den Schmerz erst später. Aua!

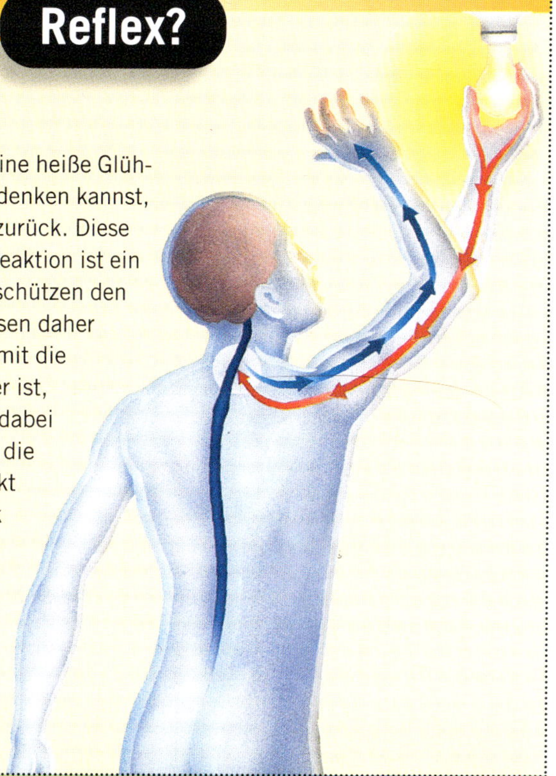

Gehirn und Wille

Wie kann ein Artist wie dieser Mann ein 60 cm langes Schwert schlucken? Er kann seinen Schluckreflex kontrollieren, das unwillkürliche Zusammenziehen der Schlundmuskulatur, das verhindert, dass du zu große, eklige oder giftige Dinge schluckst. Einige Menschen können sogar die Atmung verlangsamen, so dass sie sehr wenig Sauerstoff verbrauchen. Dadurch können sie bis zu 45 Minuten lebendig begraben werden. Doch das ist nur etwas für Profis, also bitte versuch nie, es selbst einmal auszuprobieren!

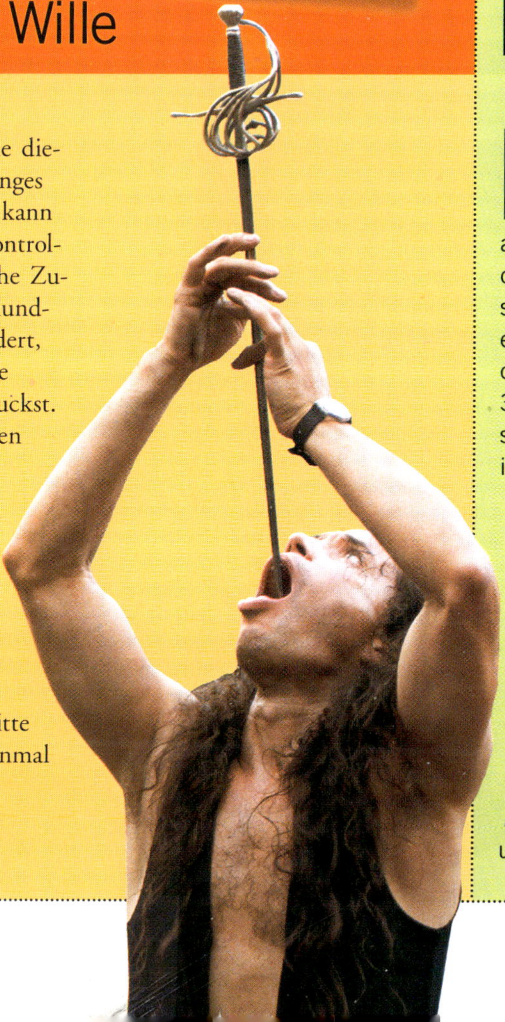

Reine Nervensache!

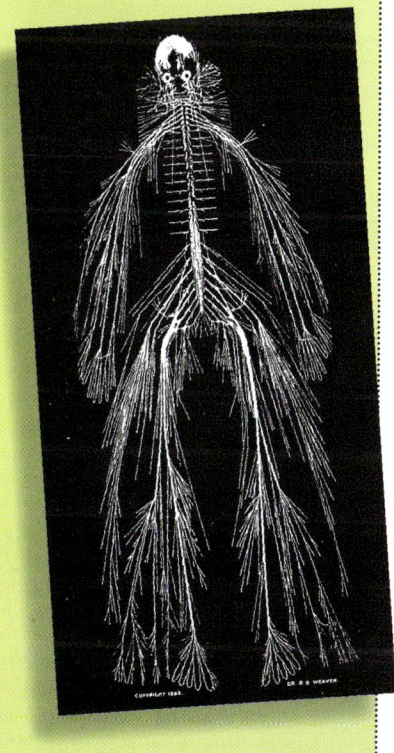

Nein, das ist keine Gestalt aus einem Horrorfilm, aber doch schon etwas gruselig. Du siehst hier die Nervenstränge einer Frau namens Harriet Cole, die im 19. Jahrhundert mit 35 Jahren an Tuberkulose starb. Sie sind alles, was von ihr übrig geblieben ist, nachdem sie ihren Körper der Wissenschaft vermacht hatte. Harriets Chef, Dr. Rufus B. Weaver vom Hahnemann Medical College in Philadelphia (USA), machte 1888 Medizingeschichte. Er verbrachte fünf Monate damit, die Nerven von Harriet freizulegen und zu präparieren. Die Augen sind ebenfalls erhalten und hängen an den **Sehnerven**.

Das Gehirn

Komplexer als jeder Computer ist das Gehirn, das Kontrollzentrum für den ganzen Körper. Es hält uns am Leben, indem es das Herz schlagen und die Lunge atmen lässt. Es sagt dem Körper, wann er Nahrung und Flüssigkeit braucht, indem wir Hunger und Durst bekommen, und es kontrolliert die Verdauung. Doch das Unglaublichste ist, dass wir damit denken, lernen, erfinden und träumen können. Dass wir froh oder traurig sind, Hoffnungen und Ängste haben. Das Gehirn macht uns zu einem einzigartigen Individuum.

Das Gehirn ist graurosa, wiegt etwa 1,4 kg und ist so groß wie eine Pampelmuse. Es ist klumpig und wabbelig wie ein Wackelpudding. Viele Blutgefäße ziehen sich hindurch. Das Gehirn ist hauptsächlich eine Masse von **Nervenzellen** – etwa 100 Milliarden –, die **Neuronen** heißen *(S. 49)*. Es enthält keine sensorischen Neuronen und fühlt daher keinen Schmerz. Das Gehirn besteht aus drei Hauptteilen: dem **Stammhirn**, dem **Kleinhirn** und dem **Großhirn**. Jedes hat bestimmte Aufgaben, aber sie brauchen einander, um das komplizierte Zusammenspiel von Körper und Geist zu kontrollieren.

Anatomie des Gehirns

Großhirn
Es ist der größte Teil des Gehirns. Mit der runzeligen Außenseite, der Rinde oder dem **Kortex**, denkt man.

Stammhirn
Das Stammhirn steuert die wichtigsten Lebensfunktionen wie Herzschlag, Atmung, Schlucken und Verdauung.

Kleinhirn
Das Kleinhirn ist für das Gleichgewicht, die Muskelbewegungen und die Haltung zuständig.

Hypothalamus
Dieser Teil steuert die Körpertemperatur, den Pulsschlag sowie Hunger und Durst; zusammen mit der **Hirnanhangsdrüse** reguliert er Wachstum und die sexuelle Entwicklung.

Hirnanhangsdrüse
Diese Drüse steuert das Wachstum.

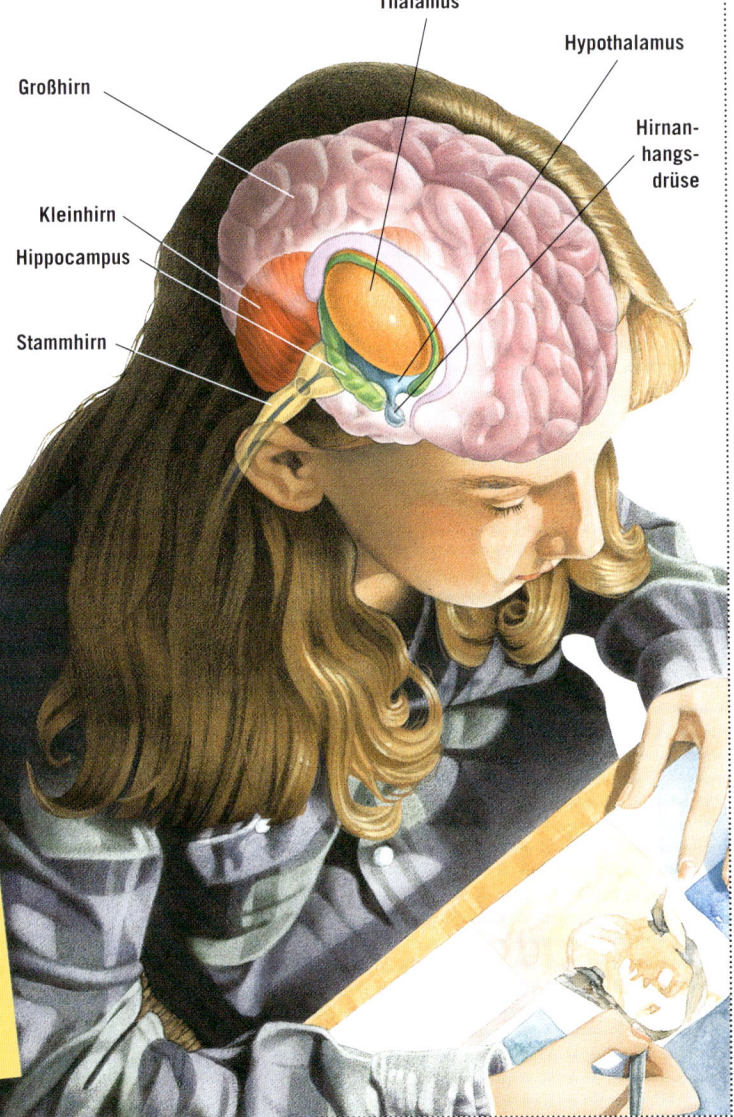

Schutz fürs Gehirn

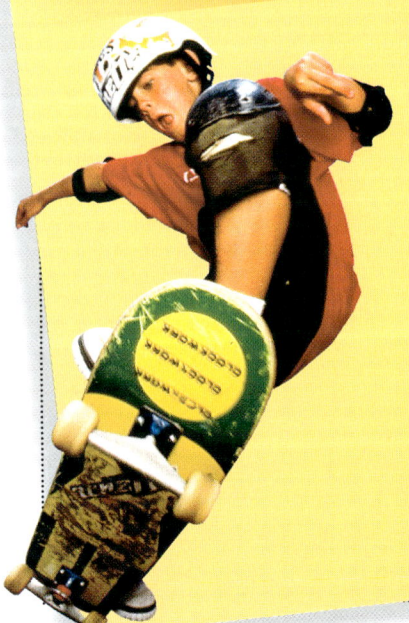

Dieser Skateboarder ist vernünftig und trägt einen Helm! Das Gehirn ist zwar normalerweise gut geschützt. Es ist von Rückenmarksflüssigkeit umgeben, die als Stoßdämpfer wirkt. Drei Hautschichten namens Meningen hüllen es zusätzlich ein, darüber liegt noch die harte, knöcherne Schädeldecke. Die Kopfhaut und die Haare bieten ebenfalls gewissen Schutz. Aber ein Sturz kann trotzdem deinen Kopf schwer verletzen, darum trag immer einen Helm!

Blutversorgung für das Gehirn

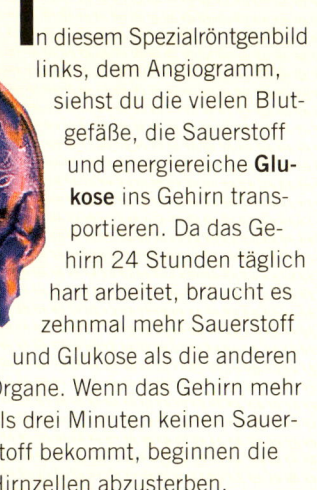

In diesem Spezialröntgenbild links, dem Angiogramm, siehst du die vielen Blutgefäße, die Sauerstoff und energiereiche **Glukose** ins Gehirn transportieren. Da das Gehirn 24 Stunden täglich hart arbeitet, braucht es zehnmal mehr Sauerstoff und Glukose als die anderen Organe. Wenn das Gehirn mehr als drei Minuten keinen Sauerstoff bekommt, beginnen die Hirnzellen abzusterben.

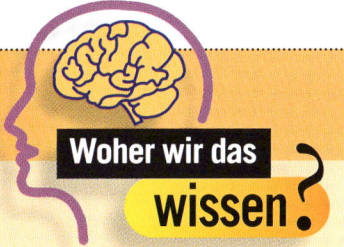

Woher wir das wissen?

Was passiert im Gehirn?

Stell dir vor, du könntest ins Gehirn sehen, ohne es zu öffnen. Computergesteuerte Spezialgeräte tun genau dies und helfen Wissenschaftlern und Ärzten, Störungen im geschädigten Gehirn zu finden oder auch ein gesundes Hirn während der Arbeit zu betrachten.

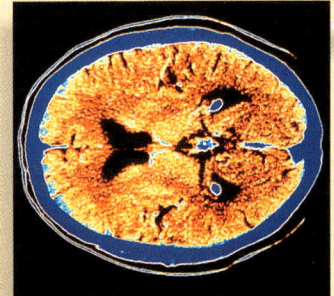

Computertomographie

Die Computertomographie kombiniert Röntgenaufnahmen mit einer Computertechnik und produziert ein genaues Bild eines Gehirnquerschnitts. Sie wird zur Aufdeckung von Geschwulsten, Blutgerinnseln, Geburtsfehlern und bestimmten Hirnverletzungen benutzt.

Zum Vergleich — Gehirngröße

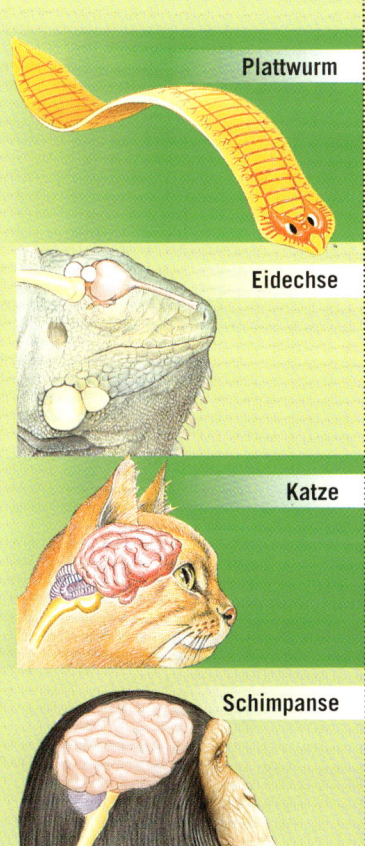

Meist ist das Gehirn um so größer, je größer das Tier ist. Doch das bedeutet nicht intelligenter. Die Größe und Komplexität zählen. Der Plattwurm hat beispielsweise das einfachste Gehirn: ein paar Zellen hinter den Augen. Das Eidechsenhirn ist etwas komplizierter, ermöglicht dem Tier aber auch kaum mehr als das reine Überleben. Säugetiere, wie beispielsweise Katzen und Schimpansen, haben kompliziertere Gehirne, vor allem ein runzeliges Großhirn, in dem Denken und Lernen stattfinden. Doch ihr Gehirn ist nicht so groß und kompliziert wie das des Menschen. Das menschliche Gehirn ist im Verhältnis zur Körpergröße größer als bei jedem Tier.

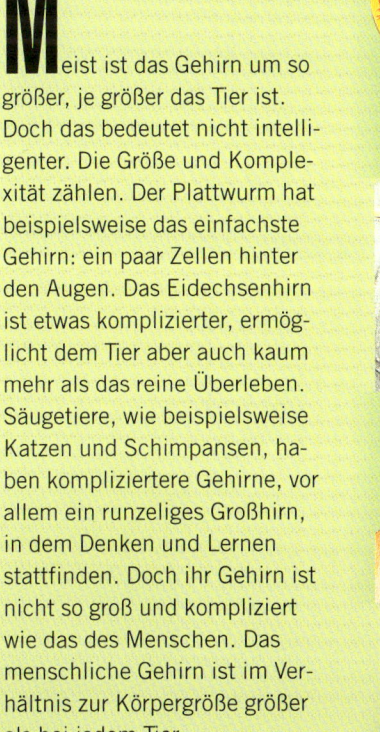

PET-Aufnahme

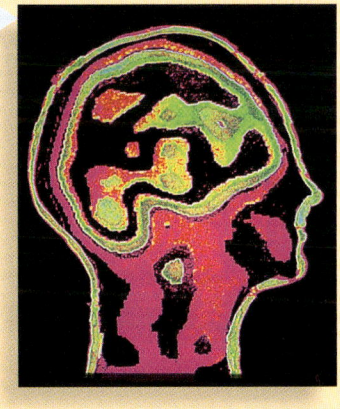

Die PET (Positronen-Emissionstomographie)-Aufnahme zeigt das Gehirn bei der Arbeit. Dabei verbraucht das Gehirn Glukose. Die PET-Aufnahme zeigt die Glukoseverteilung im Gehirn. Gelb- und Rotfärbung signalisieren aktive Zonen. Blaue und grüne Zonen sind weniger aktiv.

MRT (Kernspin)

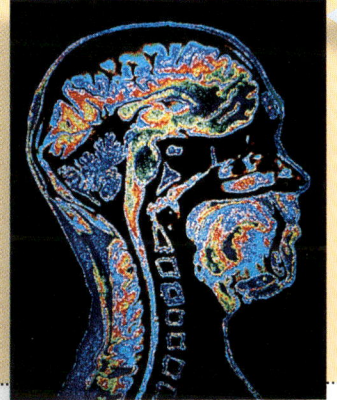

MRT (Magnetresonanztomographie) zeigt Blutgefäße, **Nerven**, Gehirn, **Rückenmark** und andere **Gewebe**. Sie benutzt ein starkes, aber harmloses Magnetfeld, um genaue Querschnittaufnahmen herzustellen. Sie zeigen Abweichungen von der Norm und Gehirnerkrankungen.

DAS NERVENSYSTEM

Das automatisch handelnde Gehirn

Lärm ausblenden

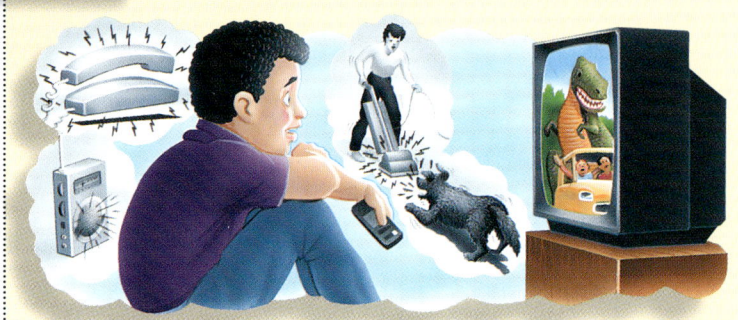

Zwei Gehirnteile – das **Stammhirn** und das **Kleinhirn** – dienen nur dazu, um uns am Leben zu erhalten. Sie tun das automatisch, ohne bewusstes Nachdenken oder Steuerung des Menschen. Das Stammhirn ist von der Entwicklung her der älteste Hirnteil. Es besteht aus dem verlängerten Mark oder Medulla oblongata, dem Pons und dem Mittelhirn. Es übermittelt Informationen zwischen dem Körper und dem Gehirn und steuert so lebenswichtige Funktionen wie Atmung, **Blutdruck**, Schlucken und den Schlaf.

Oben am Stammhirn liegen der Thalamus, das Zentrum für alle Sinne außer dem Geruchssinn, und der **Hypothalamus**, der Gefühle, Schlaf, Hunger und Durst steuert. Hinter dem Stammhirn liegt das Kleinhirn. Dieser Gehirnteil steuert die Körperhaltung, das Gleichgewicht und die Muskelbewegungen.

Wo ist was?

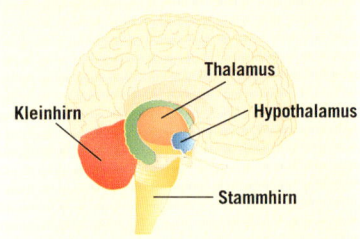

Das Stammhirn und das Kleinhirn kontrollieren die automatischen Funktionen des Körpers.

Das Gehirn bekommt jede Sekunde Millionen von Botschaften aus dem Körper. Zum Glück schaltet ein Filter namens Formatio reticularis die nutzlosen Botschaften – ungefähr 99 Prozent – aus, damit du nicht überstrapaziert wirst. Wenn du dich beispielsweise auf einen Film oder die Hausaufgaben konzentrierst, wirst du kaum durch Hundegebell oder Staubsaugerlärm abgelenkt. Doch dieser Gehirnteil kann auch überaktiv werden, und du kannst dann abends schlecht einschlafen. War dir schon jemals bei der Erinnerung an etwas Unangenehmes oder Aufregendes flau im Magen? Dann war die Formatio reticularis am Werk.

Kleinhirn: Ein Seiltanz

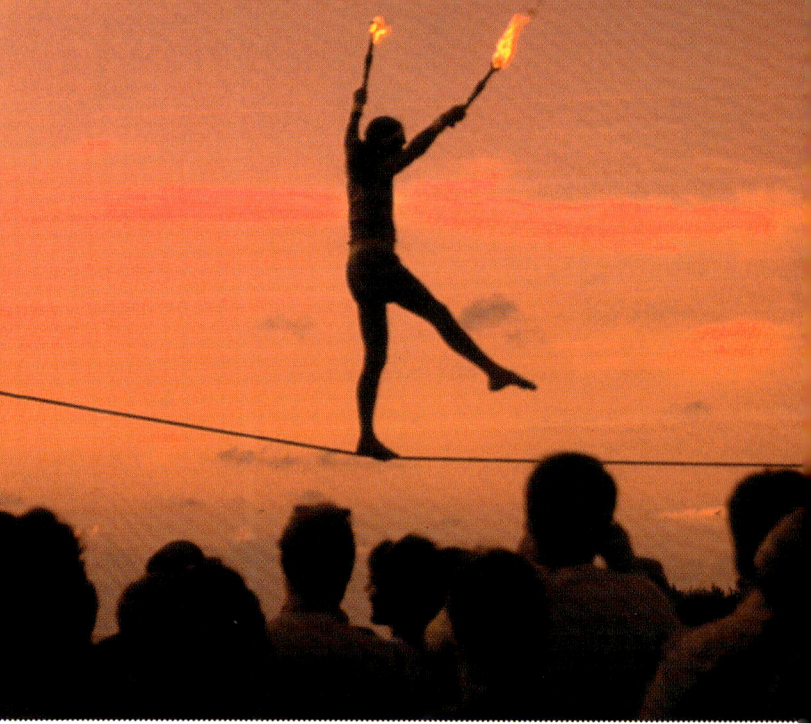

Phantomschmerzen

Menschen, denen ein Arm oder ein Bein amputiert wurde, fühlen manchmal trotzdem noch Schmerzen „darin". Diese sogenannten Phantomschmerzen treten auf, weil für jedes Glied eine bestimmte Stelle im Gehirn zuständig ist. Wenn ein daneben liegender Körperteil berührt wird, kann auch der Bereich für das fehlende Glied angeregt werden.

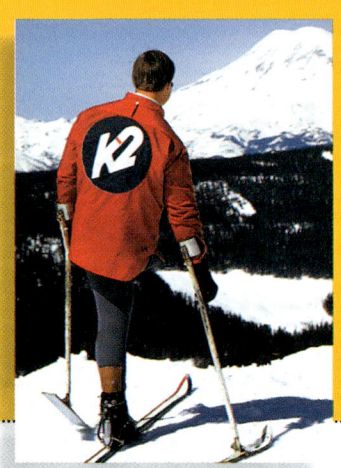

Der fleißige Hypothalamus

Tief im Gehirn verborgen liegt der Hypothalamus, ein kleines, kirschförmiges Gebilde mit einer großen Aufgabe: der Steuerung des unwillkürlichen, willentlich nicht beeinflussbaren, Nervensystems.

Der Hypothalamus dient als Thermostat, der die Körpertemperatur auf gleichmäßigen 37° C hält. Er regelt auch Hunger- und Durstgefühl, das Schlafen und die Wachsamkeit. Und er hilft der Hirnanhangsdrüse beim Anregen von Funktionen wie Wachstum und sexueller Entwicklung. Auch starke Gefühle, wie Angst, Wut, Glück und Freude, entstehen im Hypothalamus.

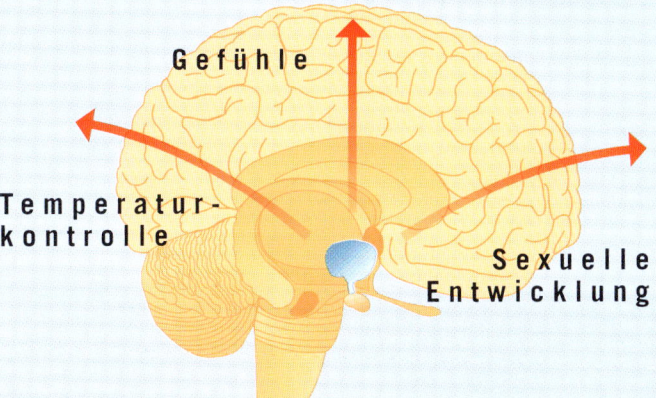

Gefühle

Temperaturkontrolle

Sexuelle Entwicklung

Was ist Instinkt?

Babylächeln

Nichts ist niedlicher als das Lächeln eines kleinen Babys. Dafür gibt es einen Grund: Das Lächeln ist ein Instinkt – ein Verhalten, das nicht erlernt, sondern schon angeboren ist. Durch sein freundliches Verhalten ermutigt das Baby seine Eltern zum Kontakt – zum Sprechen, Spielen und Schmusen. Diese Aufmerksamkeit regt das Nervensystem des Babys an und ist wichtig für die körperliche und geistige Entwicklung.

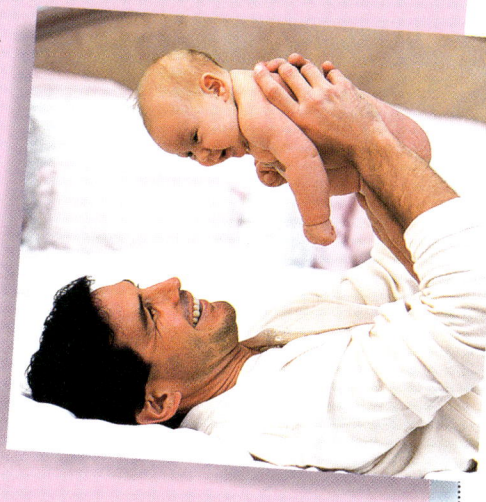

Ein konditionierter Reflex

Auf dem Seil zu tanzen braucht jahrelange Übung. Zwei Gehirnteile müssen dabei zusammenarbeiten: Das **Großhirn** sagt den Muskeln, wie sie sich bewegen sollen, und das Kleinhirn koordiniert automatisch das Gleichgewicht und die Haltung, damit eine flüssige Bewegung entsteht.

Das Kleinhirn speichert Erinnerungen an kürzlich erlernte Bewegungen im **Gewebe** seiner zwei runzeligen Hügel. Beim Seiltanzen beispielsweise ruft das Kleinhirn diese Erinnerungen auf, um dem Körper die richtige Stellung zu befehlen. Die Botschaften von und zu anderen Gehirnteilen ziehen entlang einer baumförmig verzweigten Nervenbahn durch das Kleinhirn. Sie heißt Arbor vitae, das ist lateinisch und heißt „Lebensbaum" *(unten)*.

Ein Querschnitt durch das blumenkohlartig aussehende Kleinhirn zeigt den Arbor vitae, eine verästelte Nervenbahn.

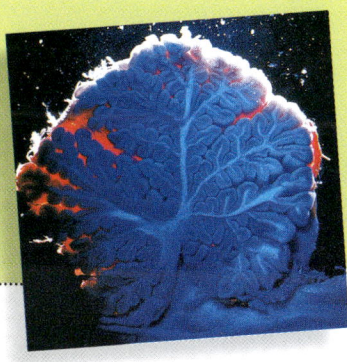

Am Anfang des 20. Jahrhunderts testete der russische Physiologe Iwan Pawlow eine Theorie. Er wusste, dass ein Hund sabbert, wenn er Essen riecht – ein normaler, unwillkürlicher **Reflex**. Doch Pawlow wollte wissen, ob er dem Hund beibringen könne, auch bei einem anderen Reiz als Essen zu sabbern. Mit anderen Worten, ob er ihm einen Reflex anerziehen könne.

Als Teil des Experiments läutete Pawlow eine Glocke, kurz bevor er den hungrigen Hund fütterte. Bald verband der Hund das Läuten mit Fressen und sabberte schon allein beim Glockenläuten. Der weißbärtige Pawlow – hier mit seinen Assistenten und einem Hund – hatte bewiesen, dass angeborenes Verhalten durch Lernen verändert werden kann. Man nennt dies einen „konditionierten Reflex".

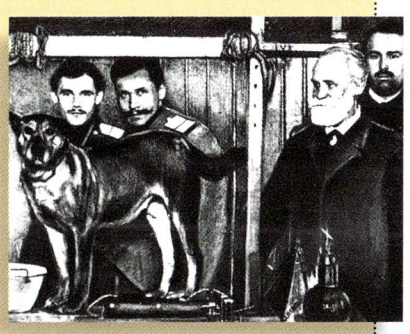

Der Sitz der Gefühle

Warum lachen wir bei Witzen, weinen bei traurigen Filmen oder werden wütend, wenn uns jemand ärgert? Diese Gefühle entstehen alle im Limbischen **System**. Es liegt in der Hirnmitte zwischen dem **Stammhirn** und dem **Großhirn**. Da es in der Nähe des denkenden Gehirnteils sitzt, nimmt man an, dass das Limbische System Vernunft und Gefühle verbindet.

Das Limbische System enthält den **Hypothalamus**, den Hippocampus und die Amygdala. Die Amygdala steuert das passende Verhalten zu einem bestimmten Gefühl – Weinen bei Traurigkeit und Lachen bei Freude. Der Hypothalamus steuert die körperlichen Gefühle, die bei verschiedenen Stimmungen auftreten, etwa Herzklopfen bei Angst. Der Hippocampus speichert Erinnerungen an erlebte Gefühle.

Wo ist was?

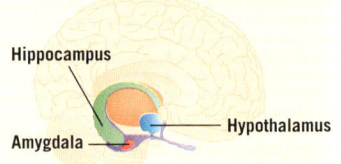

Das Limbische System kontrolliert die Gefühle und sitzt in der Mitte des Gehirns.

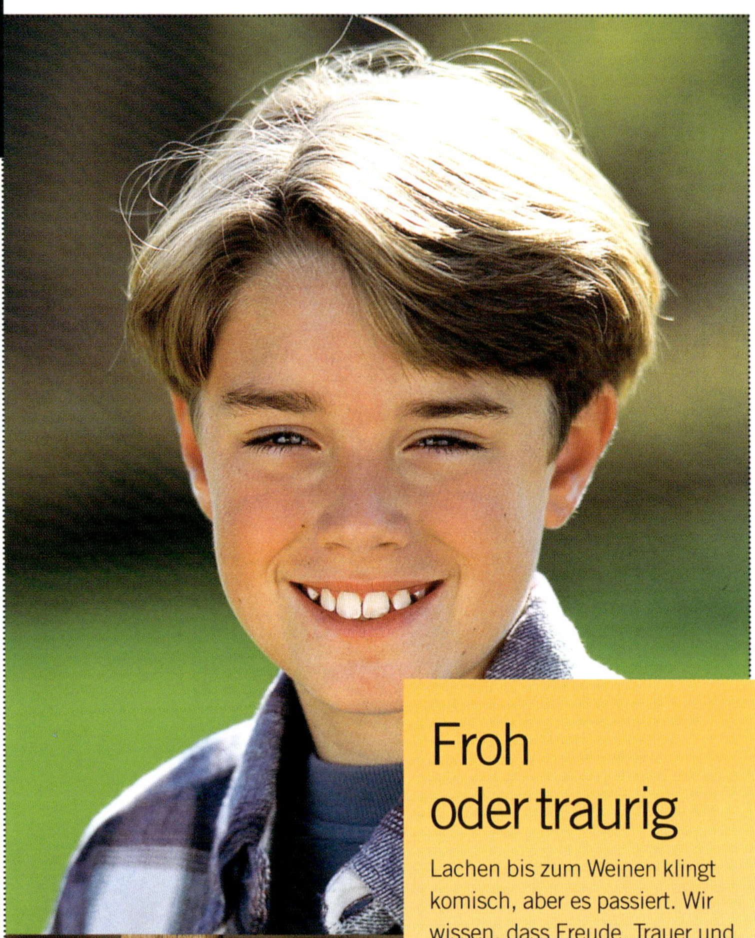

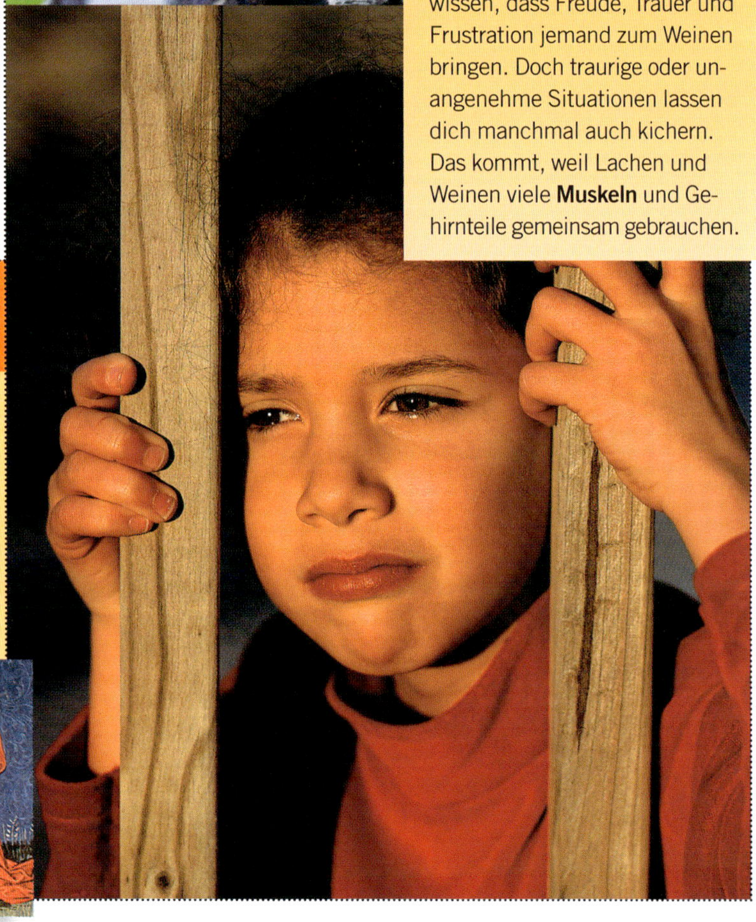

Froh oder traurig

Lachen bis zum Weinen klingt komisch, aber es passiert. Wir wissen, dass Freude, Trauer und Frustration jemand zum Weinen bringen. Doch traurige oder unangenehme Situationen lassen dich manchmal auch kichern. Das kommt, weil Lachen und Weinen viele **Muskeln** und Gehirnteile gemeinsam gebrauchen.

Die Körpersäfte

Die Menschen im Mittelalter glaubten, dass Persönlichkeit und Gefühle durch vier unterschiedliche Körpersäfte entstünden – durch Blut, Schleim, schwarze und gelbe Galle. Sie nannten die Flüssigkeiten „Humor". Ein fröhlicher Optimist *(ganz rechts)* hatte demnach viel Blut, während ein träger und gleichgültiger Mensch *(rechts)* zu viel Schleim besaß. Traurigkeit kam von zu viel schwarzer Galle, und zu viel gelbe Galle machte jemand reizbar und wütend. Auch heute noch nennen wir jemanden humorvoll, wenn er fröhlich und heiter ist.

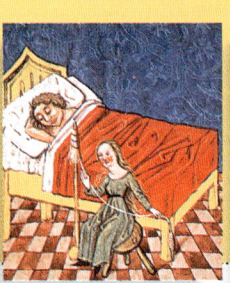
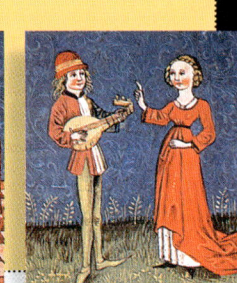

Was löst Gefühle aus?

Sie lächelt zwar nicht, aber diese Ratte ist glücklich! Eine Elektrode ist in den Teil des Hypothalamus eingepflanzt, der Lustzentrum heißt. Immer, wenn die Ratte den Schalter drückt, wird das Lustzentrum kurz stimuliert.

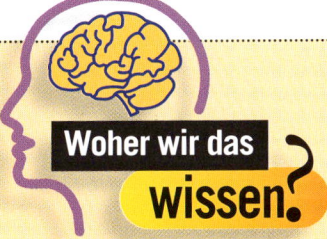

Woher wir das wissen?

Es fühlt sich so gut an, dass die Ratte den Schalter bis zu 5000-mal pro Stunde drückt! Experimente wie dieses tun der Ratte nicht weh und helfen den Wissenschaftlern dabei, die Gehirnfunktionen besser zu verstehen.

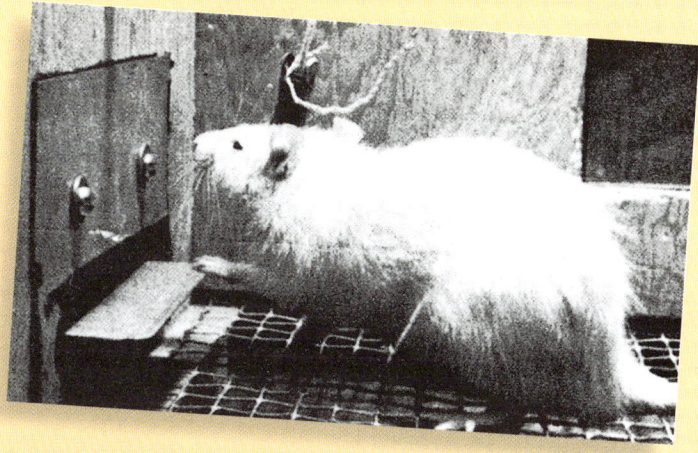

Sag einfach NEIN!

Manche Menschen denken, dass Rauchen, Alkohol oder Drogen cool sind, aber eigentlich ist diese Ansicht ziemlich dumm. Diese Stoffe beeinflussen das Gehirn und stören die Übermittlung von Botschaften zwischen den **Neuronen** *(S. 49)*. Sie schaffen künstlich Wachsamkeit, Entspannung oder Vergnügen und damit den Beginn einer Abhängigkeit. Entweder glaubt man dann, dass man die Droge braucht, um sich gut zu fühlen, oder der Körper meint, er brauche die Droge, um normal zu funktionieren. Wie kannst du Abhängigkeit vermeiden? Sag einfach NEIN!

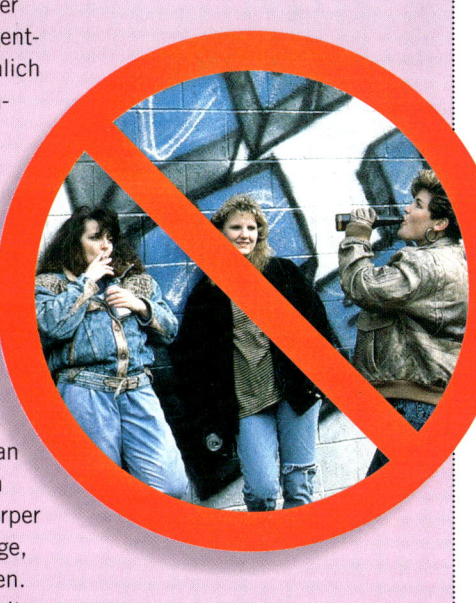

Charakterkopf

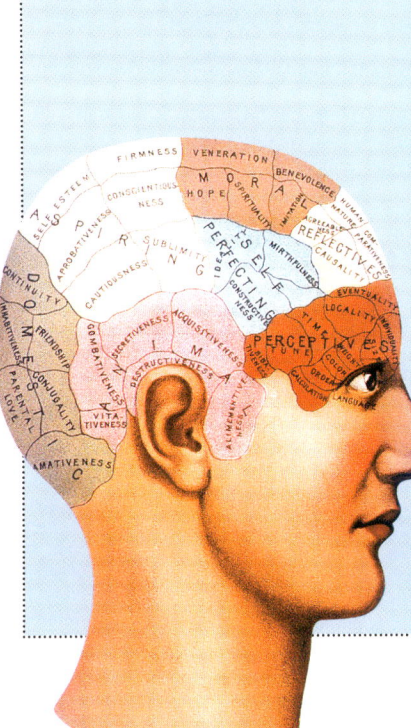

Glaubst du, dass du die Persönlichkeit eines Freundes erkennst, wenn du nur die Buckel und Dellen an seinem Schädel abtastest? Sicher nicht, aber der Wiener Arzt Franz Joseph Gall dachte das 1790. Er teilte den Schädel in mehr als 100 Stellen auf *(links)* und behauptete, dass jede davon eine Charaktereigenschaft verrät. Dafür prägte man den Ausdruck Phrenologie. Ein Buckel vor dem Ohr soll beispielsweise bedeuten, dass jemand aufmerksam ist. Aber ein Buckel über dem rechten Ohr bedeutet zerstörerische Tendenzen.

Was ist Hypnose?

Hypnotisierte Menschen fallen nicht in den Schlaf, sondern sind nur sehr entspannt. Das Gehirn ist wach und empfänglich für Suggestionen, so dass Menschen Dinge tun, die sie normal nicht können – wie diese englische Lady im letzten Jahrhundert. Im 18. Jahrhundert dachte der Hypnotiseur Franz Anton Mesmer, dass Hypnose Nervenerkrankungen heilen könne. Heute wendet man sie z. B. zur Raucherentwöhnung oder gegen Warzen an. Manchmal wird sie auch zur Betäubung bei Operationen benutzt.

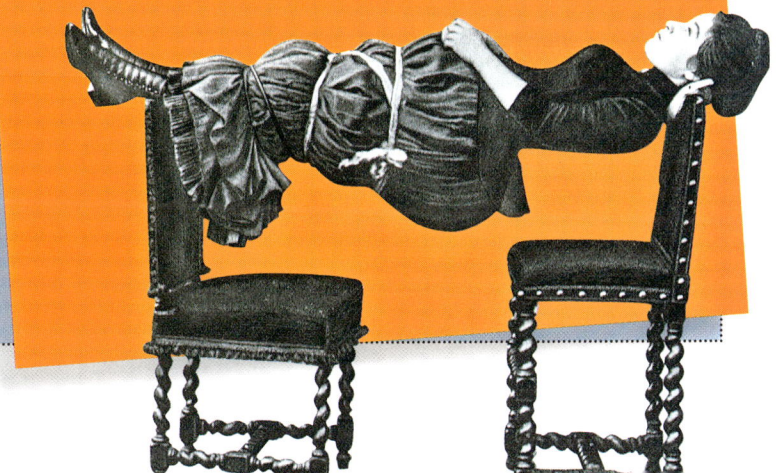

Denken und unser Gehirn

Die zwei Gehirnhälften, die Hemisphären, sehen wie verrunzelte Walnüsse aus und enthalten 85 Prozent der Gehirnmasse. Mit der Gehirnrinde, dem zerebralen **Kortex**, denken, entscheiden, lernen, empfinden und speichern wir die Erinnerungen. Er ist der eigentliche menschliche Verstand und unterscheidet uns von den Tieren.

Der Kortex glänzt und ist graurot gefärbt. Er ist zwar nur 3 mm dick, enthält aber durch seine Runzeln mehr Gehirnzellen, als wenn er glatt wäre. Stell es dir so vor: Wenn du ein Stück Zeitung zusammenknüllst, enthält es noch genauso viele Wörter, aber auf kleinerem Raum. Das gleiche gilt für deinen zerebralen Kortex. Er enthält mehr Nervenzellen – etwa 50 Milliarden – auf kleinerem Raum. Wenn der Kortex glatt wäre, müsste dein Kopf bei gleicher Leistung dreimal so groß sein.

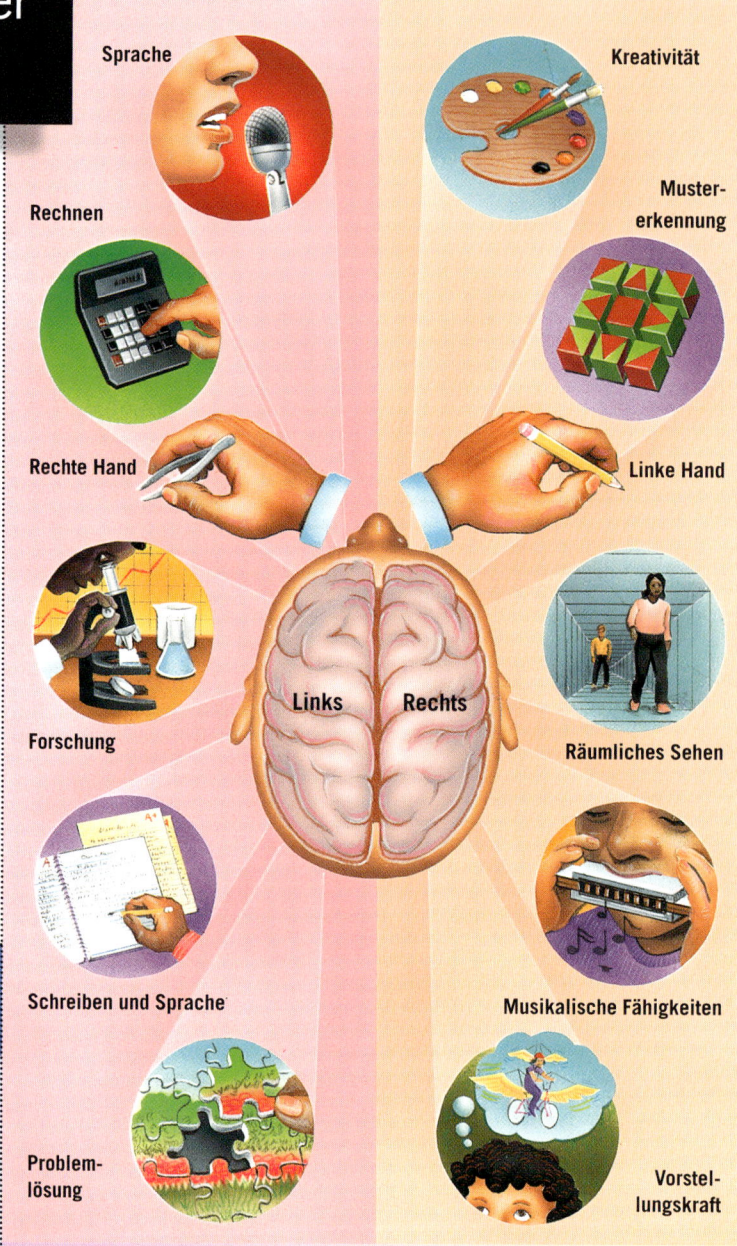

Gorilla als Lebensretter

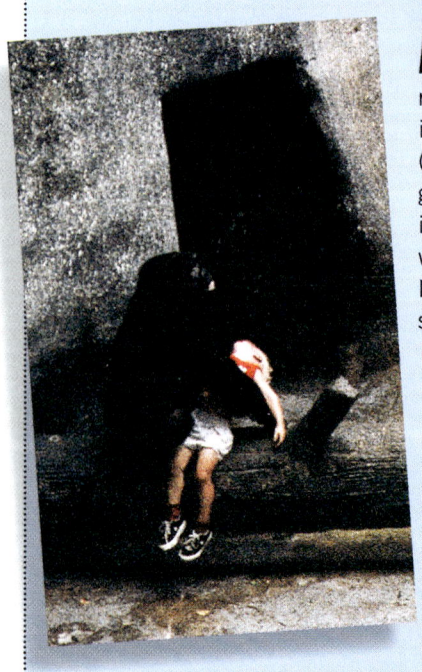

An einem Sommertag 1996 rettete Binti Jua, ein Gorilla im Brookfield-Zoo in Chicago (USA), einem dreijährigen Jungen das Leben, der 5,50 m tief in das Gorillagehege gefallen war. Binti prüfte zweimal die Lebenszeichen des bewusstlosen Kleinkinds. Dann trug sie ihn vorsichtig zur Gehegetür und legte ihn sanft nieder. Ganz gleich, ob es Instinkt oder eine bewusste Handlung war, die Augenzeugen waren vom Mitgefühl und der Fürsorge des Gorillas überwältigt.

Linke und rechte Gehirnhälfte

Die linke und die rechte Hemisphäre des Gehirns sehen gleich aus und arbeiten zusammen, doch jede Seite verrichtet andere Aufgaben. Die linke Seite kontrolliert das logische Denken und die Sprache, während rechts die Kreativität liegt. Beide Seiten verständigen sich durch das Corpus callosum, eine Nervenbrücke mit Millionen **Neuronen**. Im Stammhirn wechseln die **Nerven** die Seiten. Daher kontrolliert die linke Hemisphäre die rechte Seite des Körpers und umgekehrt. Die linke Hemisphäre kontrolliert auch die Sprache. Daher schreiben die meisten Menschen rechts. Bei Linkshändern kontrolliert die rechte Hemisphäre die Sprache.

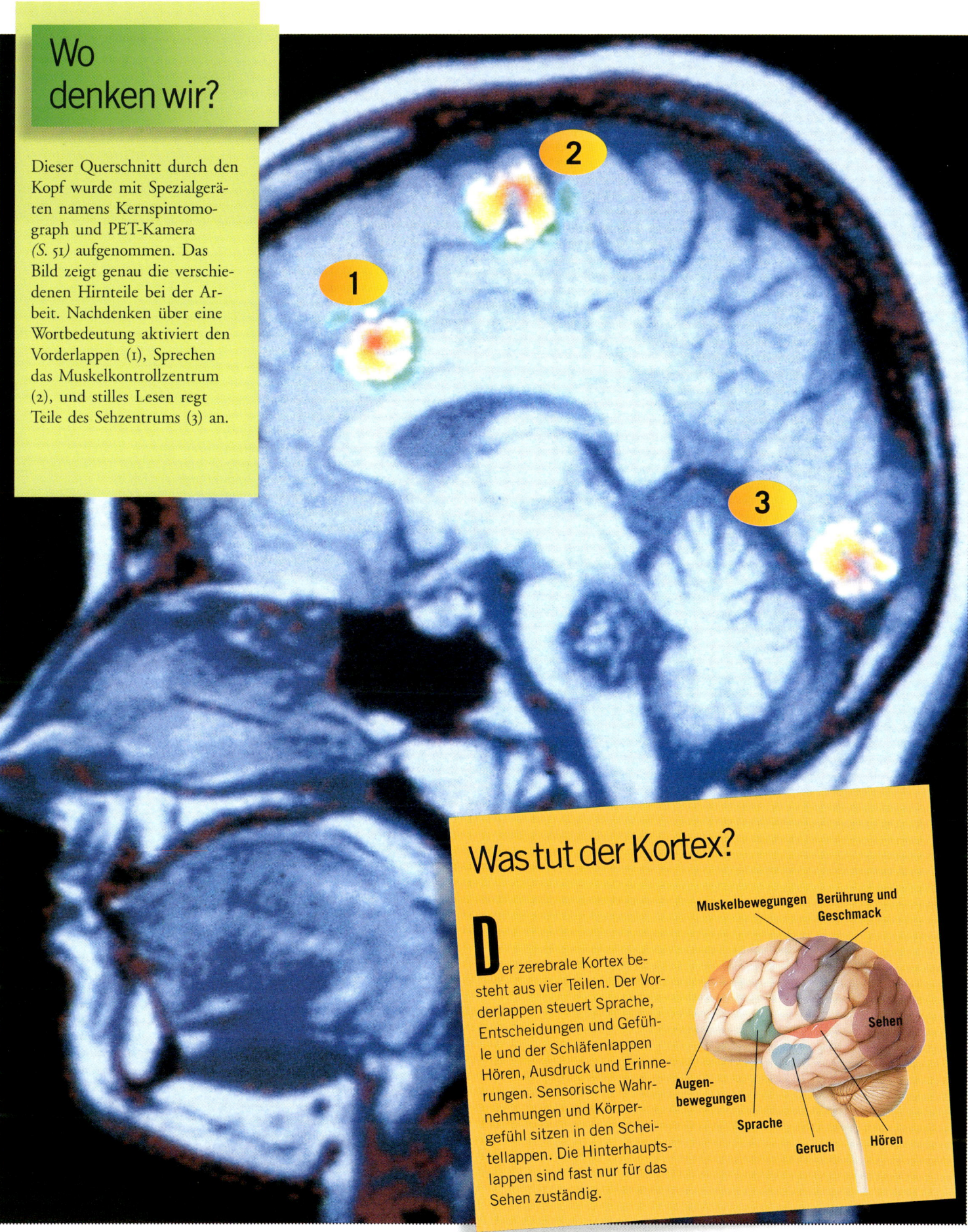

Wo denken wir?

Dieser Querschnitt durch den Kopf wurde mit Spezialgeräten namens Kernspintomograph und PET-Kamera (S. 51) aufgenommen. Das Bild zeigt genau die verschiedenen Hirnteile bei der Arbeit. Nachdenken über eine Wortbedeutung aktiviert den Vorderlappen (1), Sprechen das Muskelkontrollzentrum (2), und stilles Lesen regt Teile des Sehzentrums (3) an.

Was tut der Kortex?

Der zerebrale Kortex besteht aus vier Teilen. Der Vorderlappen steuert Sprache, Entscheidungen und Gefühle und der Schläfenlappen Hören, Ausdruck und Erinnerungen. Sensorische Wahrnehmungen und Körpergefühl sitzen in den Scheitellappen. Die Hinterhauptslappen sind fast nur für das Sehen zuständig.

Lernen und unser Gehirn

Wie wir lernen

Unser ganzes Leben lang lernen wir viele Dinge: wie man läuft, spricht, sich benimmt, Rad fährt, liest und schreibt, Freunde findet und so weiter. Das geschieht im zerebralen **Kortex**, dem Gehirnteil für Intelligenz und Verständnis. Um etwas zu lernen, muss man sich erinnern können. Anders ausgedrückt: Eine Erinnerung ist ein bestimmter Pfad, dem die Nervenimpulse in dem neuronalen Netzwerk folgen.

Zwar müssen viele Gehirnteile beim Lernen ebenso wie beim Speichern und Abrufen von Erlerntem zusammenarbeiten, doch beim Einsortieren einer Erinnerung ist der Schläfenlappen und der Hippocampus gefordert. Dieser hilft beim Umwandeln von Kurzzeit- in Langzeiterinnerungen. Die Amygdala hilft beim Speichern von Gefühlen, vor allem von Gerüchen.

Wo ist was?

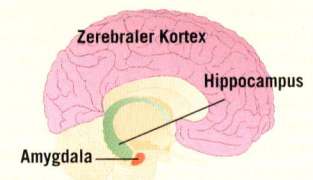

Lernen findet im zerebralen Kortex, der Außenschicht des Großhirns, statt.

Dir fällt Schreiben wahrscheinlich inzwischen leicht, aber ein kleines Kind braucht lange, um es zu lernen. Erst kritzelt es nur, dann hält es den Stift richtig, schreibt erst ein Wort und schließlich einen Satz. Zum Lernen braucht man geistige und körperliche Fähigkeiten, die über längere Zeit entwickelt und trainiert werden.

Die Kinderzeichnung *(ganz oben)* zeigt große, geschwungene Zeichen. Bald werden die Zeichen kontrollierter *(Mitte)* und erinnern schon an Buchstaben. Der nächste Schritt *(oben)* ist das Erkennen und Malen der Buchstaben und das Zusammensetzen zu – noch – unsinnigen Wörtern. Und dann der Lohn der Mühe: Das Kind kann lesen und schreiben *(unten)*!

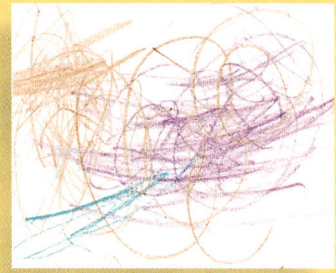
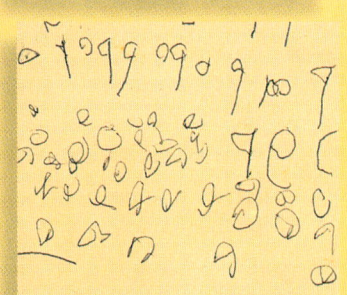
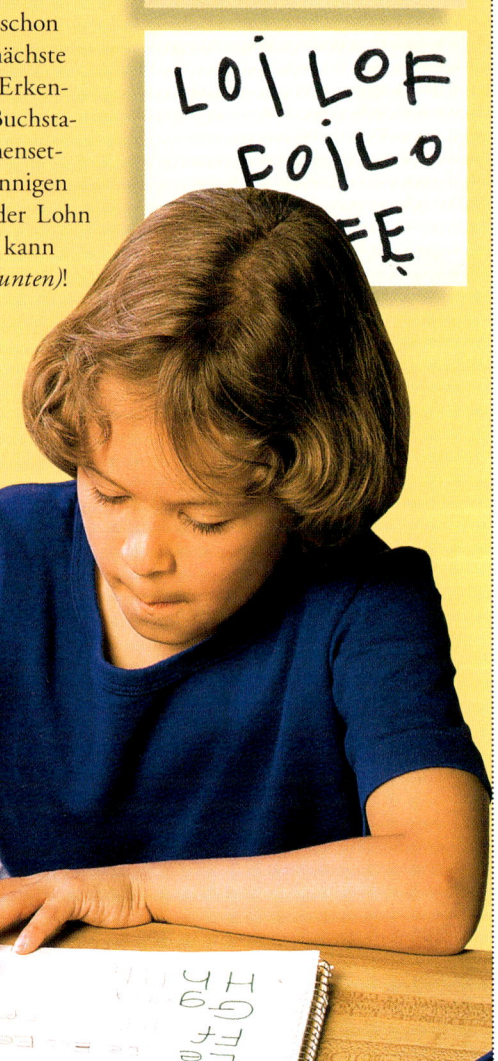

Spiegelbild

Hast du das gewusst?

„He, das bin ja ich!" Dieses Kleinkind hat gerade erst begriffen, dass es sein Spiegelbild und kein anderes Kind sieht. Es braucht Zeit, um sich selbst im Spiegel oder auf einem Foto zu erkennen. Schimpansen sind wahrscheinlich die einzigen anderen Lebewesen, die sich selbst erkennen können.

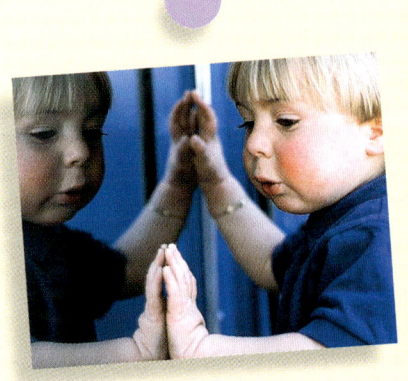

Neuronenverbindungen

Ein Baby besitzt bei der Geburt etwa 100 Milliarden Neuronen, so viel wie nie mehr im Leben. Anfangs liegen sie weit auseinander *(oben)*, doch wenn das Baby lernt, entstehen Verbindungen. Im Alter von zwei Jahren hat jedes Neuron 15 000 Verbindungen.

Wir lernen weiter und bilden neue Verbindungen. Doch ab 20 schrumpft das Gehirn und verliert Tausende von Zellen pro Jahr. In seinem ganzen Leben verliert der Mensch etwa 10 Prozent aller Gehirnzellen.

Säugling
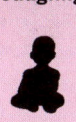
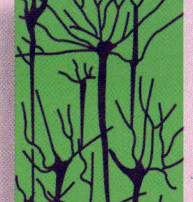

Kleinkind
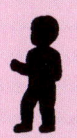
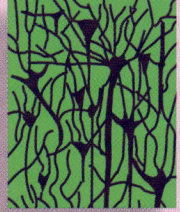

Älterer Erwachsener
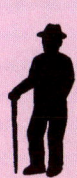
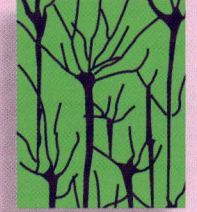

Kurz- und Langzeitgedächtnis

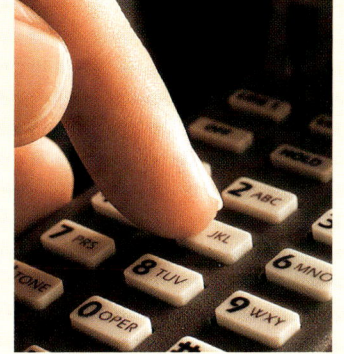

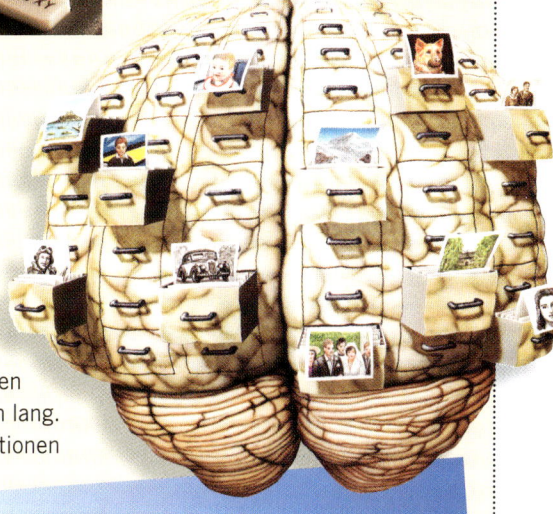

Was enthält tausendmal mehr Informationen als ein 20-bändiges Lexikon? Dein Gedächtnis! Kurzzeitinformationen wie neue Telefonnummern halten sich nur 30 Sekunden lang. Aber Langzeitinformationen wie ein oft erzählter Witz oder dein erster Schultag werden im Gedächtnis gespeichert und können ewig halten.

Eselsbrücke

Welche Monate haben 30 Tage und welche 31 Tage? Deine Fingerknöchel helfen dir beim Merken! Beginne beim Kleinfingerknöchel der linken Hand und benenne jeden Knöchel und den Platz dazwischen in der richtigen Reihenfolge mit den Monaten. Die Monate auf den Knöcheln haben 31, die anderen 30 Tage. Einfach, nicht? Wenn du dir etwas merken willst, dann erfinde einen Reim, Spruch oder ein Bild oder eine Abkürzung dafür. Beispielsweise merkt man sich in Chemie bei Säuren und Laugen: „Säuren röten, Laugen blauen" weil Laugen das Testpapier blau färben.

Januar / Februar / März / April / Mai / Juni / Juli
August / September / Oktober / November / Dezember

Leute — Rechengenie

Einige Menschen können erstaunliche Dinge mit Zahlen tun. Einer davon war Antoon van den Murk, ein holländischer Bauer, der in den 50er Jahren für seine Kopfrechenkünste berühmt war. Er hat einmal erklärt, wie er so große Zahlen wie 6 341 082 426 mal 38 254 319 074 multipliziert. „Man nimmt 6 341 082 426 mit 38 000 000 000 mal und merkt sich das Ergebnis. Dann rechnet man 6 341 082 426 mal 254 000 000 mal 319 000 mal 74. Dann zählt man alles im Kopf zusammen und man hat die Lösung." Versuch's mal selbst!

Van den Murks Talent brachte ihm später nicht viel Erfolg ein. Er ließ sich als Laborassistent nieder und verdiente damit seinen Lebensunterhalt.

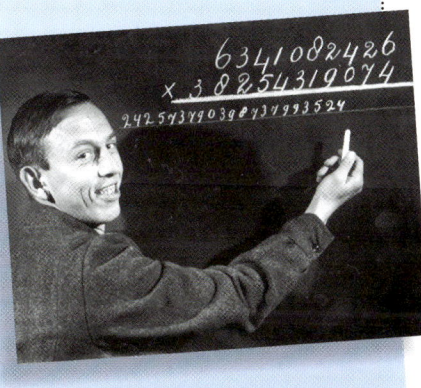

DAS NERVENSYSTEM

Was ist Schlaf?

Im Schlaf ruhen sich Körper und Gehirn aus. Obwohl sich die Körperfunktionen nicht ganz abstellen, entspannen sich die **Muskeln**. Atmung und Herzschlag werden langsamer, und der Blutdruck (S. 28) fällt. Beim Aufwachen morgens bist du ausgeruht. Schlafmangel hat den gegenteiligen Effekt: Wenn du schlecht geschlafen hast, bist du müde und schlecht gelaunt. Nach zwei schlaflosen Nächten kannst du nicht mehr klar denken, und wenn du fünf Nächte nicht schläfst, bekommst du Halluzinationen und siehst Dinge, die es nicht gibt.

Wissenschaftler unterscheiden zwei Schlafphasen: REM-Phasen, in denen man viel träumt, und eine ruhige Phase, die Non-REM-Phase heißt. Während der REM-Phase bewegen sich die Augen hinter den geschlossenen Lidern schnell hin und her (REM steht für *rapid eye movements*, englisch für „schnelle Augenbewegungen"). Die Experten glauben, dass das Gehirn dabei die Ereignisse des Tages verarbeitet.

Wie viel Schlaf braucht man?

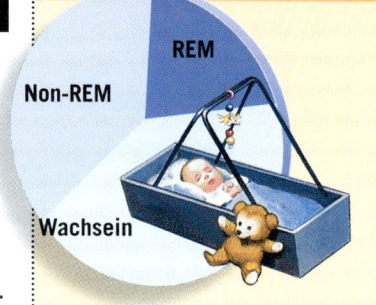

Baby

Ein Baby braucht etwa 14 Stunden Schlaf pro Tag. Davon entfällt ein großer Teil auf die REM-Phase und soll bei der Enstehung von neuen Neuronenverbindungen helfen.

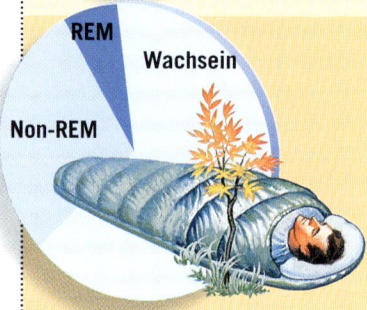

Erwachsener

Ein Erwachsener braucht 7 bis 8 Stunden Schlaf in der Nacht, davon 20 Prozent in der REM-Phase.

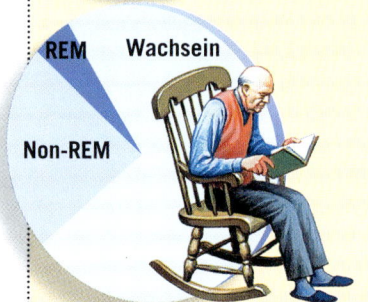

Älterer Mensch

Im Alter von 70 Jahren braucht man nur noch etwa 6 Stunden Schlaf; davon liegen immer noch 20 Prozent in der REM-Phase.

Die Schlafphasen

Jede Nacht durchläufst du verschiedene Schlafphasen, die jeweils etwa 90 Minuten dauern. Beim Einschlafen (Phase 1) entspannt sich der Körper, und der Geist schweift ein paar Minuten durch Gedanken und Mini-Träume. Dann schläfst du ein (Phase 2) und kommst allmählich in die Non-REM-Phase (Phase 3 und 4). Der Geist ist dabei ruhig.

Am Ende der Phase 4 bewegst du dich normalerweise, und dann wird das Gehirn plötzlich sehr aktiv, du träumst lebhaft. Das ist die REM-Phase mit einem leichten Schlaf. Nach etwa 20 Minuten fällt das Gehirn in eine weitere Non-REM-Phase. Dieser Kreislauf wiederholt sich etwa fünfmal pro Nacht. Am Morgen schläfst du leichter und wachst dann auf.

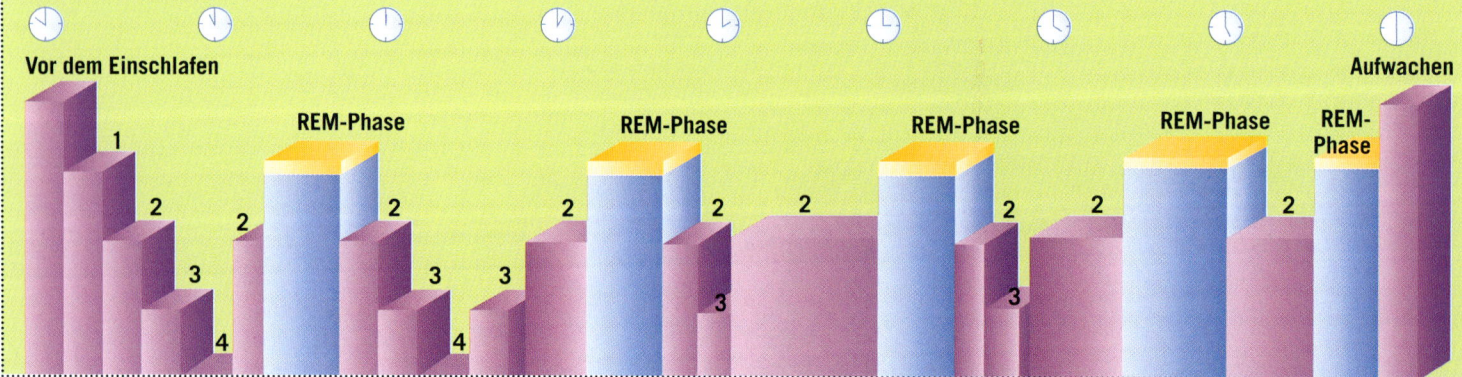

Wie funktioniert das?

Leben im Untergrund

Der französische Geologe Michel Siffre lebte im Jahr 1972 sechs Monate ohne Uhr in einer unterirdischen Höhle in Texas, um den Schlaf-Wachzyklus innerhalb von 24 Stunden, den sogenannten zirkadianen Rhythmus, zu erforschen. Er wird durch die tägliche Erddrehung reguliert. Aber ohne jeden Zeithinweis fand sein Körper einen eigenen „Tages"zyklus, der etwa 28 Stunden umfasste.

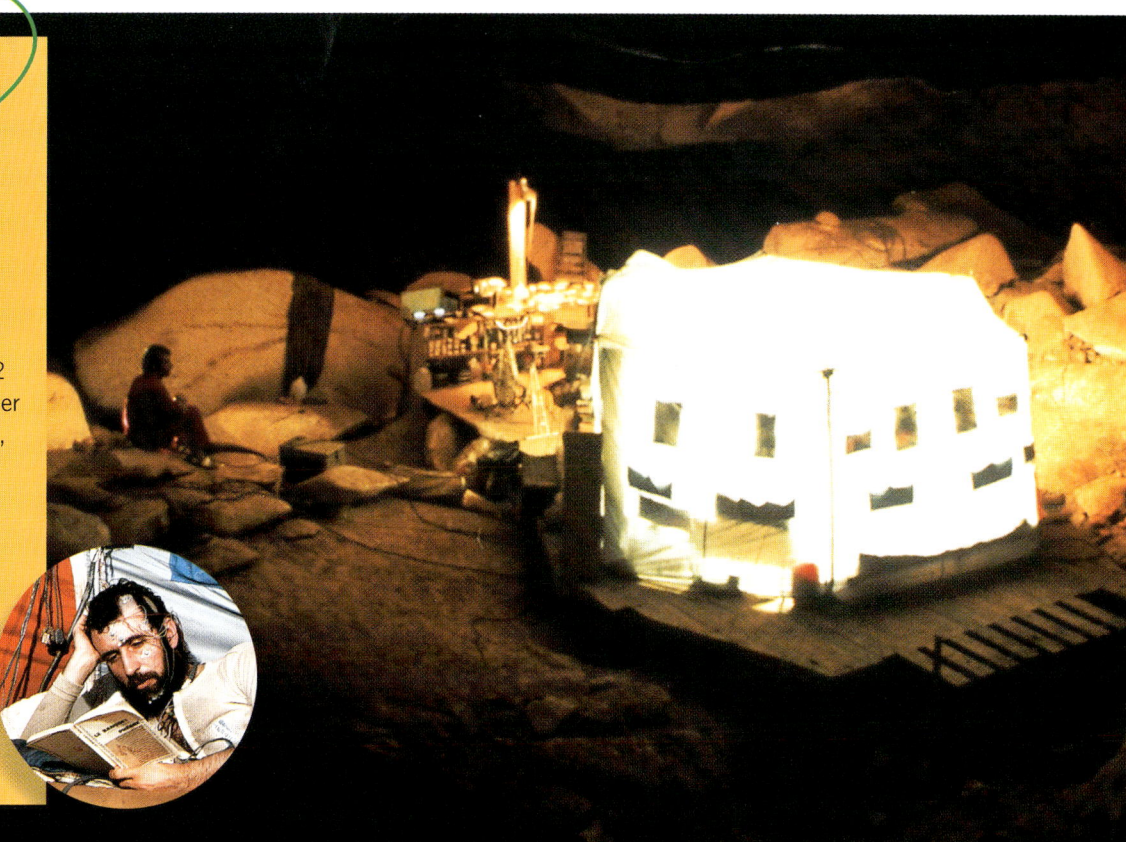

In Schlaf „fallen"

Bist du schon jemals langsam eingeschlafen und hattest plötzlich das Gefühl zu fallen? Manchmal träumst du auch vom Fallen und wachst dann schlagartig auf. Beim Erwachen stellst du erstaunt fest, dass du gar nicht gefallen bist – du hast es nur geträumt.

Wissenschaftler nennen dieses Fallgefühl eine „Einschlafzuckung". Doch niemand weiß, was diese Zuckung verursacht. Man weiß jedoch, dass es in der Schlafphase 1, der Non-REM-Phase, auftritt *(Schemazeichung links)*.

Zum Vergleich

Schlaf und Winterschlaf

Dieses Erdhörnchen hält Winterschlaf, um Energie zu sparen und der Kälte und dem Futtermangel zu entgehen. Dabei verlangsamen sich Herzschlag und Atmung, die Körpertemperatur sinkt fast bis zum Gefrierpunkt.

Schlaf dauert dagegen nur 7 bis 8 Stunden. Herz und Atmung werden in der Non-REM-Phase langsamer und im REM-Schlaf schneller. Die Körpertemperatur bleibt relativ konstant.

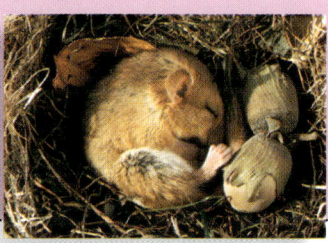

Schlafentzug

Der 17jährige Randy Gardener stellte sich 1964 als Testperson zur Erforschung der Folgen von Schlafentzug zur Verfügung. Er versuchte, 11 Tage (264 Stunden) wach zu bleiben und damit den bis dahin gültigen Rekord zu brechen. Dabei wurde er von Ärzten und Schlafexperten überwacht. Randy konnte schon bald nicht mehr scharf sehen oder richtig greifen und hatte Gedächtnislücken. Dann bekam er Halluzinationen und hielt ein Straßenschild für einen Menschen. Schließlich erreichte er seinen Rekord, wurde ins *Guinessbuch der Rekorde* aufgenommen und feierte das mit 14 1/2 Stunden Schlaf.

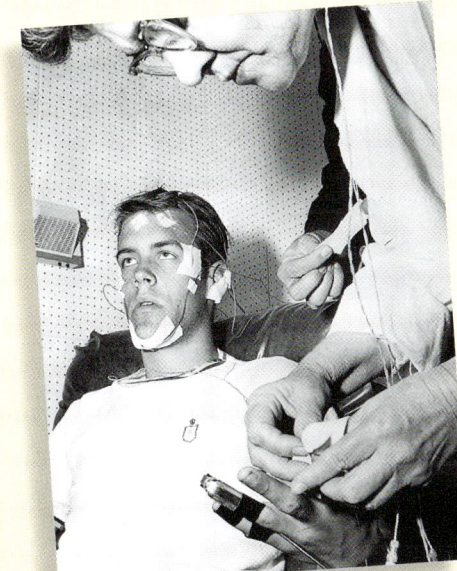

DAS NERVENSYSTEM

Was sind Träume?

Jede Nacht schlüpfen wir in eine Welt voller Abenteuer, schöner Bilder und starker Gefühle, so wie in einem spannenden Film. Diese lebhaften Träume finden meist während der REM-Schlafphase statt *(S. 60–61)*. Am Anfang dauern sie oft kurz – nur drei bis fünf Minuten –, aber im Laufe der Nacht können sie bis zu 45 Minuten dauern.

Träume in der Non-REM-Phase handeln meist von alltäglichen Erlebnissen wie einem Fußballspiel oder einer Unterhaltung. Dabei können manche Menschen im Schlaf sogar umhergehen oder sprechen *(gegenüber)*.

Niemand weiß genau, warum wir träumen, aber es gibt einige Theorien. Einige Wissenschaftler glauben, dass das Gehirn die Tagesereignisse sortiert und speichert. Andere glauben, dass Träume uns unsere verborgenen Wünsche und Ängste zeigen.

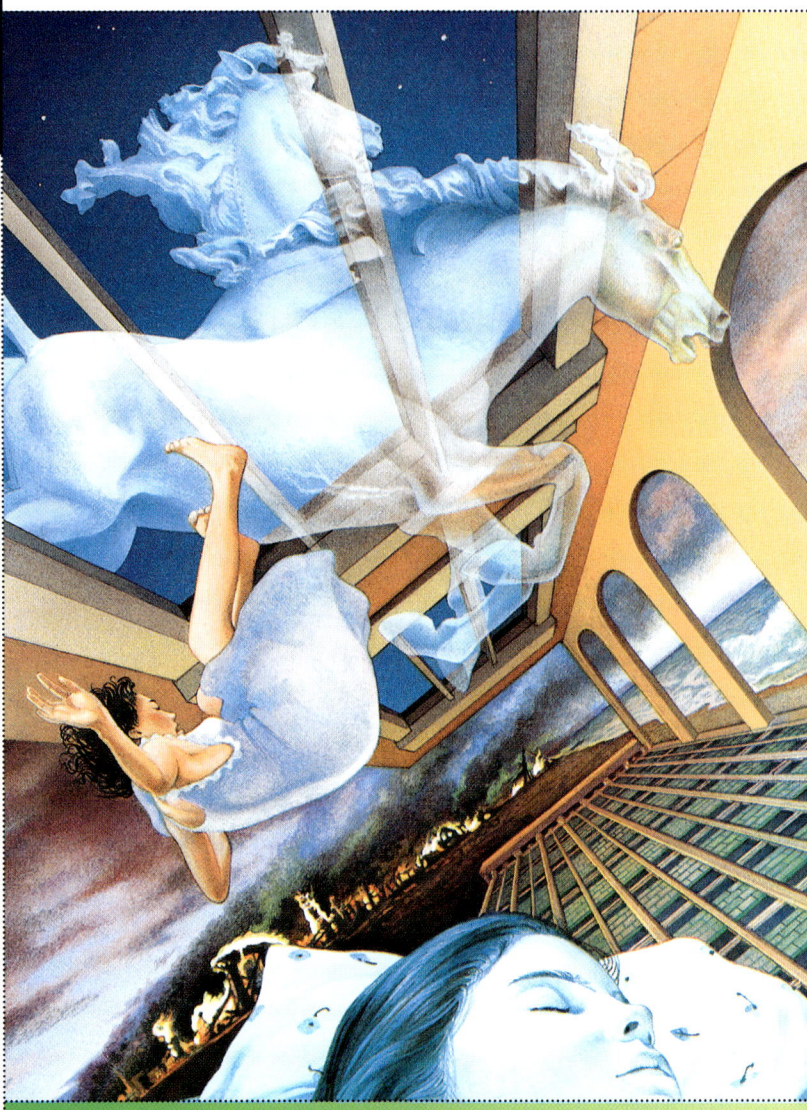

Das Reich von Hypnos

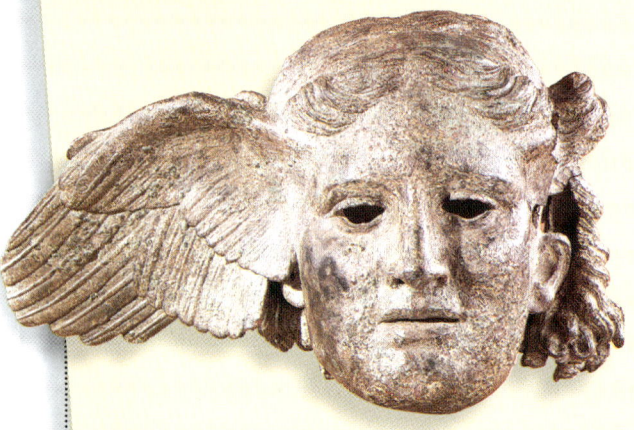

Diese Skulptur zeigt Hypnos, den griechischen Gott des Schlafes. Er schläfert die Menschen durch eine Berührung mit seinen Flügeln ein. Als Sohn von Nyx, dem Gott der Nacht, war Hypnos auch der Vater von Morpheus. Dieser war der Gott der Träume und wurde auch für den Bruder der Figuren gehalten, die in den Träumen erscheinen. Die alten Griechen glaubten, dass Träume die Botschaften der Götter sind.

Typische Traumthemen

Jeder träumt, aber nicht jeder erinnert sich daran. Man weiß nicht genau warum, aber manche Forscher glauben, dass das Gedächtnis ebenso wie der Körper im Schlaf ruht.

Die aufregendsten Träume passieren im REM-Schlaf, wenn das Gehirn sehr aktiv ist. Dabei können die Träume bunt und geräuschvoll sein, die Zeit ist meist verzerrt. Gefühle und Emotionen des Tages beeinflussen den Traum. Wer sich an Träume erinnert, erzählt oft vom Fallen oder Fliegen, vom Verfolgtwerden, von Furcht erregenden Tieren oder von Feuer, Wasser, Schlangen oder Pferden. Diese Bilder kommen immer wieder beim Träumen vor. Doch trotz aller Aktionen im Traum bleibt dein Körper wie gelähmt. Dadurch besteht keine Gefahr, dass du den Traum körperlich auslebst und dich verletzt.

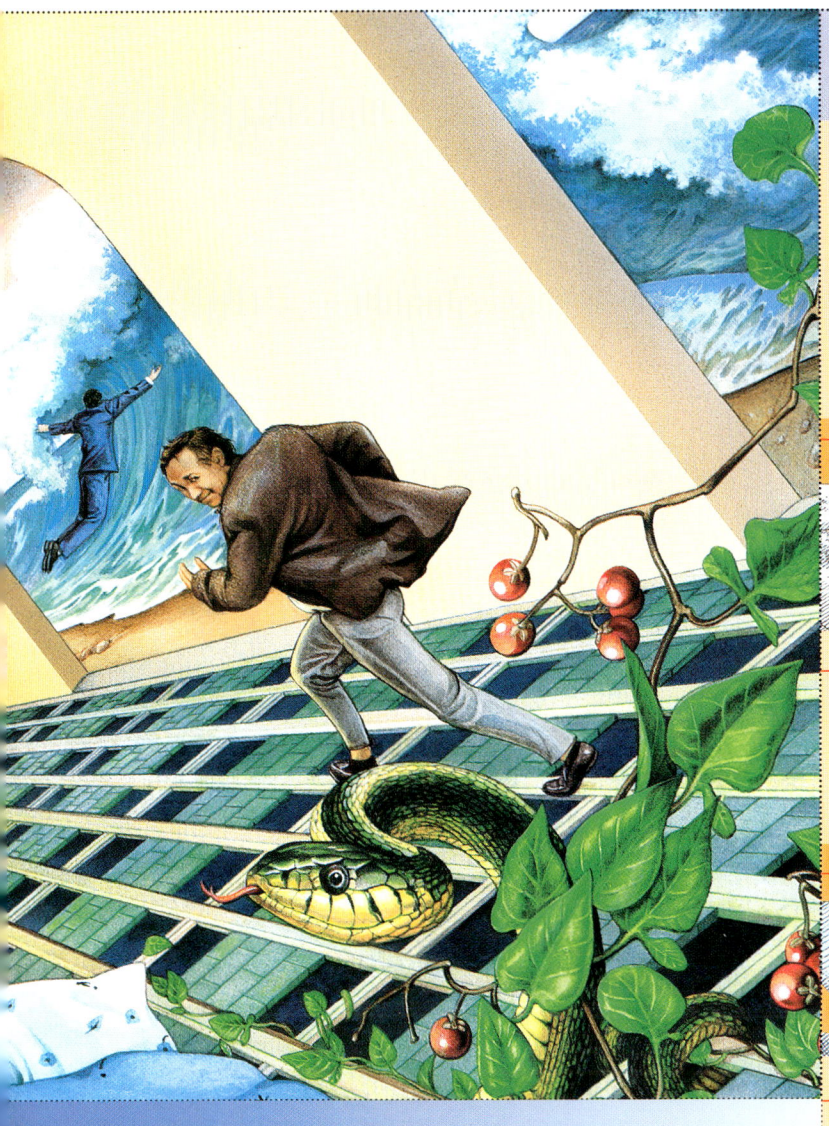

Gehirnwellen

Elektroden auf dem Kopf können die elektrischen Gehirnströme messen. Auf dem Elektroenzephalographen, dem EEG *(rechts)*, erscheinen sie dann als wellige Linien, als Gehirnwellen. Je nachdem, was du tust, sehen sie unterschiedlich aus.

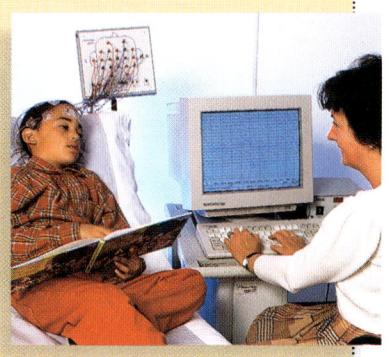

Alpha-Wellen
Alpha-Wellen erscheinen bei Menschen, die zwar wach sind, aber sehr entspannt mit geschlossenen Augen ruhen.

Beta-Wellen
Beta-Wellen treten bei wachen, aufmerksamen Menschen bei fast allen geistigen Aktivitäten auf.

Theta-Wellen
Diese Gehirnwellen gibt es fast nur bei Kindern. Bei Erwachsenen treten sie manchmal kurz vor dem Aufwachen auf.

Delta-Wellen
Im tiefen Schlaf treten bei Erwachsenen Delta-Wellen auf. Sie entsprechen Phase 3 und 4 des Schlafzyklus *(S. 60–61)*.

Schlafwandeln

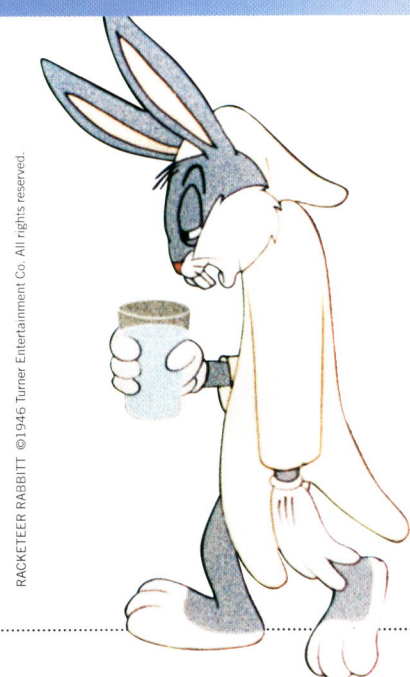

Bugs Bunny ist wohl im Schlaf durstig geworden. Manchmal kann das Gehirn nicht verhindern, dass Befehle an die **Muskeln** geleitet werden. Dann gehen und sprechen Menschen im Schlaf. Sie können einen Traum ausleben oder sich wie Bugs ein Glas Wasser holen. Auch mit offenen Augen befinden sich Schlafwandler in einem tiefen Non-REM-Schlaf. Am nächsten Morgen können sie sich an nichts erinnern.

Träumen Tiere?

Ein Wurf schlafender Welpen liegt zusammengekuschelt da. Träumen sie? Vermutlich.

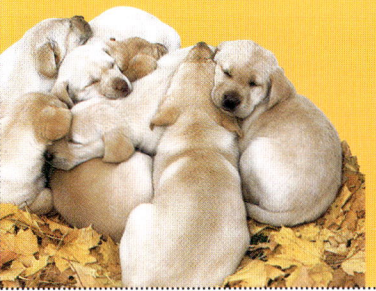

Das **Stammhirn**, das den Schlaf kontrolliert, ist bei allen Wirbeltieren (Tieren mit Wirbelsäule) sehr ähnlich. Aber Träume kennt man nur bei Säugetieren. Bei Labortests mit vielen verschiedenen Säugetieren zeigten fast alle Tiere REM- und Non-REM-Phasen. Von allen Testtieren träumte nur der Australische Ameisenigel nicht.

DAS NERVENSYSTEM

Endokrines System

So lebenswichtig das **Nervensystem** ist, es ist bei seiner Arbeit nicht ganz allein auf sich gestellt. Es braucht die Hilfe des **endokrinen Systems**, eines Netzwerks von **Drüsen** und **Organen**, die im ganzen Körper verteilt sind. Das endokrine System beeinflusst den Körper für Tage, Wochen oder sogar Jahre. Durch chemische Botenstoffe, die **Hormone**, steuert es Funktionen wie Wachstum, sexuelle Entwicklung, Nährstoffgehalt im Blut und die Reaktionen auf Stress.

Die Hauptorgane des endokrinen Systems sind Nebennieren, Schilddrüse und Nebenschilddrüse, Zirbeldrüse, Hirnanhangsdrüse und Thymus. Außerdem gehören die Bauchspeicheldrüse, bei Frauen auch die Eierstöcke und bei Männern die Hoden dazu. Der Hypothalamus ist ein Teil des Nervensystems und gilt ebenfalls als endokrines Organ, weil er einige Hormone bildet. Die Hirnanhangsdrüse regelt die Tätigkeit der übrigen endokrinen Drüsen.

Was sind Hormone?

Das farbenfreudige Muster hier unten stammt nicht etwa aus einem Kaleidoskop. Es ist die Kristallform des weiblichen Hormons Östrogen. Hormone werden hauptsächlich von endokrinen Drüsen gebildet und sind chemische Botenstoffe, die die Körperaktivitäten wie Wachstum, sexuelle Entwicklung und den Stoffwechsel **(Metabolismus)** steuern. Sie wirken entweder an einem einzelnen Organ oder durch den Transport im Blut auch an vielen Organen.

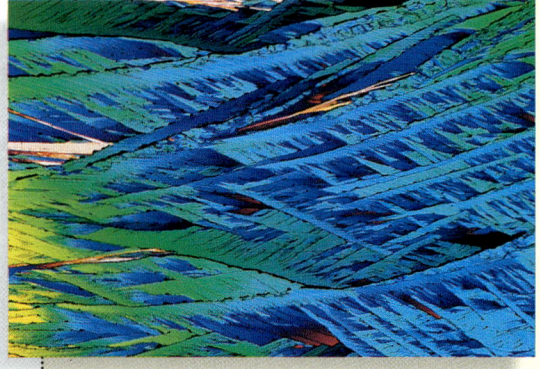

Zirbeldrüse Beeinflusst den Schlaf und das Wachstum der Geschlechtsorgane.

Schilddrüse Reguliert den Stoffwechsel und den Energiepegel.

Nebennieren Sie beeinflussen den Körper auf vielerlei Art und helfen bei der Reaktion des Körpers auf Stress, regulieren den Flüssigkeitshaushalt, den Stoffwechsel sowie die sexuelle Entwicklung.

Hoden Sie bilden die männlichen Hormone, die den Männern ein männliches Erscheinungsbild geben.

Hypothalamus Dieses Gebilde im Gehirn verbindet das Nervensystem mit dem endokrinen System.

Hirnanhangsdrüse Diese Hauptdrüse kontrolliert alle anderen Hormon bildenden Drüsen.

Nebenschilddrüsen Sie halten den Kalziumspiegel im Blut konstant.

Thymusdrüse Sie hilft bei der Bildung von Antikörpern und ist wichtig für das Immunsystem.

Bauchspeicheldrüse Sie steuert den Zuckergehalt im Blut.

Eierstöcke Sie bilden weibliche Hormone, die Frauen ein weibliches Erscheinungsbild verleihen.

Flucht oder Kampf

Der angegriffene Pavian rechts fletscht gegen den angreifenden Leoparden die Zähne. Bei gefährlichen Situationen kommt es bei Menschen und Tieren zur sogenannten Flucht-oder-Kampf-Reaktion. Nebennierenrinden-Hormone erhöhen den **Blutdruck**, den Puls und die Atmung und stoppen die Verdauung – alles als Vorbereitung für Flucht oder Kampf.

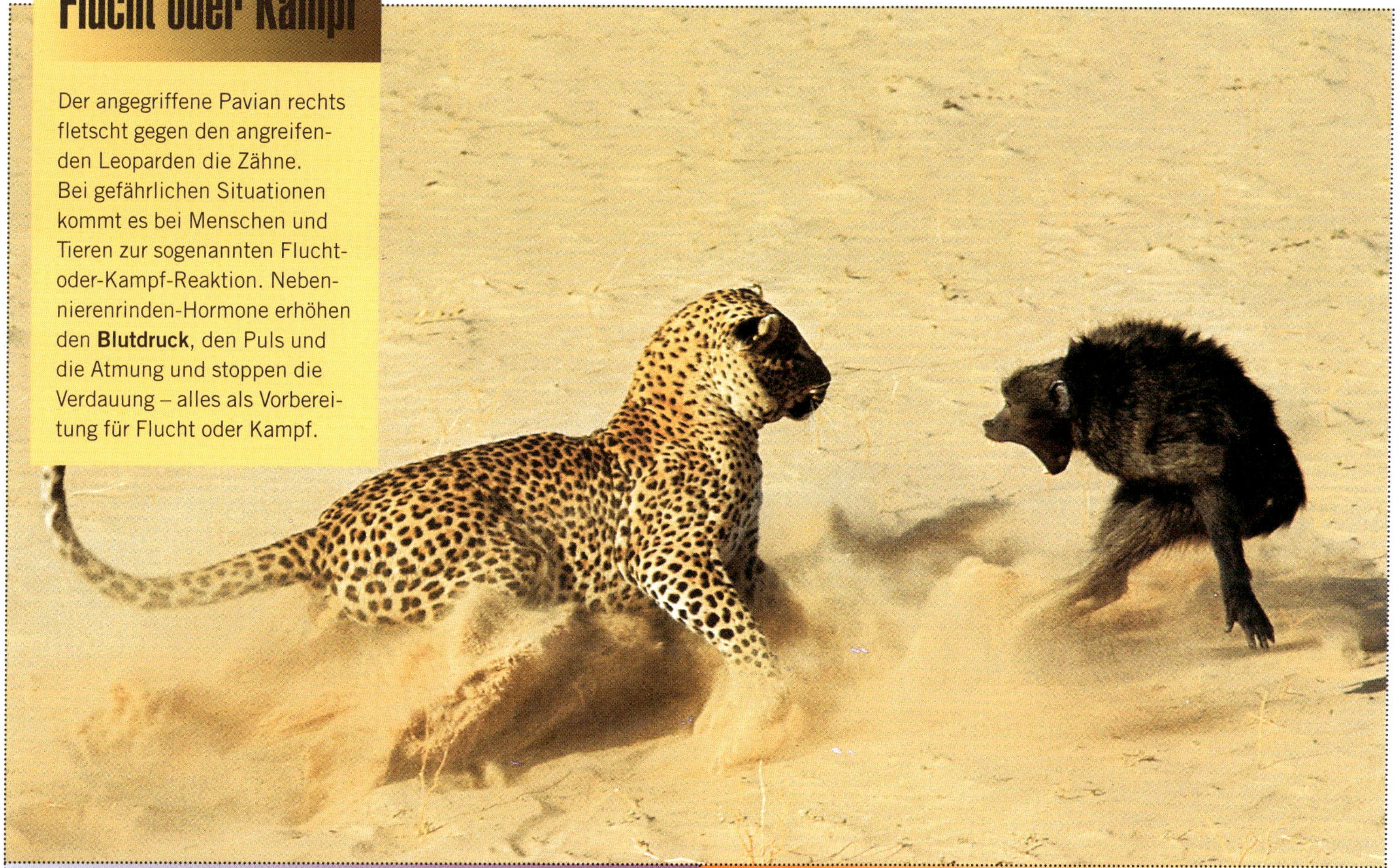

Verrückt vor Angst

Achterbahn-Loopings, Bungeespringen oder Horrorfilme sind Dinge, mit denen wir uns gerne Angst einjagen. Beim Angstgefühl pumpen die Nebennieren Hormone ins Blut, die uns auf Flucht oder Kampf vorbereiten und das Herz heftig zum Klopfen bringen. Doch das Gehirn weiß gleichzeitig, dass es sich nicht um eine echte Gefahrenlage handelt. Durch dieses Wissen wird aus der eigentlich angsteinflößenden Situation nur noch ein Nervenkitzel.

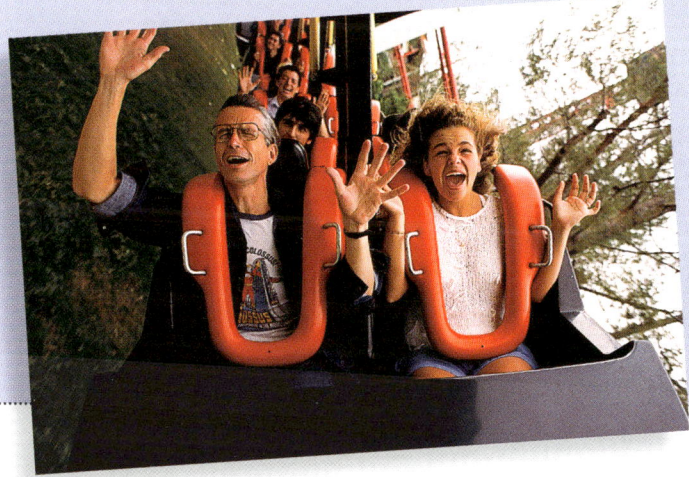

Erwachsen werden

Körperwachstum und sexuelle Entwicklung sind Teil des Erwachsenwerdens (S.118–119). Jeder muss diese Phase der Pubertät durchmachen. Aber jeder Mensch wächst und entwickelt sich in seiner eigenen Geschwindigkeit. Es ist eine Frage des Zeitpunktes, an dem die Wachstums- und Geschlechtshormone freigesetzt werden. Nimm als Beispiel diese Sechslinge. Sie sind alle gleich alt, in der gleichen Familie aufgewachsen und gleich behandelt worden – und doch ist jeder in einem anderen Wachstumsstadium. Am Ende holen die Spätentwickler aber die Frühentwickler wieder ein.

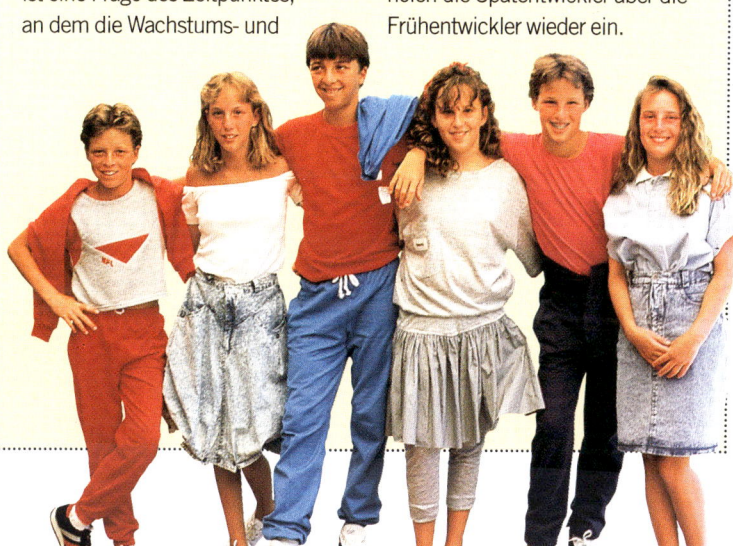

Die Haut — Die Hülle des Körpers

Die Haut ist das größte menschliche **Organ**. Die äußerste Schicht des Körpers macht 15 Prozent des gesamten Körpergewichts aus. Die Haut hat viele Aufgaben. Sie schützt den Körper vor Verletzungen und ist die äußerste Barriere gegen Schmutz und **Bakterien**. Ihre Empfindsamkeit warnt vor zu viel Hitze oder Kälte und kontrolliert auch die Körpertemperatur. Sie bewahrt auch die inneren Organe vor dem Austrocknen.

Die Haut ist dünn, aber komplex. Sie besteht aus drei Schichten: der äußeren **Epidermis**, der darunter liegenden Dermis und darunter einer weiteren Schicht namens subkutanes **Gewebe**. Die äußersten **Zellen** der Epidermis sterben ständig ab, fallen dann ab und werden durch neue Zellen ersetzt. Die dickere Dermis ist stark und elastisch. Sie enthält die **Nerven**, die für Druck, Schmerz und Temperatur zuständig sind. Darunter ist die Subkutanschicht, die **Bindegewebe** und **Fett** enthält.

Aufbau der Haut

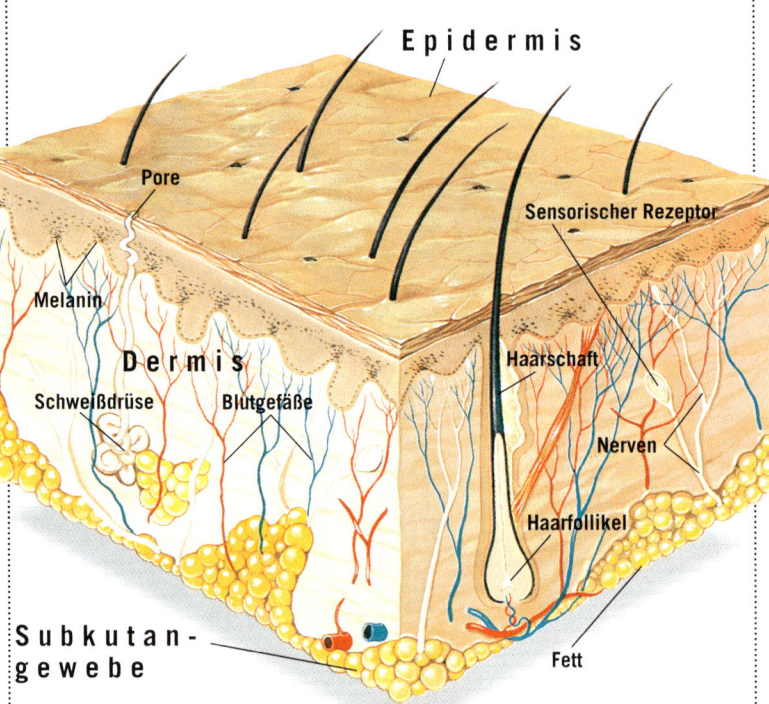

Ein Querschnitt durch die Haut zeigt die papierdünne oberste Schicht, die dickere Dermis mit Nerven und Blutgefäßen und die Unterschicht aus Subkutangewebe, die mit Fettzellen gepolstert ist, um die inneren Organe zu schützen.

Zum Vergleich — Farben der Haut

Die Farbe der Haut kommt vom Melanin, kleinen Körnchen aus dunklem **Pigment** in der Epidermis *(Schemazeichnungen unten)*. Melanin färbt die Haut von blass bis schwarzbraun. Albinos haben wenig oder gar kein Melanin in den Haaren, der Haut oder in den Augen und sind daher fast farblos. Die Hautfarbe der verschiedenen Rassen ist vor langer Zeit in ihrem damaligen Lebensraum entstanden. Melanin schützt die Haut vor Sonnenbrand. Daher enthält die Haut von Menschen in heißen Ländern mehr Melanin.

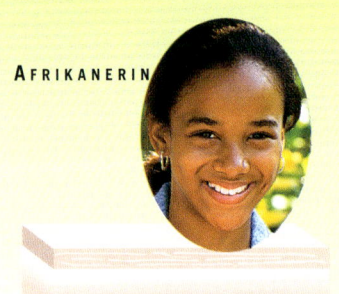

AFRIKANERIN

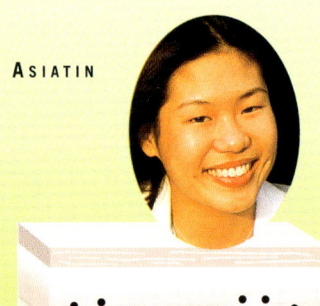

ASIATIN

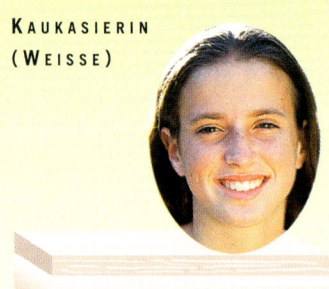

KAUKASIERIN (WEISSE)

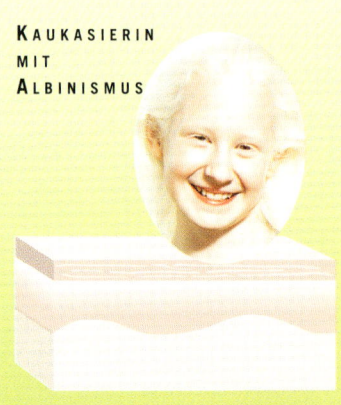

KAUKASIERIN MIT ALBINISMUS

Fingerabdrücke: nie gleich

Die gewellten Linien und Furchen auf den Fingerkuppen und Zehen sind bei jedem Menschen einzigartig. Niemand – noch nicht einmal eineiige Zwillinge – haben dasselbe Muster. Aber alle Muster gehören zu einer der drei Hauptgruppen *(rechts)*. Welches hast du?

Wenn jemand etwas berührt, hinterlässt er Fingerabdrücke. Seit 1901 benutzt die Polizei die Fingerabdrücke zum Identifizieren und Überführen von Verbrechern.

Diese Furchen in den Fingerspitzen bleiben sehr lange erhalten. Bei einer 2000 Jahre alten ägyptischen Mumie waren sie noch perfekt sichtbar!

SCHLEIFENMUSTER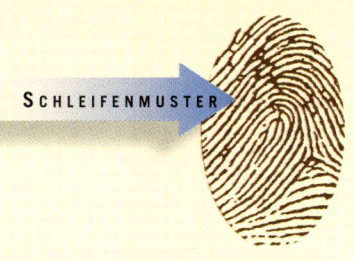

WIRBELMUSTER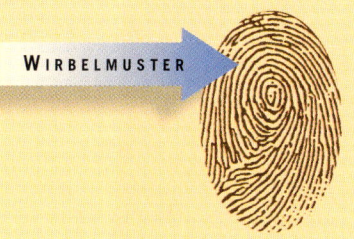

BOGENMUSTER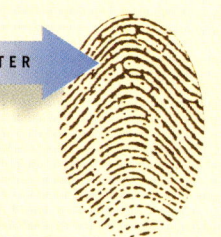

Schütz dich vor der Sonne!

Welcher der beiden Menschen ist älter? Vielleicht täuschst du dich! Der Mönch links, der immer im Haus gelebt hat, ist 90 Jahre alt. Die Indianerin aus der Prärie, die immer in der brennenden Sonne war, ist 56 Jahre. Ultraviolette Sonnenstrahlen haben die Zellen der Epidermis geschädigt und Runzeln und Falten verursacht, ein Prozess, den man auch „Lichtalterung" nennt. Zu viel Sonne verursacht Zellveränderungen, die zu Hautkrebs führen. Ultraviolette Strahlen dringen durch die Wolken hindurch und sind auch an kalten Tagen vorhanden. Wenn du hinausgehst, dann schütz deine Haut mit Sonnencreme.

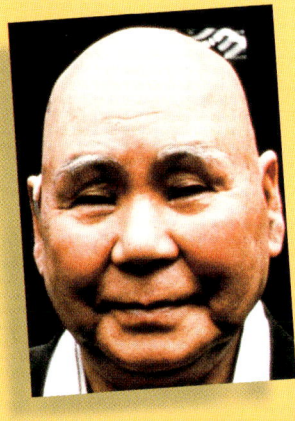 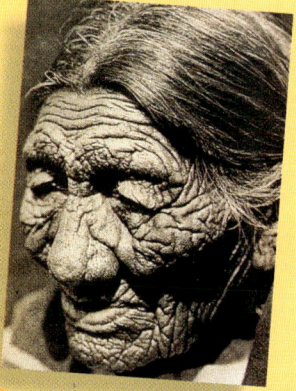

Hast du das gewusst?

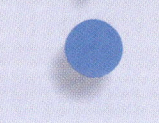

Künstliche Haut

Wenn jemand stark verbrannt ist, muss der Arzt manchmal eine Hauttransplantation vornehmen, um die zerstörte Haut zu ersetzen. Früher konnte nur die eigene Haut verpflanzt werden. Jetzt aber kann Haut im Labor hergestellt werden *(links)*. Künstliche Haut besteht aus Hautzellen, die auf einem Stoff wachsen, der sich auf einer Wunde wieder auflöst. Verbrennungsopfer können jetzt mehr Haut bekommen und damit auch schneller wieder gesund werden.

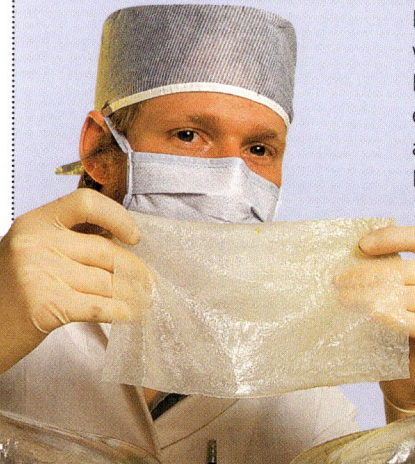

Seltsam aber wahr!

Winzige Ungeheuer

Dieses Monster rechts ist nur ein winziges Insekt – eine Staubmilbe in 900facher Vergrößerung. Milben fressen abgefallene Hautschuppen. Es gibt viel zu fressen! In einer Minute fallen 30 000 bis 40 000 winzige Zellen ab, wenn du dich an Kleidern, Laken und anderem reibst. Keine Angst, der Körper ersetzt sie durch neue Zellen. Währenddessen krabbeln die Milben auf deinem Bettlaken, auf den Augenbrauen und Wimpern und suchen hungrig das nächste Fressen.

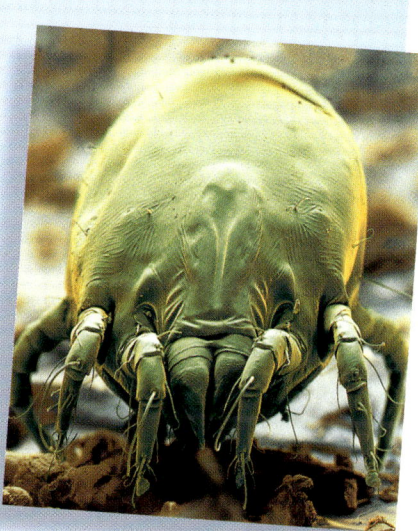

DIE SINNE 67

Haare & Nägel

Mehr als drei Millionen Haare wachsen auf dem Körper. Es gibt nur wenige Stellen ohne Haare, wie Lippen und Hand- und Fußsohlen. Die meisten Körperhaare sind so fein, dass man sie kaum noch sehen kann. Haare, Finger- und Zehennägel bestehen aus einem zähen **Eiweiß** namens Keratin und sind in der Haut verwurzelt.

Haare und Nägel sind nicht nur Körperschmuck. Sie haben wichtige Aufgaben. Die Haare schützen die Haut. Der Druck auf die Haarwurzeln lässt uns näher kommende Dinge spüren. Augenbrauen und Wimpern halten Schmutz von den Augen fern. Die Nägel schützen die empfindlichen Enden von Fingern und Zehen.

Hast du dich jemals gefragt, warum Haareschneiden nicht wehtut? Obwohl die Wurzeln leben, besteht der Haarschaft aus toten **Zellen**, die nichts fühlen können. Auch der sichtbare Teil der Nägel besteht aus toten Zellen.

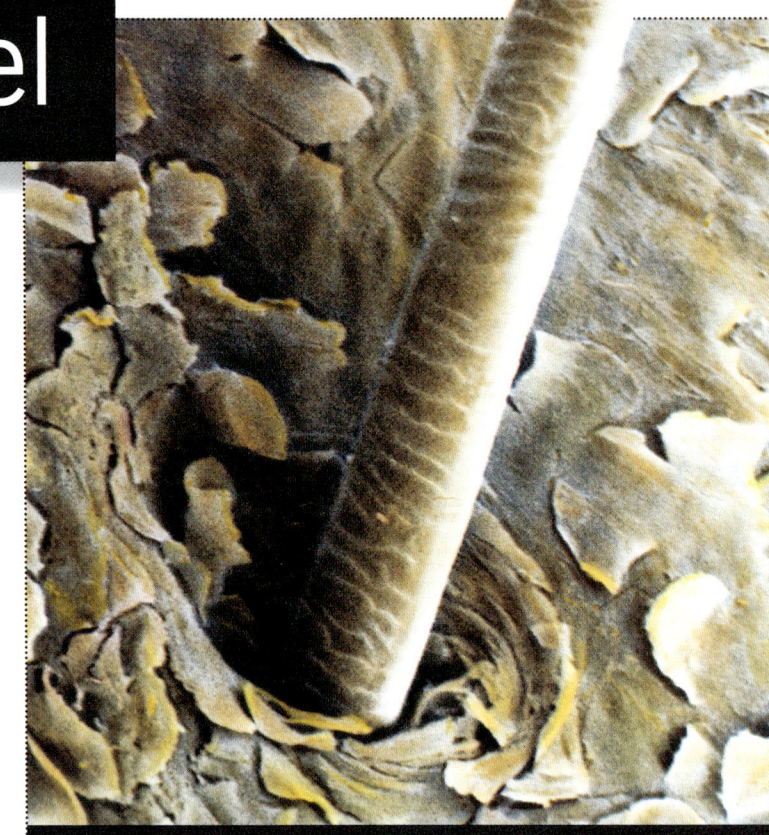

Dieses Foto durch ein Elektronenmikroskop zeigt ein Haar, das aus einem Loch in der Haut, dem Follikel, herauswächst. Nur das untere Haarende lebt. Der Schaft besteht aus toten Zellen.

Der Fingernagel

Ein Fingernagel wächst aus einer Hautfalte, der Nagelwurzel. Der sichtbare Teil, die Nagelplatte, ist unter der Haut im Nagelbett angewachsen und schützt die Fingerspitze. Finger- und Zehennägel sind in empfindliches **Gewebe** gebettet, so dass sie wie Antennen Berührungen an die Finger und Zehen weiterleiten.

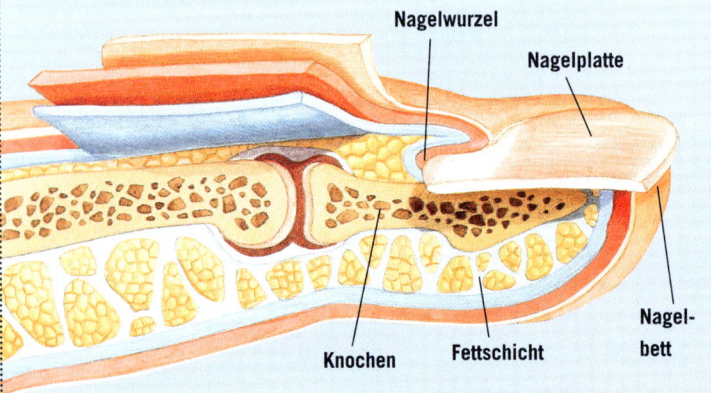

Nagelwurzel · Nagelplatte · Knochen · Fettschicht · Nagelbett

Glatt, gewellt oder lockig

Sind deine Haare von Natur aus gelockt? Ganz glatt? Gewellt? Die Form deiner Haarfollikel bestimmt deine Haarstruktur. Glattes Haar wächst aus einem runden Follikel und jedes Haar ist rund. Gewelltes Haar kommt aus ovalen Follikeln, jedes Haar ist oval. Schmale Follikel drehen die flachen Haare zu Locken, jedes Haar ist gelockt. Unter dem Mikroskop kannst du die Form verschiedener Haararten sehen.

Runder Follikel
Glattes Haar

Ovaler Follikel
Welliges Haar

Schmaler Follikel
Lockiges Haar

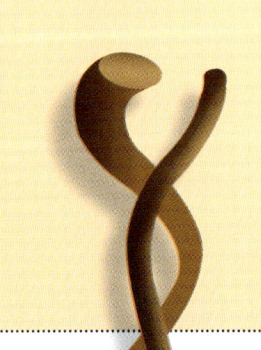
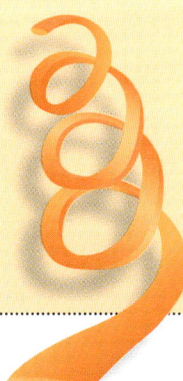

Was ist Gänsehaut?

Wenn du frierst oder erschrickst, beginnt die Haut zu prickeln und bedeckt sich mit kleinen Buckeln. Man nennt das Gänsehaut, weil es aussieht wie die Haut einer gerupften Gans. Die

Katze mit gesträubtem Fell

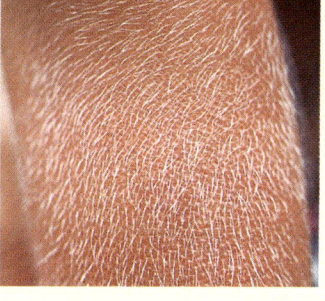

Buckel entstehen dort, wo sich die kleinen **Muskeln** an einem Haarfollikel zusammenziehen und damit den Follikel und das Haar aufstellen. Diese Reaktion gibt es auch bei Tieren, etwa bei der Katze *(links)*. Sie hat eine nützliche Funktion: Die Katze sieht mit gesträubtem Fell größer aus und erschreckt den Feind. Sie hält sich dadurch auch warm, denn das gesträubte Fell bietet mehr Schutz vor Kälte.

Struwwelpeter

Im 19. Jahrhundert gab der deutsche Autor Heinrich Hoffmann eine Sammlung von erzieherischen Geschichten heraus, um die Kinder vor den Folgen schlechten Benehmens zu warnen. Eine davon war die berühmte Geschichte vom Struwwelpeter. Der kleine Junge ließ seine Nägel ein Jahr wachsen und kämmte sich nie die Haare. Nicht lange, und der arme Struwwelpeter sah ziemlich schlimm aus!

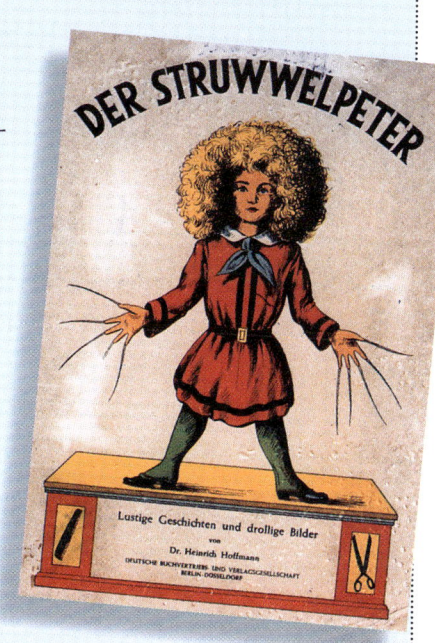

Hast du das gewusst? — Nichts als Nägel

Nägel wachsen durchschnittlich 5 mm pro Monat. Sie wachsen bei warmem Wetter und bei Krankheit schneller als bei Kälte. Der Rekord für die längsten Nägel wird von Shridhar Chillal aus Indien gehalten. Sein Daumennagel – im Bild zu einer Spirale gerollt – ist 1,40 m lang! Chillal schnitt sich 1952 zuletzt die Nägel. Wie er damit Zähne putzen oder andere Tätigkeiten verrichten kann, ist nicht bekannt.

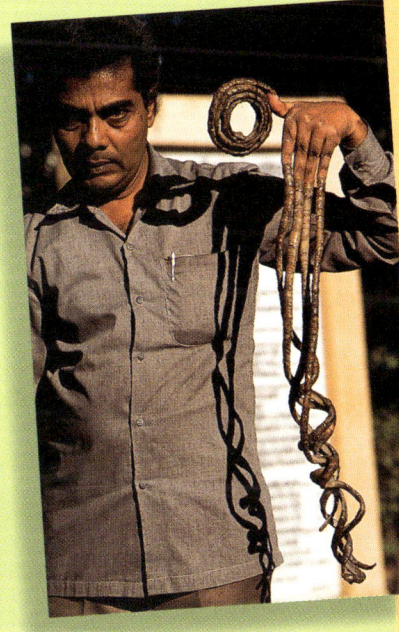

Tiere haben auch Nägel

Ein Pferdehuf muss stark sein, damit es das riesige Gewicht des Tieres tragen kann. Die Adlerklauen brauchen Kraft, um den Adler selbst oder eine Beute festzuhalten. Ziegenhörner müssen stark sein, weil sie als Verteidigungswaffen dienen. Was ist das ideale Baumaterial für all diese Verwendungszwecke? Dasselbe wie in deinen Fingernägeln: Keratin! Keratin gibt es in vielen Formen. Es befindet sich in den Federn und dem Schnabel eines Vogels ebenso wie in den Schuppen der Schlangenhaut oder auch im Horn von Hirschgeweihen.

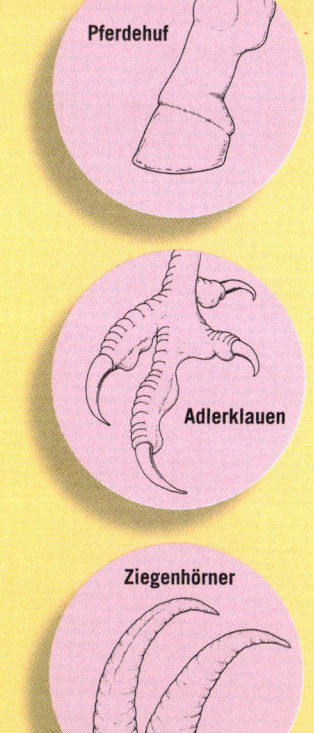

Die Sinne 69

Der Tastsinn

Stell dir vor, wie dein Leben aussehe, wenn du nichts fühlen könnest. Du würdest keine Schmerzen empfinden, wenn du dich schneidest oder anstößt. Du würdest die Finger nicht rechtzeitig vom heißen Herd zurückziehen. Du würdest abends in der Kälte herumlaufen, ohne dir etwas überzuziehen. Dein Tastsinn schützt dich vor den Gefahren der Außenwelt. Berühren ist aber auch angenehm: Denk einmal an das Streicheln einer Katze oder an die Umarmung eines geliebten Menschen.

Spezielle Tast-**Organe** unter der Haut heißen **Rezeptoren**. Sie entschlüsseln die Empfindungen für Schmerz, Temperatur und Druck. Die Rezeptoren sind ein Teil des komplizierten Nervengeflechts, das Informationen über die Außenwelt sammelt und sie ans Gehirn schickt.

In der Haut

Rezeptoren für Schmerzen und Wärme sind freie Nervenenden, die nahe an die Hautoberfläche reichen. Alle Rezeptoren wandeln physikalische Empfindungen in elektrische Signale um, die durch Nerven zum Gehirn gelangen.

Wenn etwas Kaltes, wie ein Eiswürfel, die Haut berührt, registriert es der Rezeptor und schickt Nervenimpulse an das Gehirn. Das Gehirn befiehlt dem Körper die richtige Reaktion, wie z. B. Zittern.

Rezeptoren für festen Druck liegen tief in der Haut. Es gibt besonders viele an den Hand- und Fußsohlen.

Rezeptoren für leichten Druck liegen direkt unter der **Epidermis**, meist an Körperstellen mit wenig oder keinen Haaren. Sie fühlen die Berührung einer Feder.

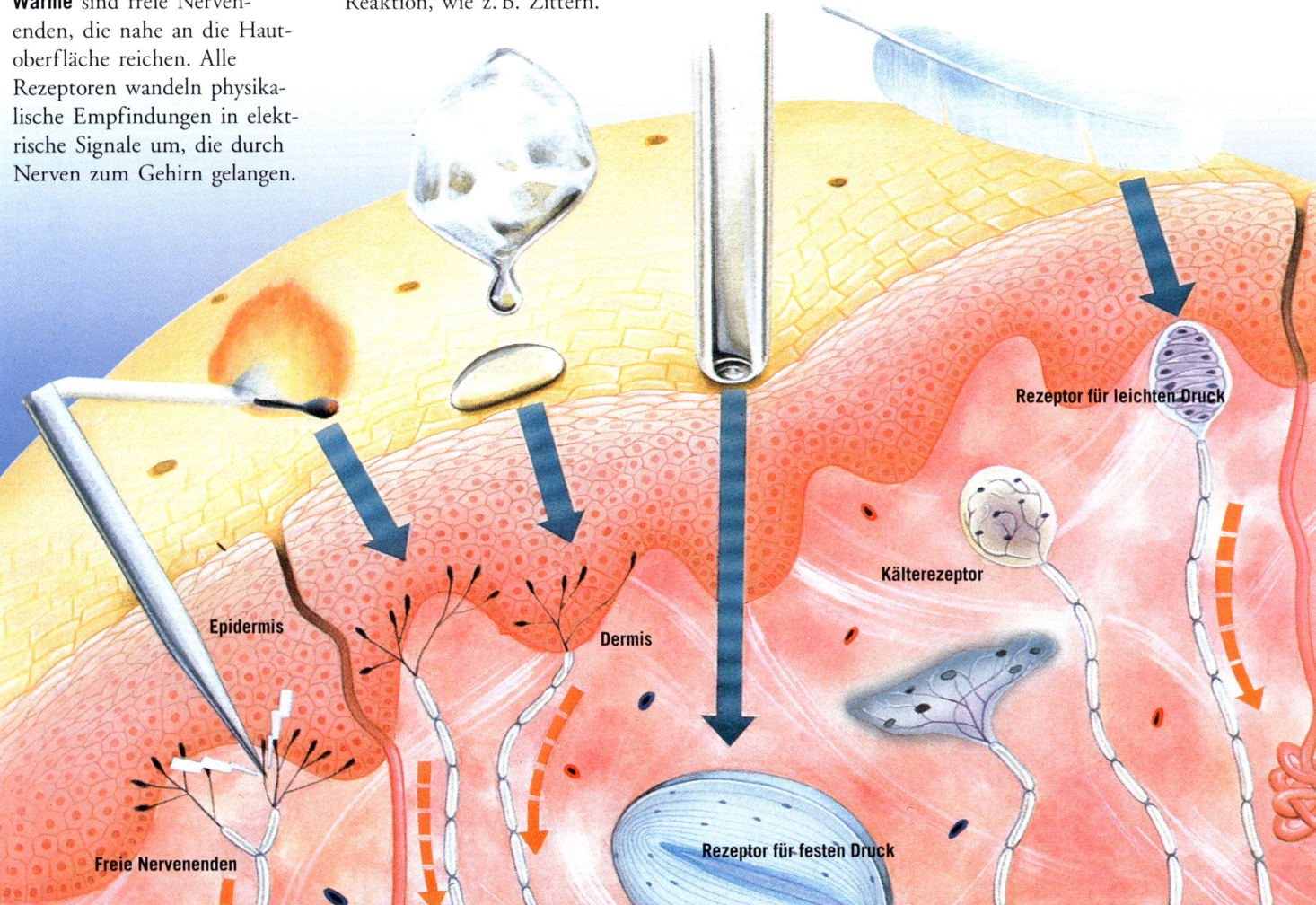

Epidermis · Dermis · Freie Nervenenden · Kälterezeptor · Rezeptor für festen Druck · Rezeptor für leichten Druck

Der fühlende Körper

Wenn die Größe deiner Körperteile der Menge der Berührungsrezeptoren entsprechen würde, dann würdest du wie diese Figur aussehen. Die Rezeptoren sind ungleichmäßig verteilt. Wir Menschen haben die größte Ansammlung in den Fingerspitzen, Zehen, Lippen und der Zunge. Die unempfindlichste Stelle ist die Rückenmitte.

Heiß oder kalt?

Versuch's mal!

Du kannst dein Tastgefühl so austricksen, dass es wirre Botschaften an das Gehirn sendet. Gib Wasser und Eiswürfel in ein Gefäß und rühr es um, bis es sehr kalt ist. Gieß kühles Wasser in ein zweites Gefäß. Tauch nun die Hand für eine Minute in das eisige Wasser. Nimm sie schnell heraus und tauch sie in das andere Gefäß. Jetzt fühlt sich das kalte Wasser auf einmal warm an.

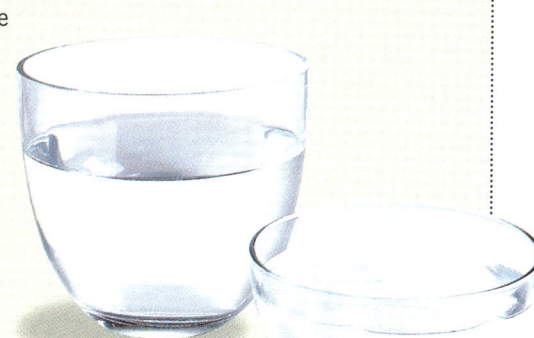

Blindenschrift lesen

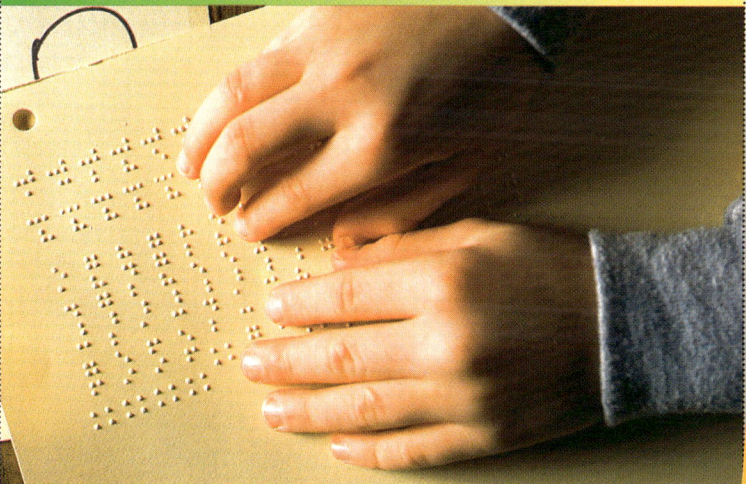

Der Tastsinn ist für Blinde lebenswichtig. Damit können sie Blindenschrift lesen. Der Franzose Louis Braille, der mit drei Jahren erblindete, erfand 1820 das System als Jugendlicher. Du bewegst dabei die empfindlichen Fingerspitzen über erhabene Punkte auf Papier. Die Punkte sind in 6er-Gruppen angeordnet und bedeuten je einen Buchstaben oder eine Zahl. In der Blindenschrift gibt es auch Satzzeichen und Musiknoten. Blinde Menschen in aller Welt benutzen die Blindenschrift, um zu lesen und zu musizieren.

Hast du das gewusst?

Fakirbett!

Ein Yogi, ein heiliger Mann in Indien, liegt bequem auf einem Nagelbett. Warum fühlt er keine Schmerzen? Der Grund 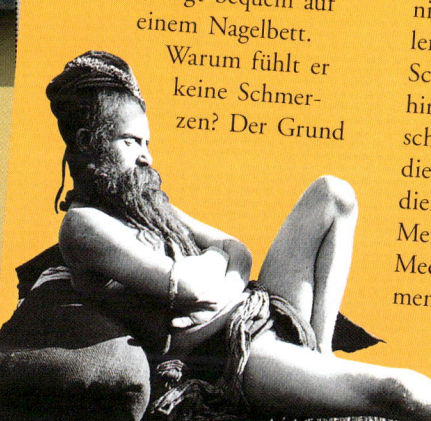 ist das harte religiöse Training des Yogis. Er hat gelernt, die Empfindungen und Schmerzen, die an das Gehirn gesendet werden, auszuschalten. Mediziner haben die Übungen der Yogis studiert, um festzustellen, wie Menschen Schmerzen mit Meditation statt mit Medikamenten kontrollieren können.

DIE SINNE

Die Augen — Fenster zur Welt

Das Sehen ist vermutlich der wichtigste Sinn des Körpers. Das Sehen nimmt etwa zwei Drittel der bewussten Aufmerksamkeit des Gehirns in Anspruch. Zwei Drittel der gespeicherten Informationen erreichen das Gehirn in Form von Bildern oder geschriebenen Wörtern oder anderen Eindrücken.

Das Auge ist ein Sehinstrument. Es sammelt Informationen über Raum, Licht, Farbe, Größe und vieles mehr und sendet sie zur Verarbeitung an das Gehirn. Aber es braucht dazu Licht. Nachdem das Licht von den Gegenständen in unserer Umgebung reflektiert worden ist, gelangt es ins Auge. Es passiert eine durchsichtige Außenschicht, die Hornhaut, dann die **Pupille** und danach die Linse. Die Linse projiziert die Strahlen auf die Netzhaut im Augenhintergrund. Dort wandeln besondere licht- und farbempfindliche **Zellen** das Bild in elektrische Impulse um, die durch den **Sehnerv** in das Gehirn wandern. Das Gehirn macht daraus wieder Bilder – und kann jetzt sehen. Dieser ganze komplizierte Prozess geschieht in Sekundenbruchteilen.

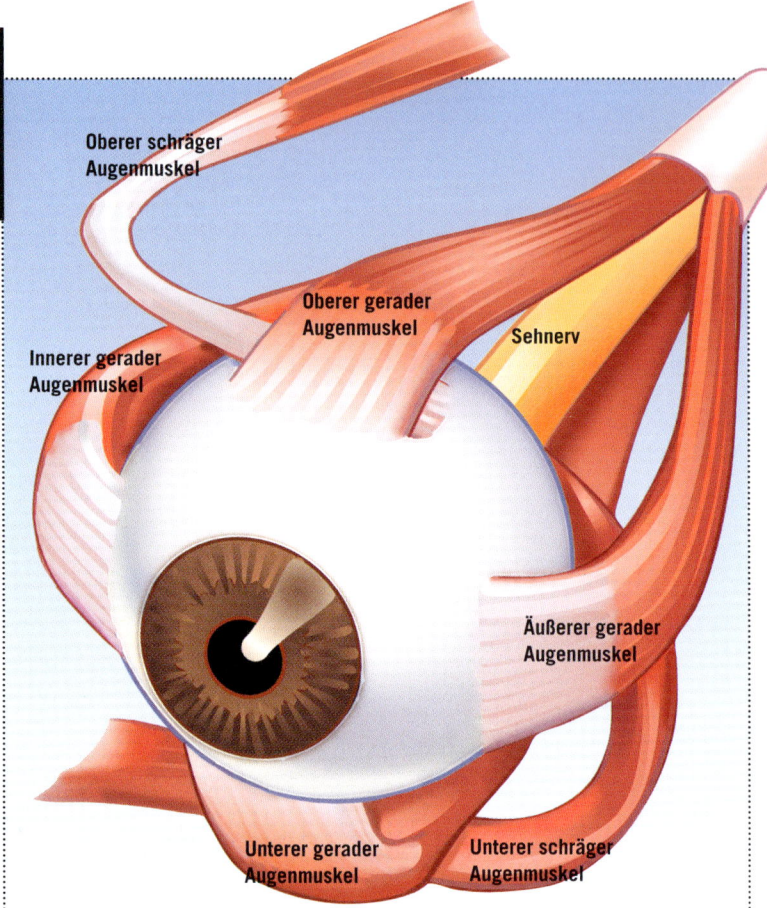

Vielbeschäftigte Muskeln

Die Augen bewegen sich bis zu 100 000-mal täglich, um scharf zu sehen. Sechs **Muskeln** pro Auge arbeiten paarweise. Die Muskeln beider Augen sind aufeinander abgestimmt.

Ein Blick ins Innere

Licht tritt durch die klare, gewölbte Hornhaut, die dahinter liegende Flüssigkeit und die bewegliche Pupille. Der Muskelring der Iris kontrolliert die Größe der Pupille. Sie erweitert oder verengt sich je nach Lichteinfall. (Die Iris ist der farbige Teil des Auges.) Dann wandern die Strahlen durch die Linse, die sie auf eine Zellschicht auf der Rückseite des Augapfels, die Netzhaut, bündelt. Das menschliche Auge ist nur 2,5 cm groß, aber es enthält 130 Millionen lichtempfindliche Zellen in der Netzhaut. Das Augeninnere enthält eine klare, gallertartige Flüssigkeit, den Glaskörper. Darum herum liegt die zähe Bindehaut als Hülle. Sie ist als das Weiße im Auge sichtbar.

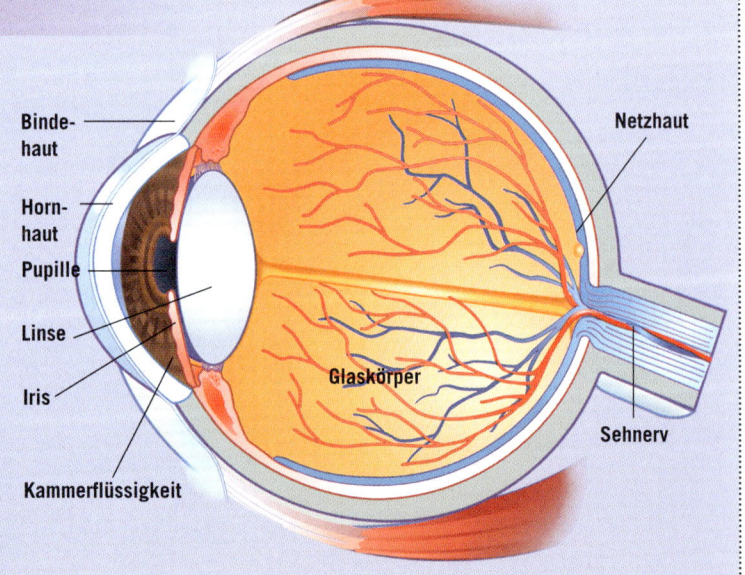

Wie die Augen sehen

Wie die Linse in der Kamera fängt die Linse im Auge das Licht ein und bündelt es auf der Netzhaut. Die Bilder kommen auf der Netzhaut auf dem Kopf stehend an, doch das Gehirn dreht sie automatisch wieder richtig herum.

Die Netzhaut enthält zwei Arten von lichtempfindlichen Zellen. Sie heißen Zapfen und Stäbchen. Jedes Auge enthält etwa 120 Millionen Stäbchen und 6 bis 7 Millionen Zapfen. Die Stäbchen sind sehr empfindlich, sogar in fast völliger Dunkelheit, aber sie sehen nur Grautöne und die Umrisse von Dingen. Die Zapfen sehen Einzelheiten und Farben, aber sie arbeiten nicht gut in der Dämmerung. Darum siehst du in der Dämmerung am Abend schlechter, und die Farben verblassen.

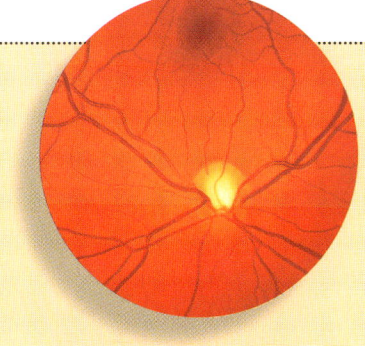

Die Netzhaut ist mit einem Netz von Blutgefäßen überzogen *(oben)*. **Der gelbe Fleck ist der Ausgang des Sehnervs.**

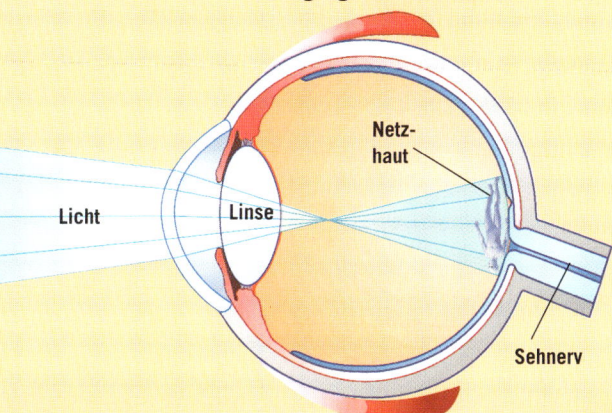

In dieser Aufnahme eines Elektronenmikroskops *(oben)* **kannst du ganz genau die Zapfen** *(blau)* **und die vielen Stäbchen** *(rosa)* **erkennen, die auf der Netzhaut sitzen.**

3-D-Sehen

Da wir zwei Augen haben, die die Dinge aus unterschiedlichen Winkeln sehen, können wir Entfernungen bestimmen, weil das Gehirn die Winkel berechnet. Jedes Auge sendet ein leicht unterschiedliches Bild an das Gehirn. Das Gehirn setzt die Bilder zu einem einzigen zusammen, das drei Dimensionen hat: Höhe, Breite und Entfernung.

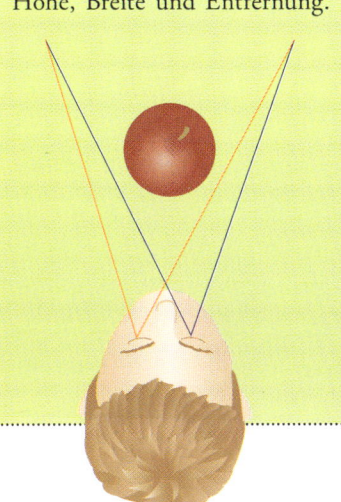

Zum Vergleich

Die Pupille ist der Eingang zum Auge. Bei Dämmerung wird sie weit und lässt zum besseren Sehen mehr Licht hinein. In der Helligkeit zieht sie sich zusammen, um die empfindlichen Zellen im Auge zu schützen.

Schwaches Licht – Pupille weit offen

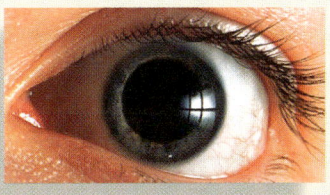

Helles Licht – Pupille verengt

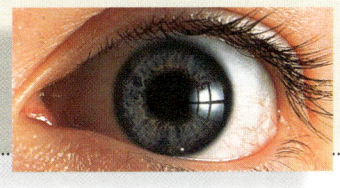

Wie groß?

Der Riesentintenfisch ist eines der größten Lebewesen der Welt; er kann über 18 m lang werden. Seine Augen, die größten aller Lebewesen, haben etwa die Größe eines Kinderkopfes. Er braucht große Augen, damit er in 600 m Tiefe in den dunklen, trüben Gewässern des Ozeans überhaupt etwas sieht.

Riesen-Auge

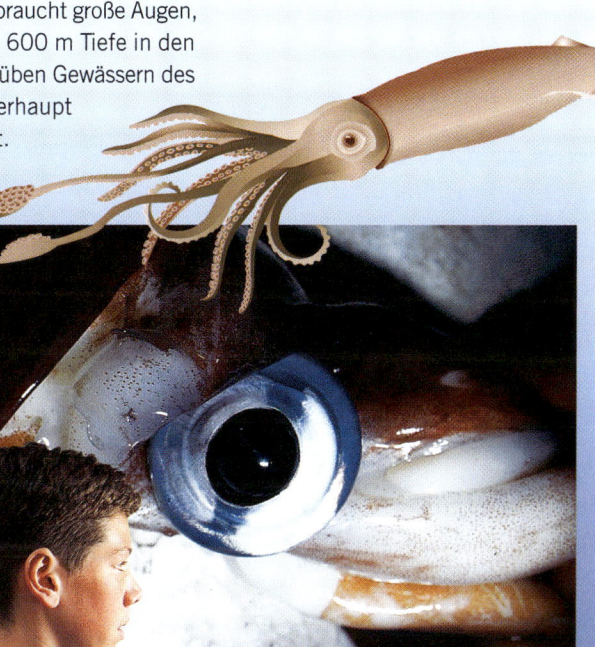

DIE SINNE 73

Der Sinn des Sehens

Der Sehsinn dient zur Orientierung, vermittelt aber auch Vergnügen. Er produziert Bilder von unserer Umgebung und liefert damit Informationen, die wir für Entscheidungen brauchen, beispielsweise wie weit wir die Füße beim Treppensteigen heben müssen. Wir benutzen den Sehsinn auch, um Bücher zu lesen, einen Film anzuschauen oder den Sonnenuntergang bewundern.

Durch das Sehen erkennen wir unsere Freunde und erfahren etwas über Menschen, die wir nicht kennen. Wir können in den Gesichtern der anderen „lesen" und entdecken, was sie fühlen. Da wir Entfernungen und Dinge im Raum erkennen können, hilft es uns beim Laufen, Tanzen oder beim Radfahren. Es lässt uns die Welt erkennen.

Sehen und Wahrnehmen sind aber nicht unbedingt das Gleiche. Wahrnehmen bedeutet, dass du verstehst, was du siehst. Manchmal täuscht dich aber die Wahrnehmung, wie du unten siehst.

Farbenblindheit

Als farbenblind bezeichnet man jemanden, der unfähig ist, Farben zu unterscheiden. Farbenblinde Menschen haben weniger oder keine Zapfen in der Netzhaut *(S. 73)*. Die Störung tritt bei Jungen häufiger auf als bei Mädchen und wird meist vererbt. Die häufigste Form ist die Rotgrün-Blindheit.

Mit Hilfe des Tests rechts kannst du prüfen, ob du farbenblind bist. Du bist es nicht, wenn du zwischen den vielen grauen Kreisen ein rötliches Dreieck und einen Kreis erkennst.

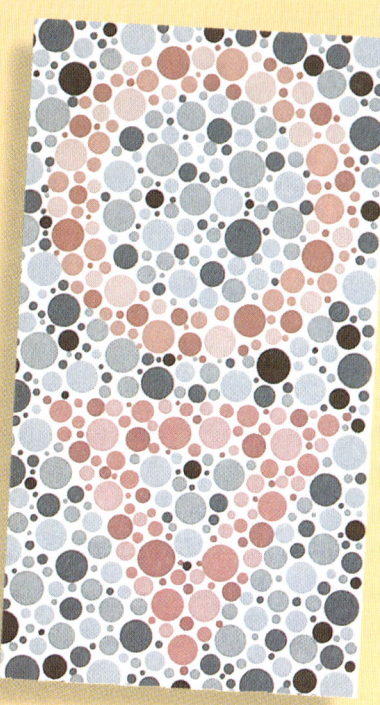

Reingelegt!

Groß oder klein? Das ist eine Frage der Perspektive. Dieses Bild vom Zimmer ist verzerrt. In Wirklichkeit weicht die Wand nach links weit nach hinten zurück, aber die Position von Fenster und Türen lässt uns denken, dass der Raum rechteckig ist. Wir sind so an rechtwinklige Räume gewöhnt, dass wir denken, beide Kinder säßen auf gleicher Ebene. Tatsächlich ist das Kind links viel weiter hinten und sieht darum kleiner aus. Unsere Wahrnehmung macht aus einem Kind einen Riesen und aus dem anderen einen Zwerg, doch beide Kinder sind gleich groß.

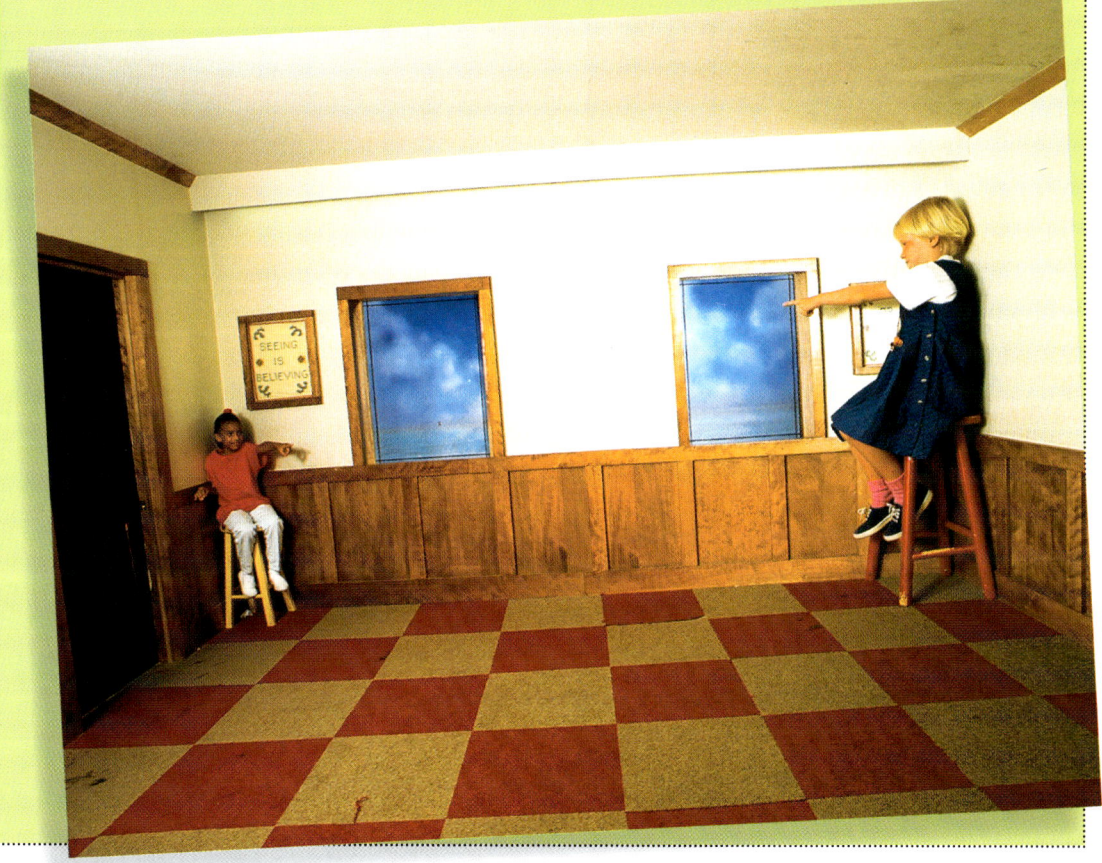

Wenn die Bilder unscharf sind

Bist du kurzsichtig? Oder weitsichtig? Dann ist dein Augapfel schuld. Er bestimmt, ob du scharf siehst. Das Bild wird von der Linse scharf gestellt und auf die Netzhaut projiziert. Wenn der Augapfel aber nicht rund, sondern zu lang gezogen ist, entsteht das Bild vor der Netzhaut, und weiter entfernte Gegenstände sind unscharf. Bei einem zu kurzen Augapfel liegt das Bild hinter der Netzhaut, und nahe Dinge erscheinen unscharf. Beide Störungen können durch eine Brille oder durch Kontaktlinsen korrigiert werden.

Kurzsichtigkeit

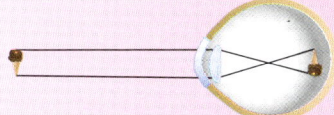
Unkorrigiert

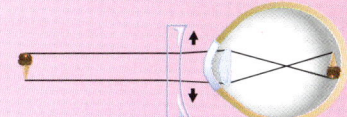
Korrigiert

Weitsichtigkeit

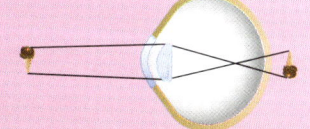
Unkorrigiert

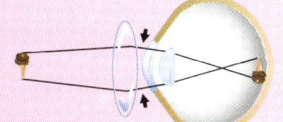
Korrigiert

Leute — Helen Keller

Helen Keller kam 1880 als gesundes Mädchen in Alabama zur Welt. Mit zwei Jahren erkrankte sie und blieb danach taub und blind. Auf der Suche nach Möglichkeiten, sich mit ihrer Tochter zu verständigen, fanden die Eltern die Lehrerin Ann Sullivan *(rechts)*. Sie unterrichtete das siebenjährige Mädchen, indem sie Wörter mit den Fingern in die Hand von Helen buchstabierte, z. B. P-u-p-p-e, und ihr dann eine Puppe gab. Helen verstand, dass Wörter die Namen für Dinge waren. Später in der Schule lernte sie Blindenschrift und sogar das Sprechen. Sie studierte und schloss 1904 ihr Studium mit Auszeichnung ab.

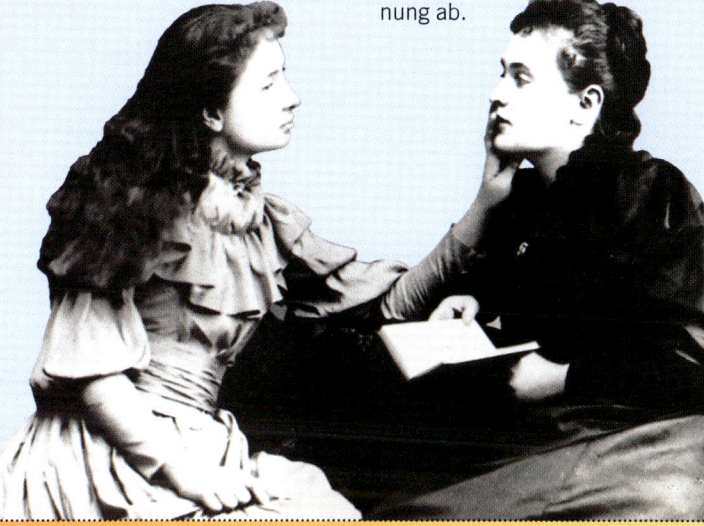

Augen auf!

Adlerauge

Wusstest du, dass der Steinadler die schärfsten Augen der Welt hat? Er kann Hasen und andere Beute aus einer Entfernung von mehr als 800 m erkennen. Experten glauben, dass das Sehvermögen des Steinadlers siebenmal besser ist als das des Menschen! Kein Wunder, dass sich die Mäuse verstecken, wenn sie einen Adler bemerken.

Das dritte Auge

Der Gott Shiva im hinduistischen Glauben *(rechts)* hat nicht nur zwei, sondern sogar drei Augen. Das dritte Auge auf der Stirn zeigt, dass er die Geisterwelt sieht oder das „Zweite Gesicht" hat. In vielen Kulturen existiert die Vorstellung von einem dritten Auge mit sagenhaften Kräften, mit dem man in die Zukunft sehen kann.

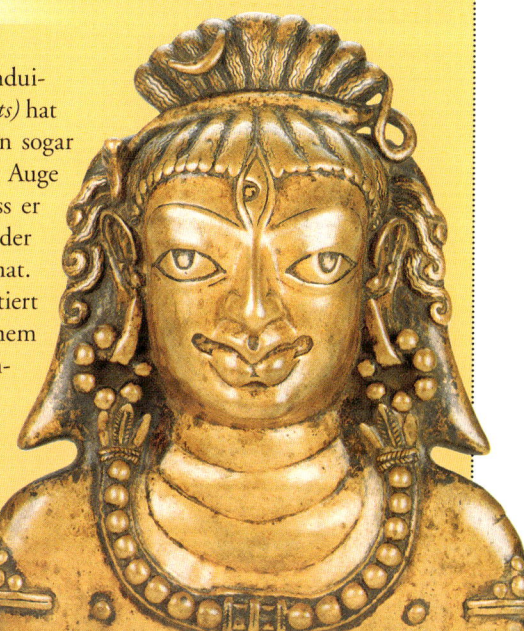

Ohren Die Schalltrichter

Mit unseren Ohren können wir alles hören – vom Flüstern bis zum Knall. Sie nehmen die Schallwellen aus der Luft auf und verwandeln sie in elektrische Signale, um sie zum Gehirn zu senden. Mit dem Gehirn zusammen bilden die Ohren das Gehör. Unsere Ohren sind zugleich Gleichgewichtsorgane, die helfen, den Körper aufrecht zu halten.

Das Hören beginnt mit dem Auffangen der Schallwellen durch die gebogene Ohrmuschel. Die Wellen laufen durch den Gehörgang in das Mittelohr. Im Mittelohr vibriert eine dünne Haut, das Trommelfell, und leitet den Schall an das Innenohr weiter. Das Innenohr enthält ein kleines, spiraliges Organ namens Schnecke, das mit Flüssigkeit gefüllt ist. In seinem Innern werden die Schallwellen in elektrische Signale umgewandelt. Das Gehirn verleiht dem Schall Bedeutung: „Flüstern", „Krachen", „Musik" oder „schreiendes Baby". An der Schnecke sind drei C-förmige Gebilde, die Bogengänge, befestigt, die für das Gleichgewicht zuständig sind.

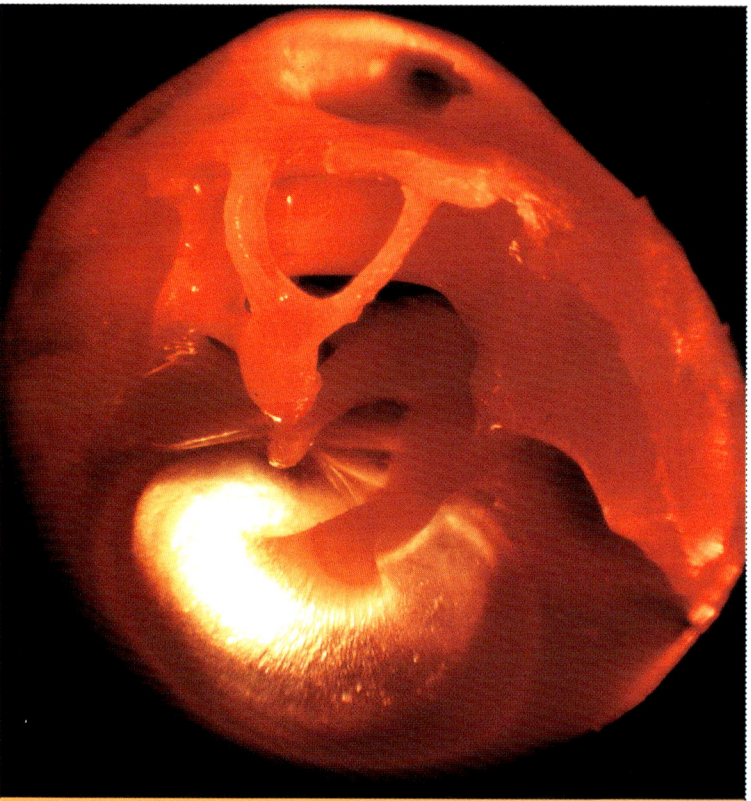

Von innen nach außen und in achtfacher Vergrößerung kannst du hier die kleinen Mittelohrknochen sehen. Der Hammer ist am Trommelfell befestigt, das hier erleuchtet ist. Er trifft den Amboss, der wiederum den Steigbügel vibrieren lässt. Dadurch werden Schallwellen ins Innenohr geleitet. Der Steigbügel, im Vordergrund sichtbar, ist der kleinste Knochen im Körper.

Tief im Ohr

Wenn du an ein Ohr denkst, dann stellst du dir sicher die Ohrmuschel vor. Das ist der Name für den knorpeligen Hautlappen an der Seite des Kopfes. Doch der größte Teil des komplizierten Gehörsystems liegt innen versteckt. Die empfindlichsten Teile werden durch die dicken Schädelknochen geschützt. Es sind die zarten Knochen von Hammer, Amboss und Steigbügel und die spiralförmige Schnecke, die die Schallwellen in Nervensignale verwandelt.

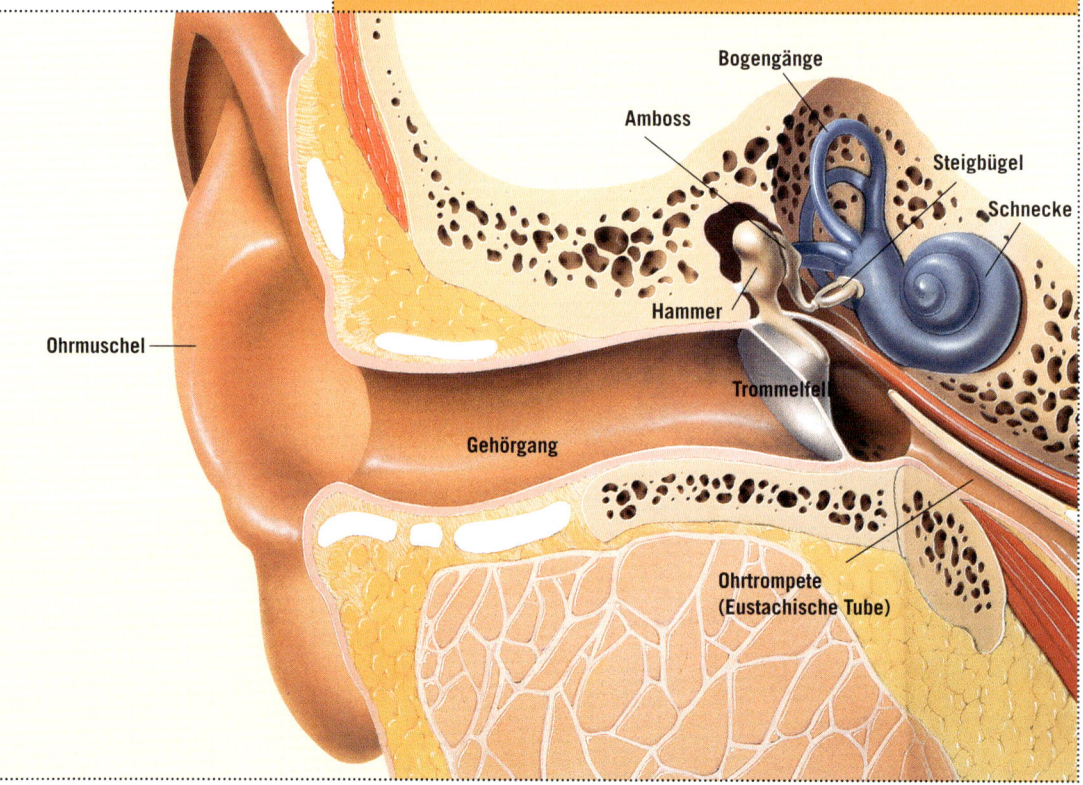

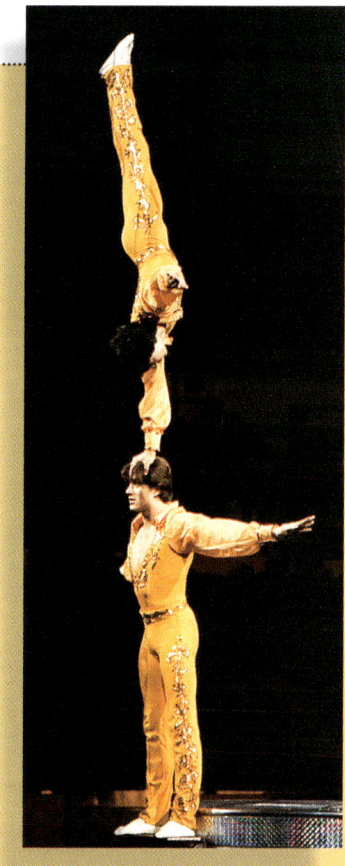

Balance-Akt

Tief im Ohr liegen drei kleine Röhren, die Bogengänge *(Schemazeichnung S. 76)*. Diese Bogengänge sind mit einer gallertartigen Flüssigkeit gefüllt. Wenn du dich bewegst – etwa gehst oder Handstand machst wie einer dieser beiden Akrobaten –, bewegt sich auch die Flüssigkeit. Sie läuft nach rechts oder links, oben oder unten und berührt dabei Nerven, die dem Gehirn mitteilen, welche Lage du gerade einnimmst. Das Gehirn leitet die Information an die Muskeln weiter, damit du nicht fällst.

Knacken im Ohr

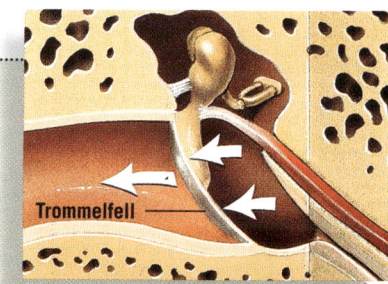

Normalerweise ist der Luftdruck auf beiden Seiten des Trommelfells gleich. Im Flugzeug aber sinkt der Luftdruck in der Kabine zeitweise ab. Der Druck im Ohr wird größer und das Trommelfell wölbt sich nach außen *(oben rechts)*. Die Ohren tun weh. Wenn du schluckst, öffnet sich die Ohrtrompete und lässt etwas Druck ab *(unten rechts)*. Du hörst ein „Knacken", wenn das Trommelfell in die normale Lage zurückspringt.

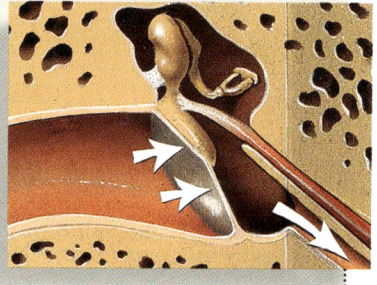

Wie wir hören

Ständig treffen Schallwellen auf die Ohren. Hinter dem Trommelfell und nach dem Transport über die Gehörknöchelchen erreichen sie eine **Membran**, die ovales Fenster heißt. Sie übermittelt die Vibrationen an die flüssigkeitsgefüllte Schnecke *(unten ausgerollt gezeichnet)*. Innen sind Tausende von feinen Haaren aufgereiht. Jede Haarzelle enthält etwa 100 Borsten, die die Flüssigkeitsbewegung in Signale für das Gehirn umwandeln.

Zum Vergleich

Winzige Haare kleiden die Schnecke innen aus. Sie verwandeln die Schallwellen in elektrische Impulse, die das Gehirn verstehen kann. Wenn die Haare geschädigt oder zerstört werden, ist man teilweise oder völlig taub. Das kann durch Erkrankungen oder Infektionen der Schnecke geschehen. Im Alter werden die Haare schwächer. Sie können auch durch lauten Krach verletzt werden.

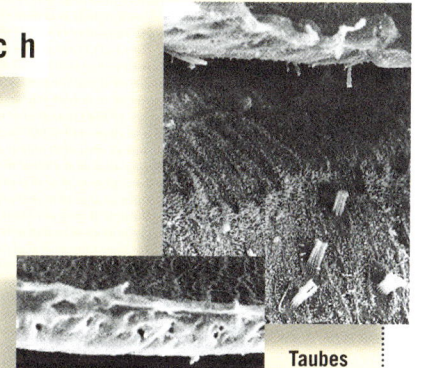

Taubes Ohr

Gesundes Ohr

Hört alles!

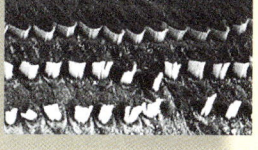

Die bis zu 15 cm langen Ohren des kleinen Wüstenfuchses funktionieren wie Satellitenschüsseln. Beim Jagen kann das Tier die Ohrmuscheln verstellen und damit auch noch die leisesten Geräusche seiner Beute auffangen, sogar unter dem Wüstensand.

DIE SINNE

Die wichtige Funktion des Hörens

Eine Sirene heult. Ein Freund flüstert dir etwas zu. Eine Gitarre dröhnt. Wie die anderen Sinne übermittelt das Gehör Warnungen, Informationen und angenehme Reize. Es hilft dir beim Lernen. Du kannst damit Entscheidungen treffen, dich in Sicherheit bringen und es trägt zu deiner Unterhaltung bei. Du benutzt das Gehör, wenn du Freunden, der Familie, dem Lehrer und dem Trainer zuhörst. Du kannst damit Popmusik hören und draußen in der Natur singende Vögel und das Rauschen der Brandung wahrnehmen.

Das Gehör dient auch als Frühwarnsystem. Wenn du Donner hörst, weißt du, dass du dir einen Unterschlupf suchen musst. Wenn du eine Autohupe hörst, weißt du, dass du schnell die Straße verlassen musst. Ein Feueralarm sagt dir, dass du einen Fluchtweg suchen sollst. Dein Gehör ist so lebenswichtig, dass du es unbedingt schützen solltest.

Wie laut ist was?

Die Wissenschaftler messen Geräusche in Dezibel. Dezibeleinheiten steigen schnell an. Jede Erhöhung um drei Dezibel bedeutet eine Verdoppelung der Lautstärke. Ständiger Krach kann die Ohren schädigen. Lautstärken von 120 oder mehr Dezibel sind gefährlich für das Gehör. Sie können zum Gehörverlust führen.

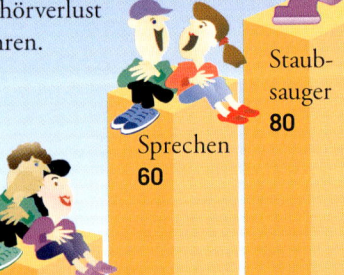

Flüstern 20
Sprechen 60
Staubsauger 80
Rockkonzert 120
Abheben eines Düsenflugzeugs 140

Ohrenbetäubender Lärm

Wusstest du, dass ein normales Rockkonzert für deine Gesundheit gefährlich ist? Der Schall aus den riesigen Lautsprechern kann dein Gehör schädigen.

Die 120 Dezibel, die in der Regel bei so einem Konzert ins Publikum schallen, sind so laut, dass die Härchen im Innenohr verletzt werden können. Wenn du in ein Rockkonzert gehst, dann trag lieber Ohrstöpsel. Dann kannst du auch noch in Zukunft Musik hören! Und wenn du einen Walkman benutzt, dann dreh die Lautstärke herunter. Die Kopfhörer leiten so viel Schall ins Ohr, dass die Ohren leiden. Wenn du den Kopfhörer auf Armlänge vom Körper hältst und trotzdem noch etwas hören kannst, dann ist es zu laut.

Lärmbelästigung ist ein zunehmendes Problem in der modernen Welt. Ein startendes Düsenflugzeug ist beispielsweise 140 Dezibel laut. Viele Städte haben schon Lärmschutzmaßnahmen eingeführt.

Zum Vergleich

Hörschwellen

Wenn du ein Haustier hast, dann weißt du, daß es mehr hört als du. Tiere und auch Menschen hören nur innerhalb eines bestimmten Wellenbereichs. Wissenschaftler benutzen die Einheit Hertz (Hz), um diese Wellen zu messen. Je mehr Hertz, desto höher ist der Ton. Menschen hören Geräusche zwischen 20 und 20 000 Hertz. Viele Tiere, vor allem Hunde und Katzen, hören noch viel höhere Töne.

Schwingungen pro Sekunde (Hz)

100   1 000   10 000   100 000

Erwachsener 200–10 000
Kind 20–20 000
Hund 15–50 000
Fledermaus 1 000–120 000

Hunde für Hörgeschädigte

Du kennst sicher Blindenhunde, die blinde Menschen führen. Wusstest du, dass es auch Hunde gibt, die tauben Menschen helfen? Die Intelligenz und Treue, die Hunde zu guten Blindenführern macht, hilft auch hörgeschädigten Menschen. Die Hunde werden trainiert, um Menschen auf alltägliche Geräusche wie Türklingel, Wecker, Telefon und Kindergeschrei aufmerksam zu machen. Sie informieren taube Menschen auch über Geräusche, die Gefahr bedeuten, etwa von Rauchmeldern oder Sirenen.

Einer dieser Hunde ist ein richtiger Held. Mr. Bounce *(links)*, ein Spitz, rettete zweimal das Leben seines Frauchens. Einmal, als ein Rauchmelder heulte, und einmal, als er einen Einbrecher vertrieb.

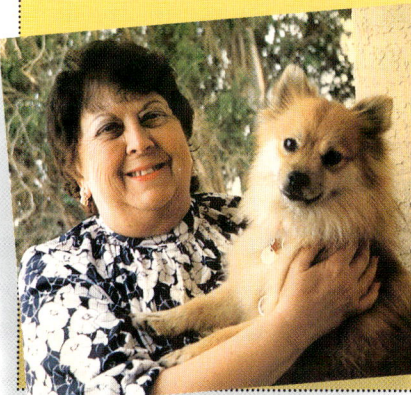

Leute — Ludwig van Beethoven

Der Komponist Ludwig van Beethoven war 1800 fast 30 Jahre alt, als er ein Summen in den Ohren bemerkte. Er stellte fest, dass er allmählich taub wurde. Heute glaubt man, daß er eine Krankheit namens Otosklerose hatte. In der jetzigen Zeit hätte er geheilt werden können, doch damals nicht. Beethoven konnte später seine Musik nicht mehr hören, aber er stellte sich die Noten vor. Um die Schwingungen des Bodens zu fühlen, sägte er die Beine seines Klaviers ab und spielte auf dem Boden liegend darauf. Trotz seiner Taubheit schuf er einige der größten Werke der Musik, darunter die berühmte Neunte Symphonie. Als er diese Symphonie das erste Mal dirigierte, konnte er den lautstarken Applaus nicht hören. Ein Orchestermitglied mußte ihn umdrehen, damit er das Publikum klatschen sah.

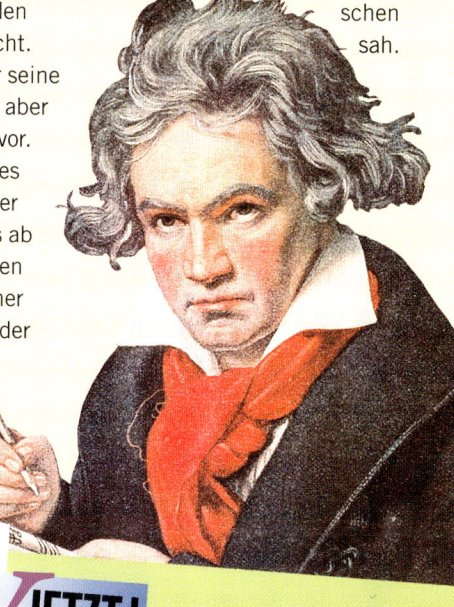

Einst & JETZT!

Hörgeräte haben sich sehr verändert. Im 16. Jahrhundert machten die Menschen Hörrohre aus Hörnern, um den Schall ins Ohr zu leiten. Am Anfang des 20. Jahrhunderts begann die Entwicklung von elektrischen Hörhilfen. Jetzt haben Wissenschaftler Transistor-Hörgeräte entwickelt, die so klein sind, dass sie in den Gehörgang passen. Diese kleinen Hörgeräte nehmen den Schall auf, verstärken ihn und schicken ihn direkt ins Ohr.

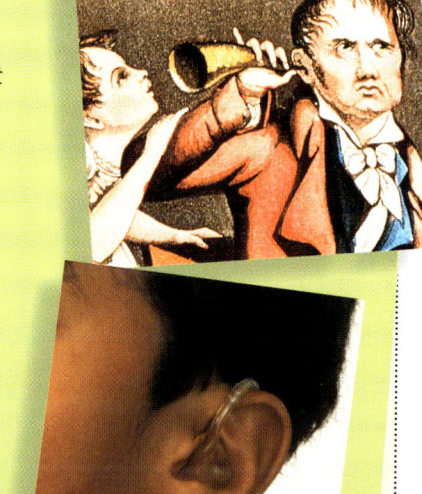

DIE SINNE

Der Geruchssinn

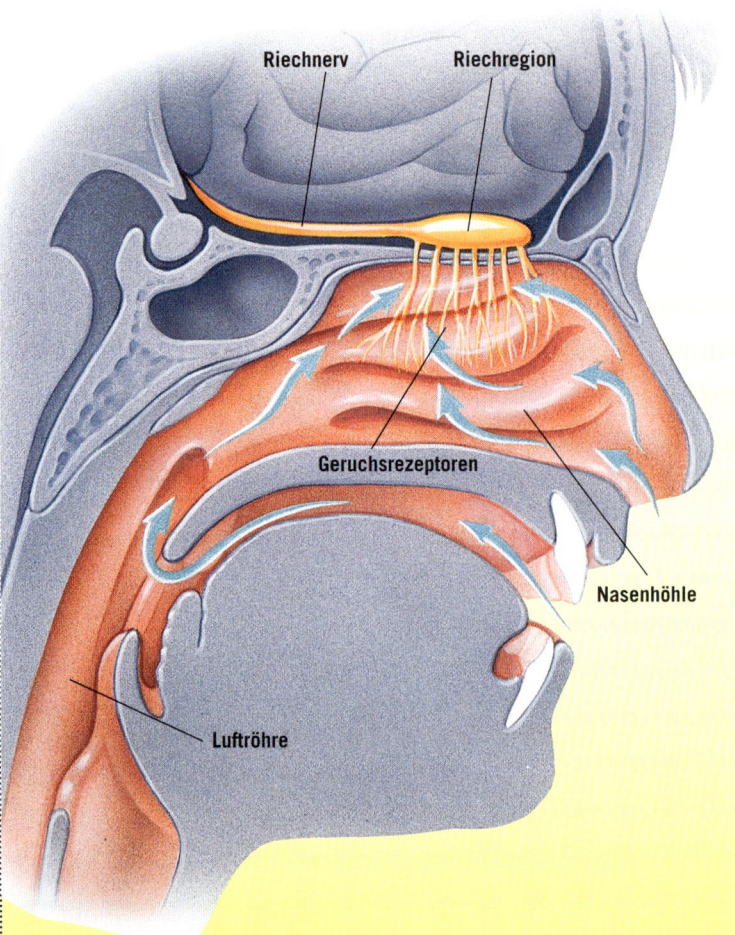

Mmmmh.... Schoko-Plätzchen!" sagst du, wenn du in die Küche gehst. Woher weißt du, was im Ofen ist? Deine Nase sagt es dir! Wissenschaftler bezeichnen den Geruchssinn als chemischen Sinn, weil die Nase die **Moleküle** in der Luft wahrnimmt. Wenn sie in der Nase ankommen, aktivieren sie bestimmte Nervenzellen. Diese Zellen senden Nervenimpulse zur Riechregion, die sie sortiert und über den Riechnerv an das Gehirn schickt.

Für Menschen und auch für Tiere ist der Geruch eine wichtige Methode, um die Umgebung zu überprüfen. Wohlriechendes Essen zieht uns an und macht uns hungrig. Verdorbene Speisen und Getränke, die uns krank machen können, finden wir ekelig riechend. Der Geruch warnt uns auch vor Gefahren, etwa bei Feuer oder austretendem Gas. Manchmal kann ein Geruch auch Erinnerungen und Gefühle auslösen. Der Gehirnteil für den Geruch ist mit den Gehirnteilen für Stimmung und Erinnerung eng verbunden.

Schnüffeln hilft beim Riechen

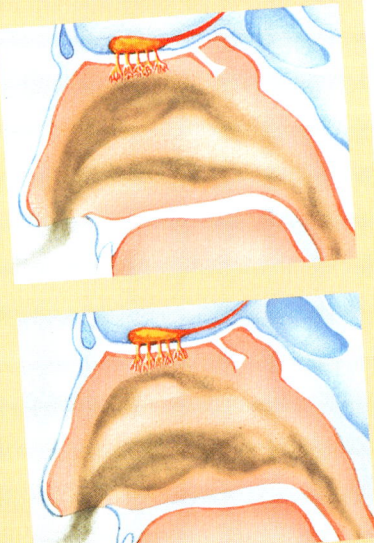

Warum kann man durch Schnüffeln besser riechen? In der Nase gibt es zwei haarige Stellen, nicht größer als eine Briefmarke. Jede enthält Millionen von speziellen Zellen, die Geruchsmoleküle aufspüren. Die damit verbundenen Nerven schicken die Geruchsbotschaften an das Gehirn. Im Gegensatz zum normalen Atmen *(unten rechts)* bringt das Schnüffeln *(oben rechts)* die Luft zur Decke der Nasenhöhlen. Es gelangen mehr Moleküle zu den Riechzellen.

Wie die Nase riecht

Deine Nase hat zwei wichtige Aufgaben. Zunächst ist sie der Zugang für die Luft zu den **Atemorganen** *(S. 42–43)*. Die Luft dringt durch die Nasenflügel ein, wird erwärmt und in der Nasenhöhle gereinigt, bevor sie durch die Luftröhre in die Lunge gelangt. Die Luft kann auch vom Mund in die Nasenhöhle gelangen.

Die zweite Aufgabe der Nase ist das Riechen. Superempfindliche Geruchsrezeptoren im Dach der Nasenhöhle haben herabhängende dünne Härchen, die vorbeiziehende Gerüche auffangen. Sie senden Geruchsbotschaften an die Riechregion, die sie dann zum Gehirn leitet. Ein Mensch kann etwa 4000 verschiedene Gerüche unterscheiden!

Der Nase nach

Geruchsexperten verdienen Geld mit dem Entdecken und Analysieren von Gerüchen. Hier sind gerade Spezialisten beim Training, die weit mehr Gerüche als die meisten Menschen unterscheiden können – oft an die 10 000 Gerüche! Sie testen alles – von Parfums und Kosmetika bis zur Wirksamkeit von Deodorants. Winzer, Küchenchefs und viele andere Berufe brauchen ebenfalls einen guten Geruchssinn.

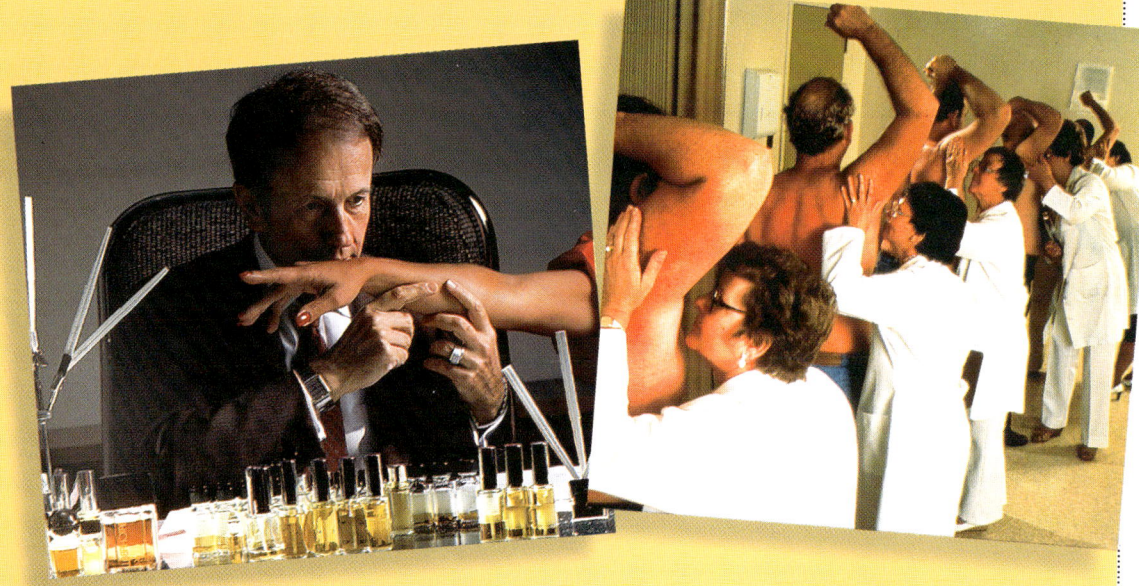

Hast du das gewusst?

Im Mittelalter glaubten die Ärzte, dass Krankheiten durch faule Gerüche verbreitet würden. Dieser Arzt ist von Kopf bis Fuß in Leder gekleidet, um sich gegen den Geruch der Opfer der Beulenpest zu schützen. Seine Schnabelmaske enthält Duftstoffe und Gewürze, die den Pestgestank überlagern sollen.

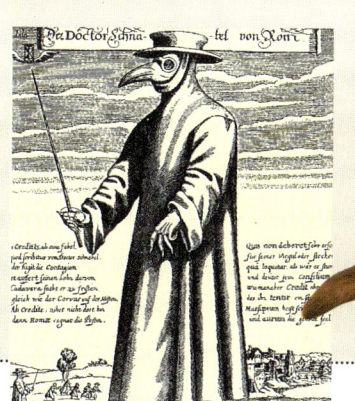

Bluthunde

Bluthunde sind bei der Spurensuche durch nichts zu übertreffen. Der Geruchssinn des Bluthundes ist hundertmal empfindlicher als der des Menschen. Schon vor Jahrhunderten als Jagdhunde gezüchtet, haben Bluthunde schon oft vermisste Kinder gefunden und der Polizei bei der Verfolgung von Verbrechern geholfen.

Die weiten Nüstern des Hundes zeigen nach unten und vorn, damit er vom Boden aufsteigende Gerüche besser auffangen kann. Seine Nase enthält 220 Millionen Geruchsrezeptoren! Der Bluthund muss nur an einem Gegenstand schnüffeln, der einem bestimmten Menschen gehört, und schon folgt er einer unsichtbaren Spur, die kein anderer sehen – oder riechen – kann.

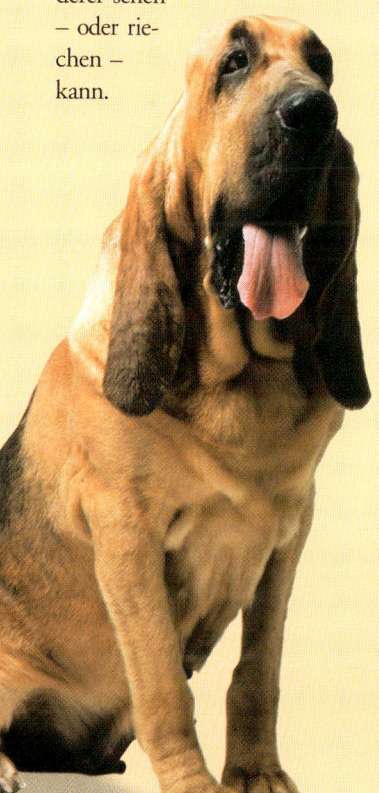

"Mit ihren Worten"

Hast du jemals an etwas gerochen und dich an einen Menschen oder ein Ereignis von früher erinnert? Wissenschaftler haben bewiesen, dass Geruch und Erinnerung im Gehirn eng verbunden sind. Helen Keller (S. 75), die blind und taub war, wusste alles über die Gefühlskräfte des Geruchs.

„Geruch ist ein Zauber, der uns Tausende von Meilen oder viele Lebensjahre zurückversetzt. Der Geruch von Obst versetzt mich in mein Heim im Süden, zu den kindlichen Vergnügungen im Pfirsichhain. Andere Gerüche, kurz und vergänglich, lassen mein Herz fröhlich schlagen oder sich in alter Trauer verzehren. Schon beim Gedanken an Gerüche füllt sich meine Nase mit Düften, die süße Erinnerungen an vergangene Sommer und reifende Kornfelder wecken."

Der Geschmack

Die sensible Zunge

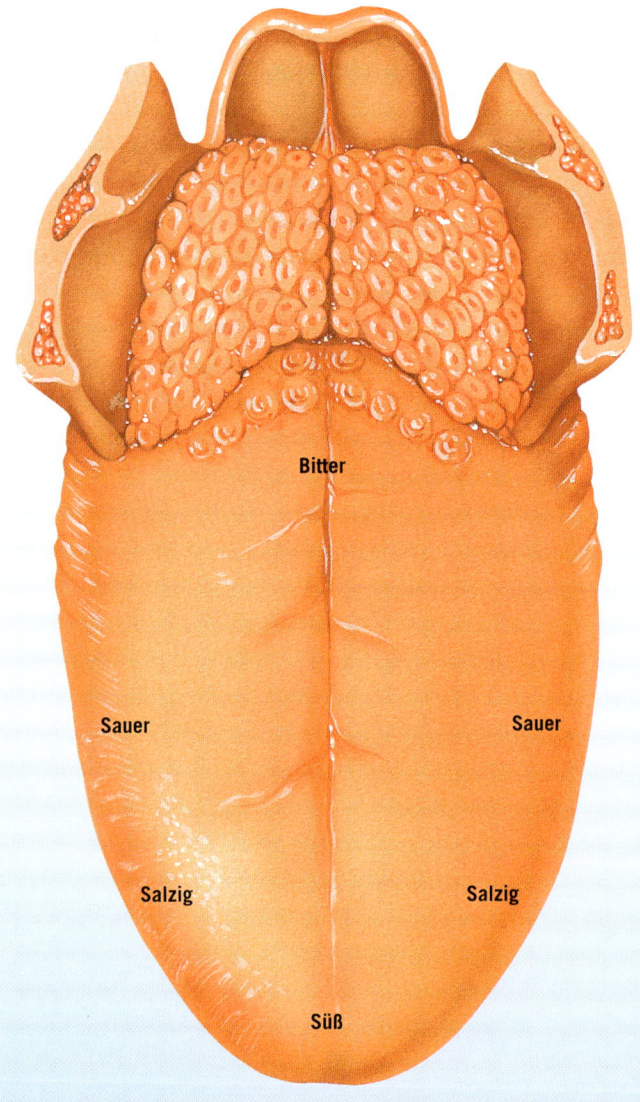

Der Geschmackssinn ist komplizierter, als du denkst. Wenn du etwas schmeckst, spürst du vier Dinge, die den Geschmack des Essens beeinflussen: Geruch, Temperatur, Beschaffenheit und den Geschmack selbst, der von den Geschmacksknospen wahrgenommen wird.

Wenn du isst oder trinkst, lösen sich die Chemikalien des Essens im **Speichel** auf. Besondere Rezeptorzellen auf der Zunge und im Mund – die Geschmacksknospen – nehmen die Chemikalien wahr. Verschiedene Knospen entsprechen verschiedenen Geschmacksrichtungen, wie süß oder salzig. Auch der Geruchssinn spielt eine Rolle. Das Aroma der Speisen steigt in deine Nase, die Botschaften zum Gehirn sendet. Der Geruch macht einen großen Teil des Geschmacks beim Essen aus. (Darum schmeckt Essen nicht sehr gut, wenn du erkältet bist und eine verstopfte Nase hast.) Die Geschmacksvorlieben sind von Mensch zu Mensch und von Kultur zu Kultur sehr unterschiedlich. Manche mögen scharfe Currys, andere lieber mildes Essen. Was schmeckt dir am besten?

Papillen

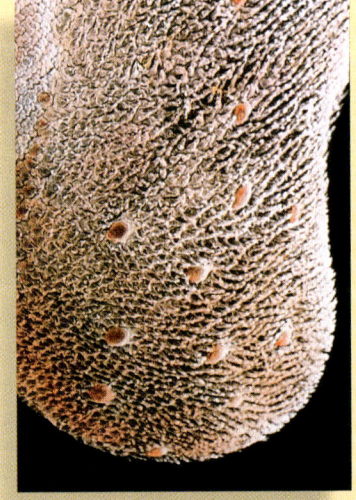

Die kleinen Buckel auf deiner Zunge sind keine Geschmacksknospen, sondern sogenannte Papillen. Durch ihre rauhe Oberfläche kann die Zunge das Essen besser festhalten. Fungiforme Papillen (*die größeren Punkte auf dem Bild*) sind pilzförmig. Filiforme Papillen sind dünn und fadenartig.

Geschmacksknospen sind kleine Zellgruppen und viel kleiner als Papillen. Etwa 10 000 sind auf der Zunge verteilt. Sie sitzen an den Seiten und an der Spitze der Papillen.

Deine Zunge ist ein starker **Muskel**. Sie bewegt sich in viele Richtungen, damit du das Essen zerkleinern und schlucken kannst. Sie hilft dir auch beim Sprechen, wenn du z. B. eine zweite Portion bestellen möchtest! Die Zunge ist das Hauptorgan für den Geschmack, dank winziger, zwiebelartiger Zellhaufen – der Geschmacksknospen. Sie nehmen den Geschmack wahr und senden Signale zu den Geschmackszentren im Gehirn.

Die Geschmacksknospen erkennen vier Geschmacksrichtungen: süß, salzig, sauer und bitter. Alle anderen Geschmacksrichtungen sind Kombinationen aus diesen vieren. Der hintere Zungenteil enthält die meisten Geschmacksknospen zum Erkennen bitterer Substanzen, die Seiten sind für sauren, die seitliche Zungenspitze für salzigen und die Zungenspitze selbst ist für süßen Geschmack zuständig.

Teste deinen Geschmack

Versuch's mal!

Teste deine Geschmacksknospen! Suche mit deinen Eltern Essen mit vier verschiedenen Geschmacksrichtungen aus: süß, salzig, sauer und bitter. Unten siehst du ein süßes Törtchen, eine saure Zitrone, salzige Kartoffelchips und eine Tasse bitteren Tee. Verteile jede Sorte Speise oder Getränk auf vier verschiedene Stellen der Zunge: auf die Spitze, den hinteren Teil, die hinteren Seiten und die seitliche Zungenspitze. Welches Essen schmeckt wo am stärksten? Gibt es Stellen,

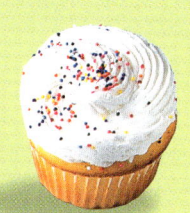
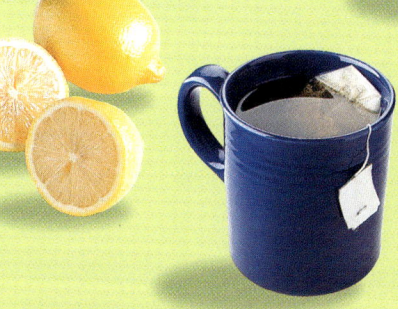
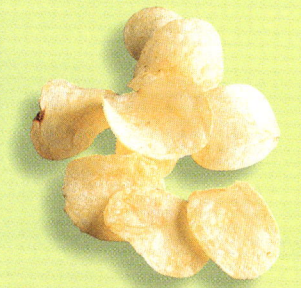

Baa!

In Neuseeland ist das Herausstrecken der Zunge nicht nur unhöflich – es kann eine Kriegserklärung sein. Die Maori von Neuseeland führten früher den Kriegstanz *Haka* auf, bevor sie in den Krieg zogen. Zum Tanz gehörten Augenrollen und das Herausstrecken der Zunge, damit die Krieger furchterregender aussahen. Heute wird Haka nur noch bei Zeremonien aufgeführt.

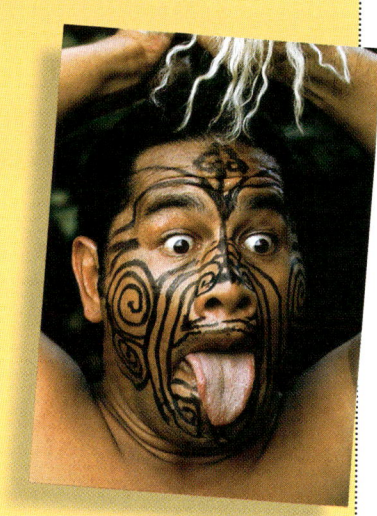

Hast du das gewusst?

Süße Füße!

Schmetterlinge schmecken mit den Füßen. Sie haben dafür besondere Zellen auf den Sohlen. Eine sekundenkurze Landung genügt, um festzustellen, ob die Pflanze als Nahrung oder zum Eierlegen geeignet ist.

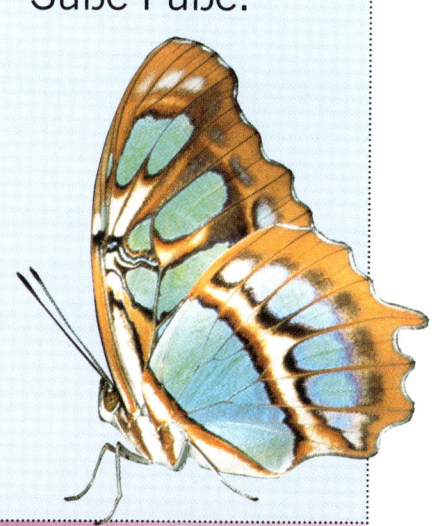

Seltsam aber wahr!

Leckere Farben

Kannst du dir vorstellen, dass du Töne siehst oder Geschmack fühlst? Dass Wörter Farbe haben? Menschen mit einem seltenen Gehirnzustand namens Synästhesie erleben die Welt so. Ihr Gehirn empfängt vermischte Sinneswahrnehmungen, als ob im Schaltkasten die Leitungen durcheinander geraten wären. Ein Synästhet kann Musik als Farben wahrnehmen, mit jeder Note in einer anderen Schattierung. Andere empfangen Töne, Geschmack und Farben gleichzeitig. Eine Synästhetin beschrieb das Lachen ihres Mannes so: „Es ist goldbraun mit einem Geschmack von knusprigem Buttertoast, was seltsam klingt, aber es ist so."

Süßschnabel

Süßigkeiten und Kinder scheinen von Natur aus zusammenzugehören. Es gibt einen biologischen Grund: Kinder bis zu fünf Jahren haben mehr Geschmacksknospen als Erwachsene, und zwar auf den Lippen und auf der Zunge. Kinder sind empfindlicher gegen starken Geschmack und daher auch empfänglicher für Süßes.

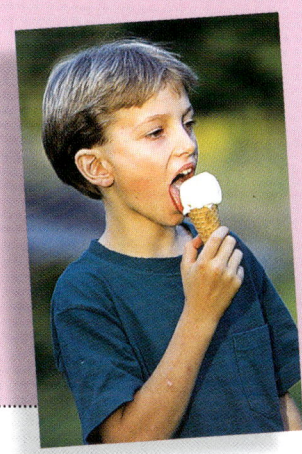

Was ist Verdauung?

Wie ein Auto braucht auch der Körper Brennstoff, um zu funktionieren. Das **Verdauungssystem** wandelt die Nahrung, die du isst, in Energie um. Die Körperzellen brauchen sie für ihre Arbeit. Dieser Brennstoff enthält auch **Nährstoffe**, die der Körper zum Wachsen, zum Lebenserhalt und zur Reparatur seines **Gewebes** braucht.

Die Verdauung beginnt schon, wenn du den ersten Bissen kaust. Sobald du schluckst, geht der Prozess im Magen weiter. Er mischt die Mahlzeit mit starken Säuren und **Enzymen**. Diese Chemikalien spalten die Nahrung in Teile auf, die der Körper aufnehmen kann. Im Dünndarm wird am meisten aufgenommen. Dort wandern die Nährstoffe des Essens ins Blut und werden zu den Zellen gebracht. Die Nahrungsreste gelangen in den Dickdarm, wo ihnen Wasser entzogen wird und sie verdickt werden (daher der Name). Die unverdaulichen Bestandteile wandern in den Mastdarm und werden als Kot ausgeschieden.

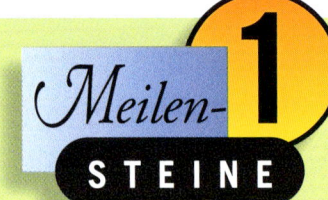

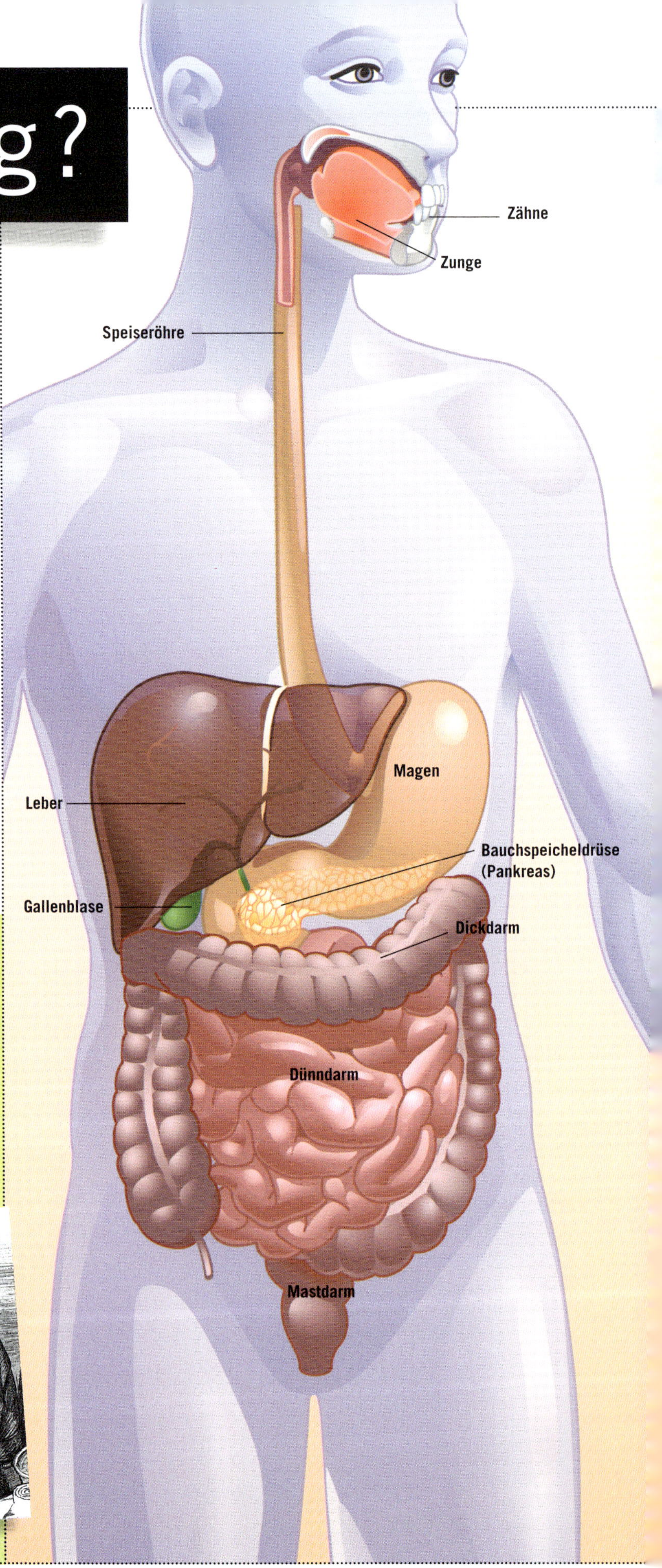

Meilen-1-STEINE

Guckloch in den Magen

William Beaumont, ein amerikanischer Feldarzt, behandelte 1822 einen Patienten namens Alexis St. Martin, den aus Versehen eine Schrotkugel getroffen hatte. St. Martin überlebte, aber das 6,4 cm große Loch in seinem Magen heilte nicht ganz zu. Durch dieses erstaunliche Schlüsselloch studierte Dr. Beaumont den Verdauungsprozess. Dazu sah er durch einen Schlauch in St. Martins Magen. Einmal stopfte er sogar eine angebundene Auster dort hinein. Als er den Faden anderthalb Stunden später herauszog, war die Auster weg!

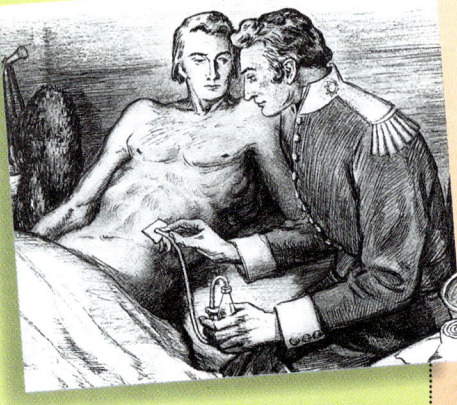

84 DER MENSCHLICHE KÖRPER

Der Verdauungstrakt

Der Verdauungstrakt ist ein kompliziertes System von Schläuchen, die ausgebreitet etwa 9 m lang wären. Die Nahrung, die du isst, hält an verschiedenen Stellen dieser Schläuche an. An diesen Stellen laufen Prozesse ab, die die Nahrung bewegen, aufspalten und die Nährstoffe absorbieren, um die Aktivitäten unserer Zellen zu ermöglichen. Während der Reise durch den Verdauungstrakt wird aus fester Nahrung – z. B. Apfelstücken – eine breiige Masse. Die Körperzellen holen sich daraus die chemischen Substanzen, die sie brauchen. Manche Nahrungsmittel benötigen für die Verdauung länger als andere; im allgemeinen dauert der gesamte Prozess zwischen 19 und 36 Stunden.

Verdauungssäfte zugeben
Wenn das Essen den Magen verlässt und in den oberen Dünndarm gelangt, wird es mit Verdauungssäften aus der Bauchspeicheldrüse und der Gallenblase gemischt.

Oberer Verdauungstrakt
In wenigen Sekunden zerkleinern die Zähne ein Stück Apfel. Die Zunge hilft dabei, ihn mit **Speichel** zu mischen, der von den Speicheldrüsen in den Mund gepumpt wird.

Die Kehle hinunter
Die Muskelkontraktionen in der Kehle brauchen zwischen 5 und 8 Sekunden, um die zerkaute Nahrung die **Speiseröhre** hinunterzubefördern.

In den Mixer
Die Muskeln im Magen durchmischen das Essen 6 Stunden lang mit starken Säuren und verwandeln es in eine dicke, suppige Substanz namens Chymus.

Endstation
Der Dickdarm lagert die Nahrungsreste zwischen 12 und 24 Stunden, entnimmt die restlichen Nährstoffe und zieht das Wasser heraus. Die Überreste werden vom Körper ausgeschieden.

Dünn, aber wichtig
Der Dünndarm ist ein langer, gewundener Schlauch, der innen mit Zotten ausgekleidet ist. Das sind kleine Buckel, die die Nährstoffe etwa 3 bis 6 Stunden lang aufsaugen und in das Blut schicken.

Eiserne Ration

Du hast sicher schon gehört, dass man vor Hunger einen ganzen Ochsen aufessen könnte. Aber ein zweisitziges Flugzeug? Genau das tat der 29jährige Michel Lotito aus Frankreich im Jahr 1978. Er schnitt eine Cessna in fingernagelgroße Stücke und aß sie nach und nach auf. Lotito kann bis zu 1 kg Metall am Tag essen. Er reist um die Welt und isst solche Dinge wie Fahrradspeichen oder Einkaufswagen. Als ihm das *Guiness-Buch der Rekorde* eine Medaille verlieh, aß er sie auf.

Hast du das gewusst?

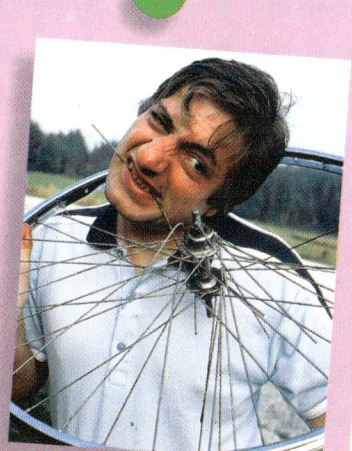

Ein Blick in den Mund

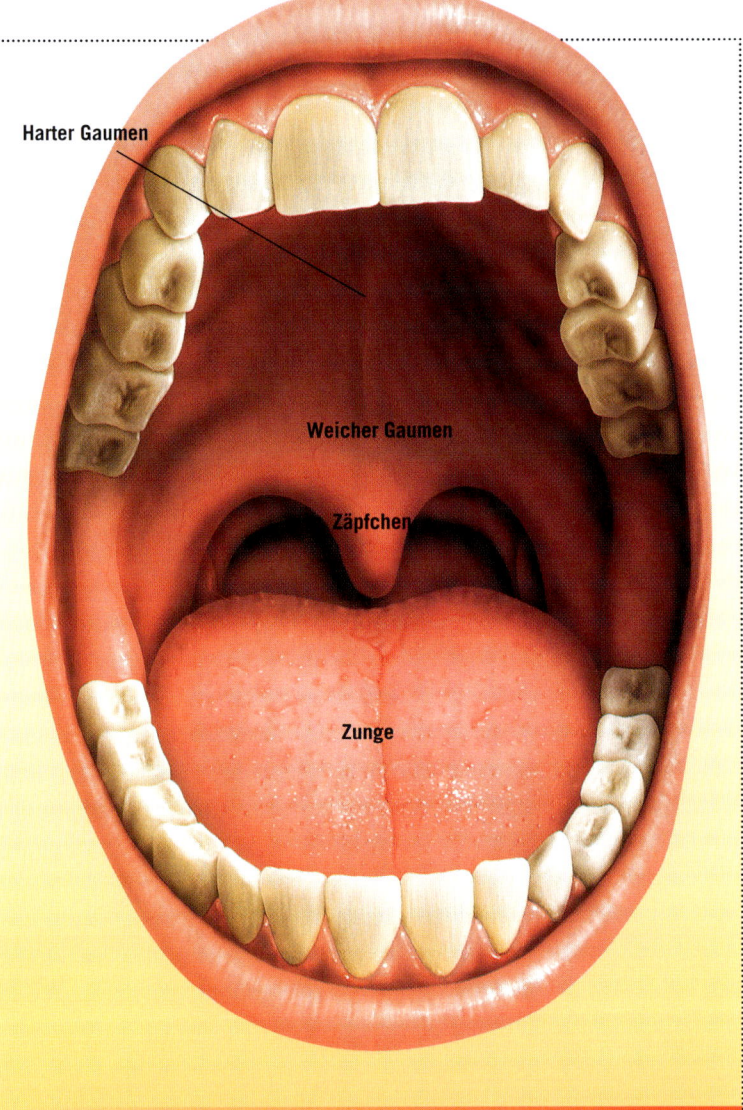

Harter Gaumen
Weicher Gaumen
Zäpfchen
Zunge

Du siehst deinen Mund wahrscheinlich nicht als Teil des Verdauungstraktes an, aber dort beginnt tatsächlich der Verdauungsvorgang. Jeder Teil des Mundes hat eine besondere Aufgabe.

Die Lippen öffnen sich und lassen die Nahrung in die Mundhöhle, damit sie dort verarbeitet werden kann. Die Zähne schneiden, zerkleinern und mahlen das Essen in kleine Stücke, damit sie durch die **Speiseröhre** passen. Der Mund bringt die Nahrung auch auf die Körpertemperatur, so dass sie nicht zu heiß oder zu kalt ist, da die Schleimhaut der Speiseröhre sehr temperaturempfindlich ist.

Beim Kauen bewegt die muskulöse Zunge die Nahrung und mischt sie mit **Speichel**. Der Speichel befeuchtet die Speisen, damit sie leichter geschluckt werden kann. Er enthält auch **Enzyme**, die schon mit der Aufspaltung der Nahrung beginnen. Der Speichel löst auch Chemikalien aus der Nahrung, damit du sie schmecken kannst. Schließlich rollt die Zunge das Essen zu einem Klumpen, dem Bolus, und befördert ihn zum Schlucken nach hinten in den Schlund.

Einst & JETZT!

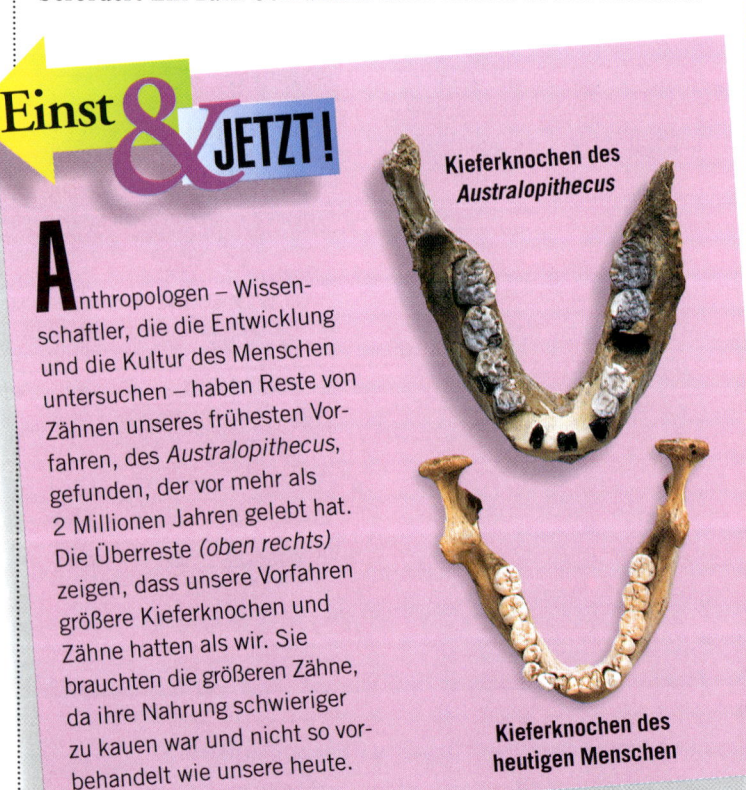

Kieferknochen des *Australopithecus*

Kieferknochen des heutigen Menschen

Anthropologen – Wissenschaftler, die die Entwicklung und die Kultur des Menschen untersuchen – haben Reste von Zähnen unseres frühesten Vorfahren, des *Australopithecus*, gefunden, der vor mehr als 2 Millionen Jahren gelebt hat. Die Überreste (oben rechts) zeigen, dass unsere Vorfahren größere Kieferknochen und Zähne hatten als wir. Sie brauchten die größeren Zähne, da ihre Nahrung schwieriger zu kauen war und nicht so vorbehandelt wie unsere heute.

In der Mundhöhle

Die Zähne, insgesamt 32, haben verschiedene Formen und Namen, da sie unterschiedliche Aufgaben haben. Die acht breiten Schneidezähne vorn – vier oben und vier unten – sind zum Schneiden und Beißen da. Daneben liegen die spitzen Eckzähne, insgesamt vier, die an der Nahrung reißen. Hinter den Eckzähnen mahlen die acht flachen, breiten Backenzähne (Prämolaren) und die zwölf Mahlzähne (Molaren) die Nahrung. Bei manchen Menschen fehlen die hintersten Molaren, die vier sogenannten Weißheitszähne.

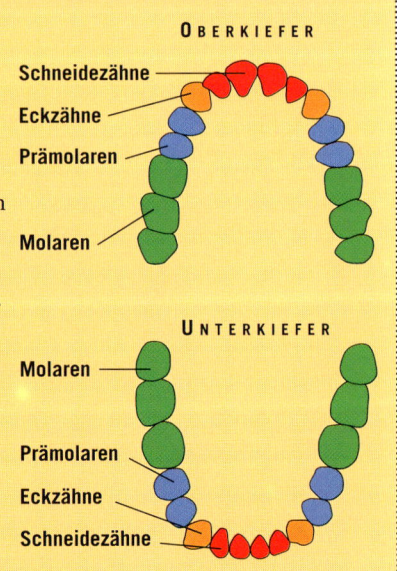

OBERKIEFER
Schneidezähne
Eckzähne
Prämolaren
Molaren

UNTERKIEFER
Molaren
Prämolaren
Eckzähne
Schneidezähne

Gut putzen!

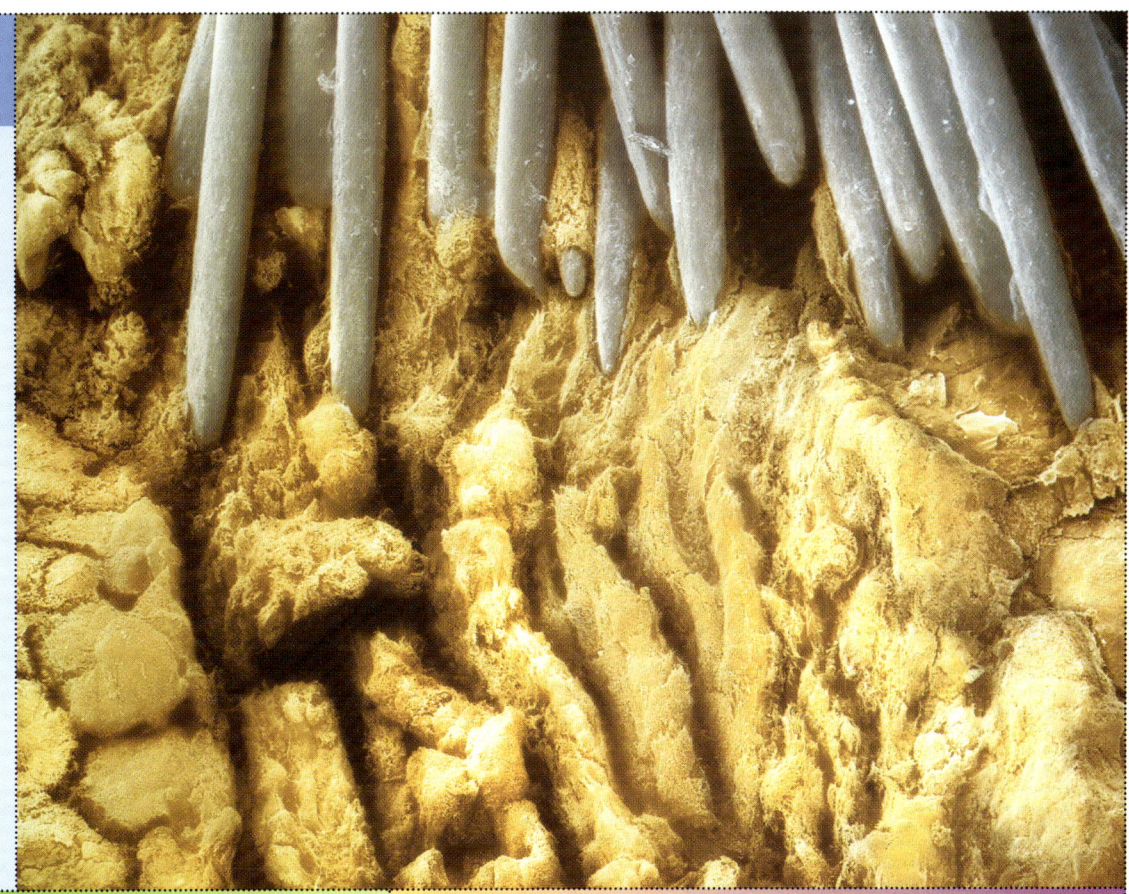

Obwohl die Zahnoberfläche glatt aussieht, kannst du im Mikroskop erkennen, dass sie in Wirklichkeit ziemlich rau ist *(rechts)*. Essenspartikel können sich leicht in den kleinen Spalten festsetzen. **Bakterien** und **Schleim** bilden dann zusammen mit dem Essen eine klebrige Schicht auf den Zähnen. Die Borsten der Zahnbürste, auf diesem Bild 75fach vergrößert, lockern und entfernen den Belag, die Plaque. Wenn du nicht gründlich putzt, breitet sich Plaque aus. Dann greifen die von den Bakterien gebildeten Säuren den Zahnschmelz an und verursachen Löcher, und du musst zum Zahnarzt.

Auf den Zahn gefühlt

Der leuchtend weiße Zahnschmelz auf den Zähnen ist die härteste Substanz im Körper. Er ist härter als Knochen. Er schützt das empfindliche Zahninnere aus **Nerven**, **Geweben** und Blutgefäßen und besteht hauptsächlich aus **Kalzium** und Phosphor. Darunter ist eine harte Schicht, das Zahnbein (Dentin), das von Blutgefäßen versorgt wird. Diese Gefäße und die Nerven liegen in der Mitte des Zahns im Zahnmark (Pulpa). Die Zähne sind mit Wurzeln im Kieferknochen fest verankert. Dort hält sie eine zähe Zementschicht fest.

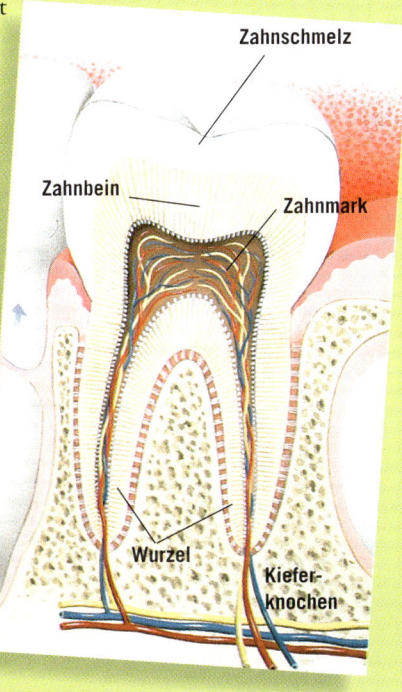

Vorfreude aufs Essen

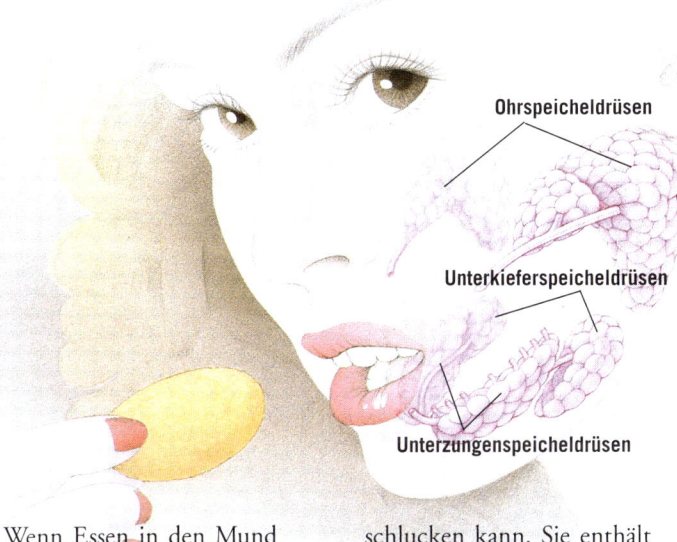

Wenn Essen in den Mund gelangt, produzieren die drei Paar Speicheldrüsen am Kiefer und unter der Zunge Speichel. Die klare Flüssigkeit befeuchtet das Essen, damit man es leichter kauen und schlucken kann. Sie enthält auch Enzyme, die die Stärke im Essen aufspalten und in Zucker verwandeln. Manchmal genügt schon der Geruch, dass dir das Wasser im Mund zusammenläuft!

DAS VERDAUUNGSSYSTEM

Der Weg in den Magen — Muskelschichten

Nach dem Schlucken läuft das Essen in den Magen – einen kräftigen Schlauch aus drei starken Muskelschichten, die sich ausdehnen und zusammenziehen, um die Nahrung zu speichern, zu zerkleinern und sie weiterzubewegen. Ein ausgewachsener Magen ist etwa 25 cm lang und kann maximal vier Liter Essen und Trinken fassen.

Zum Verarbeiten der Nahrung bildet die Magenschleimhaut Magensäfte. Sie enthalten Wasser, **Enzyme** und andere Dinge, um die Nahrung zu spalten und **Bakterien** abzutöten. Der stärkste Magensaft ist die Salzsäure. Sie ist so stark, dass man in Fabriken damit Metall auflöst! Zum Glück schützt eine Schleimschicht die Magenschleimhaut vor dieser Säure. Doch der Magen verliert jede Minute eine halbe Million Zellen, die er ersetzen muss! Die gesamte Magenschleimhaut erneuert sich in drei Tagen.

Wenn die Nahrung den Magen verlässt, hat sie sich in eine dicke, milchige Flüssigkeit (den Speisebrei oder Chymus) verwandelt. Der Magen gibt immer eine kleine Menge davon in den Dünndarm ab. Bis der Magen leer ist, dauert es fünf bis sechs Stunden.

Der Magen ist ein J-förmiger Beutel, der von Muskelbändern umhüllt ist, die längs und quer verlaufen. Diese Muskeln spannen und entspannen sich dreimal pro Minute und mischen die Nahrung mit den vom Magen gebildeten Magensäften. Wenn die Nahrung gut durchgemischt ist, öffnet sich der Pförtner – ein Ringmuskel unten am Magen – und spritzt den Inhalt in den Dünndarm.

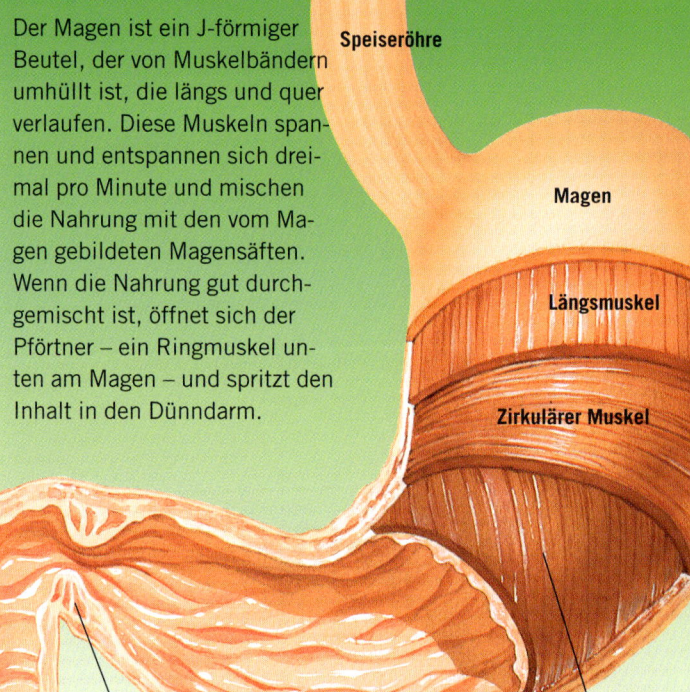

Die Reise der Nahrung beginnt

Wusstest du, dass man 3000-mal täglich schluckt? Jedes Mal drückt die Zunge dabei Essen oder Trinken nach hinten. Beim Schlucken werden die Nase und die Luftröhre, also die Luftwege, automatisch verschlossen, damit nichts in die Lunge oder die Nase gelangen kann.

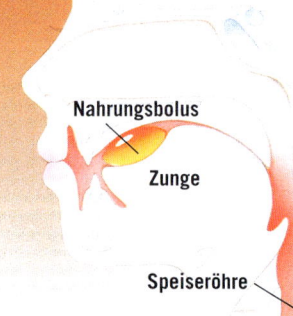

Die Zunge schiebt den Bolus oder Nahrungsklumpen gegen den Gaumen und in Richtung Kehle.

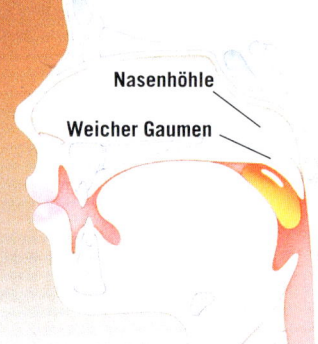

Wenn der Bolus den Rachen erreicht, hebt sich der weiche Gaumen und verschließt den Zugang zur Nase.

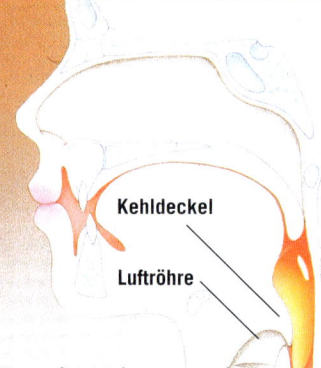

Wenn die Nahrung nach unten rutscht, bedeckt der Kehldeckel die Luftröhre, damit das Essen nicht in die Lunge gelangt.

Im Kopfstand schlucken?

Die **Speiseröhre** ist hohl. Doch wenn du schluckst, fällt das Essen nicht einfach nach unten bis in den Magen. Es muss geschoben werden. Dafür entspannen und spannen sich die Muskeln in der Wand der Speiseröhre wellenförmig an und schieben das Essen nach unten. Am unteren Ende der Speiseröhre öffnet sich dann eine Klappe

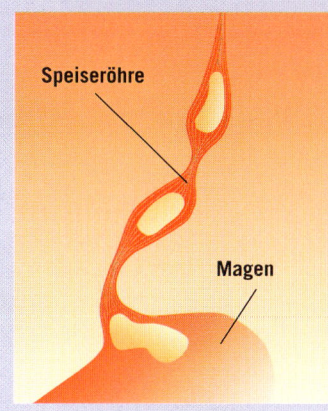

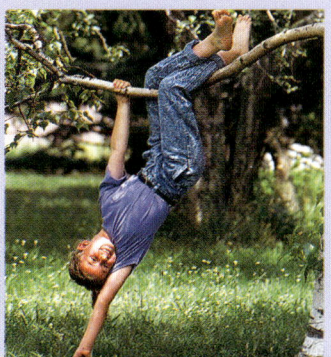

und lässt das Essen in den Magen. Diesen Prozess nennt man Peristaltik, er kann das Essen auch dann transportieren, wenn du mit dem Kopf nach unten hängst. Aber versuch es lieber nicht, weil du dich verschlucken könntest!

Die Magenschleimhaut

Die Magenschleimhaut ist in Falten gelegt *(unten)*, die sich auseinander und zusammenziehen, wenn sich der Magen füllt oder leert. Diese Falten enthalten die Magensaft bildenden **Drüsen**. Aber warum verdauen sie sich nicht selbst? Eine dicke, klebrige Schleimschicht bedeckt das Mageninnere. Wenn sie nicht wäre, würden die Magensäfte den Magen mit dem Essen zusammen verdauen!

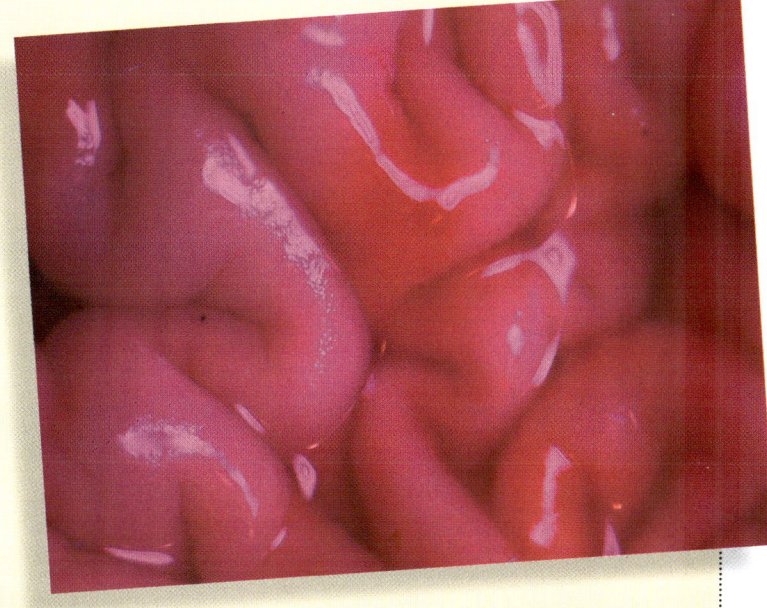

Hast du das gewusst?

Ziemlich vollgefressen!

Ein Mensch braucht bis zu 36 Stunden, um eine Mahlzeit völlig zu verdauen und die **Nährstoffe** im Körper zu verteilen. Doch die Verdauung dauert bei einer Pythonschlange noch viel länger. Eine Wildschweinmahlzeit *(rechts)* ist beim Python erst nach Wochen oder Monaten verdaut. Kein Wunder, dass diese Riesenschlange nach einer großen Beute erst einmal eine Pause einlegt! Nach einer solchen Mahlzeit suchen sich viele Schlangen einen sonnigen, geschützten Platz, an dem sie still liegen können. Die Sonne beschleunigt durch die Wärme den Verdauungsprozess und die Schlange schrumpft wieder auf ihre normale Größe.

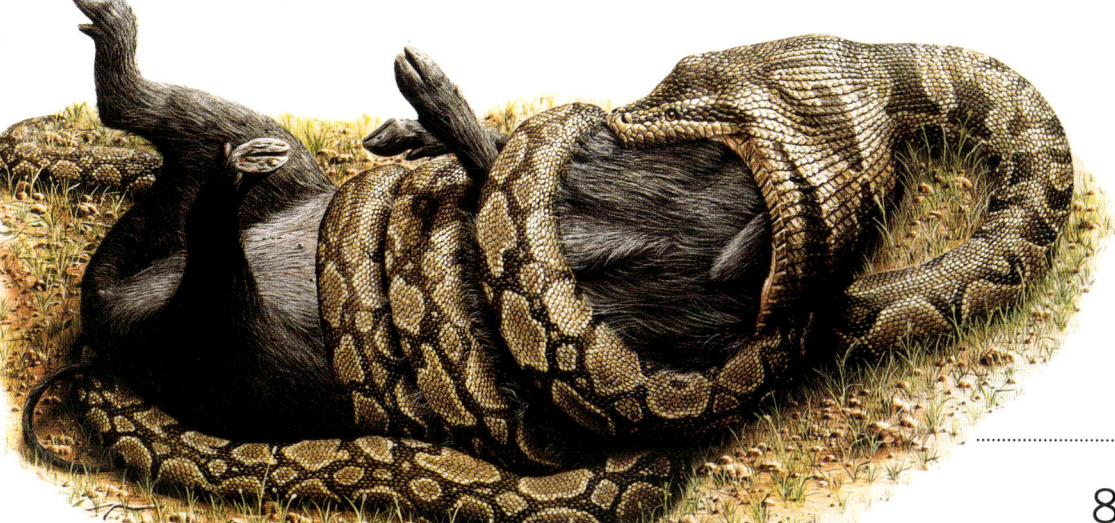

Im Innern der Därme

Weiterverarbeitung

Unterhalb des Magens ist der Bauch mit zwei gewundenen Schläuchen gefüllt – dem Dünndarm und dem Dickdarm. Der Dünndarm ist viermal länger als der Dickdarm. Er zieht die **Nährstoffe** aus dem dicken, suppigen Speisebrei, der durch eine Klappe am Magenausgang gedrückt wird, und verteilt ihn. Wenn der Brei in den oberen Dünndarm läuft, fließen Verdauungsflüssigkeiten aus der Gallenblase und der Bauchspeicheldrüse hinein und helfen dem Dünndarm dabei, die Nahrung in ihre verschiedenen chemischen Bestandteile aufzuspalten.

Wenn die Nahrung dann in den Dickdarm gelangt – der nächsten Haltestelle nach dem Dünndarm – sind die meisten Nährstoffe bereits entfernt. Die Hauptaufgabe des Dickdarms ist das Aufnehmen des Wassers aus der unverdauten Nahrung und das Speichern der Nahrungsreste, bis sie als Kot ausgeschieden werden. Bakterien im Dickdarm ernähren sich von einigen der verbleibenden Nährstoffe und bilden dabei Gas. Darum stinkt Kot.

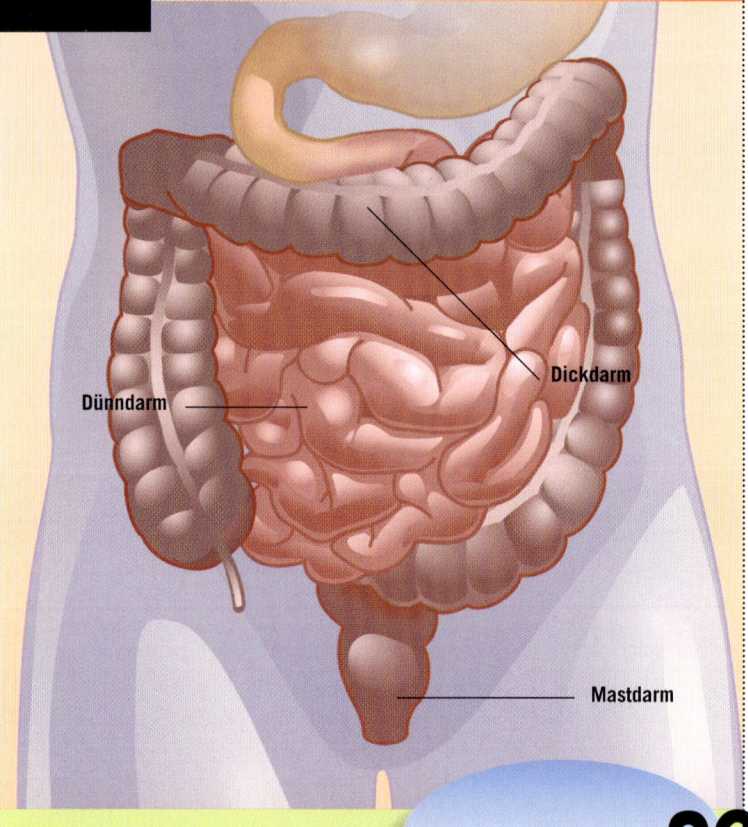

Dünndarm · Dickdarm · Mastdarm

Dünndarm

Wie groß?

Der Dünndarm ist ein großes **Organ**, das schwere Aufgaben zu bewältigen hat. Er ist ein 3 bis 6 cm dicker Schlauch, der in einen kleinen Raum gequetscht ist. Innen sind die Wände mit Tausenden von fingerartigen Ausstülpungen oder Zotten ausgekleidet, die die Nährstoffe aus der Nahrung in das Blut aufnehmen. Die Zotten sind etwa 1 mm lang und mit kleineren, haarförmigen Ausstülpungen, den Mikrozotten, bedeckt. Diese pelzartige Schicht bietet viel Oberfläche auf kleinem Raum für die Aufnahme von Nährstoffen. Sie funktioniert so ähnlich wie ein Frotteehandtuch beim Aufnehmen von Feuchtigkeit. Wenn der Dünndarm innen glatt wäre, müsste er 3,5 km lang sein, um genauso viele Nährstoffe aufzunehmen! Wenn du das nächste Mal bei jemandem im Auto mitfährst, dann schau einmal auf den Kilometerzähler. Du wirst dich wundern, wie lang das ist!

Seltsam aber wahr!

Bandwürmer

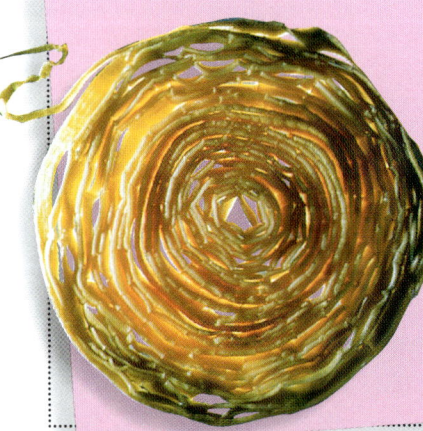

Hast du schon mal sehr viel gegessen und von jemandem gehört: „Du musst einen Bandwurm haben?" Natürlich macht derjenige Spaß, aber Bandwürmer gibt es wirklich. Diese Parasiten gelangen als kleine Larven in befallenem Fleisch in den Darm und können bis zu 9 m lang werden. Die Spirale links ist ein ausgewachsener Bandwurm. Die Vorstellung eines Bandwurmbefalls ist zwar ekelig, aber keine Angst: Bandwürmer sind normalerweise nicht gefährlich.

Nährstoffaufnahme

Wenn das Essen in den Dünndarm gelangt, ist es in eine dicke, milchshakeartige Masse umgewandelt worden. Diese Substanz fließt durch den Schlauch. Dabei wird die Nahrung durch Muskelbewegungen, **Schleim** und Verdauungssäfte transportiert. Die **Nährstoffmoleküle** berühren die fingerartigen Zotten *(Schemazeichnung rechts)*, die den Schlauch auskleiden. Die **Kapillaren** in den Zotten nehmen die Aminosäuren und Zucker auf und schicken sie ins Blut, während die Chylusgefäße die Fettsäuren herausziehen und sie in den Lymphgefäßen des **Immunsystems** einlagern *(S. 98)*. Das Blut und die Lymphe aus dem Dünndarm werden von der Leber gereinigt *(S. 92–93)*.

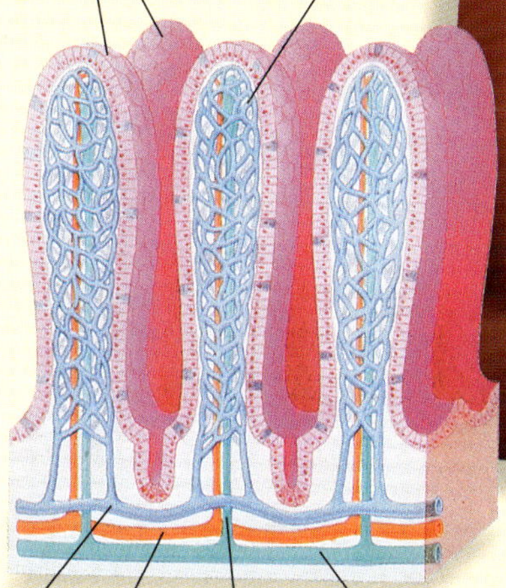

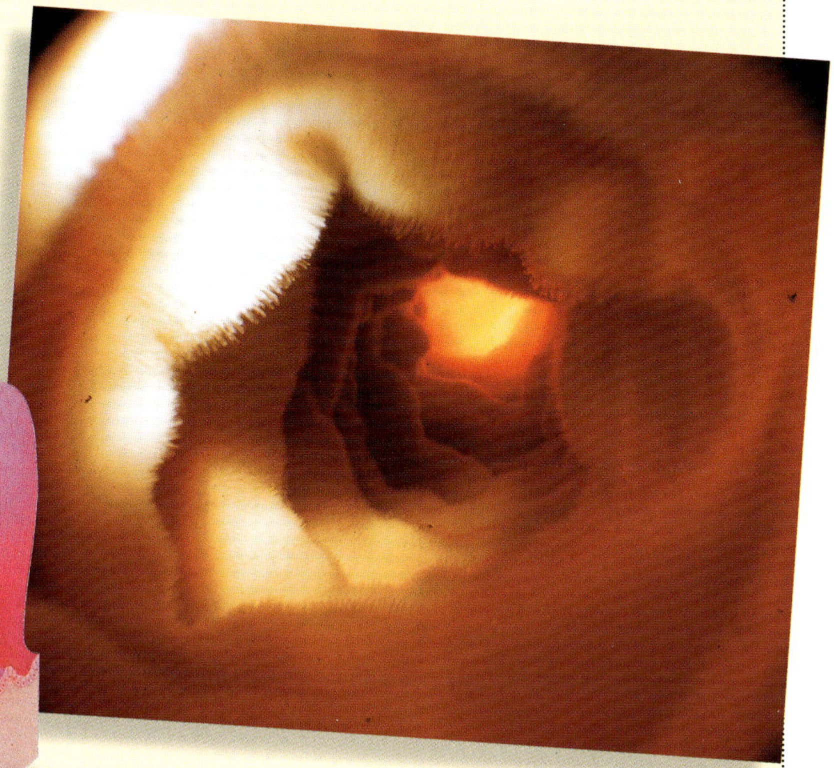

Ein Blick in den Dünndarm *(oben)* lässt die pelzige Oberfläche erkennen, die durch Tausende von Nährstoff aufnehmenden Zotten und noch kleineren Mikrozotten an den Wänden gebildet wird.

Endstation

Wenn die Nahrung im Dickdarm anlangt, sind nur noch Wasser, unverdaute Fasern und einige **Mineralien** übrig. Der Dickdarm ist etwa 1,50 m lang und 5 bis 8 cm dick. Er besteht aus drei Teilen: dem Blinddarm, in den die Nahrung vom Dünndarm fließt, dem Dickdarm, der den größten Teil ausmacht und das meiste Wasser aufsaugt, und dem Mastdarm, in dem die Nahrungsabfälle gespeichert werden. Die Wände geben Schleim ab und kleben die Reste zu Kot zusammen. Er wird durch den Anus ausgeschieden, wenn du zur Toilette gehst.

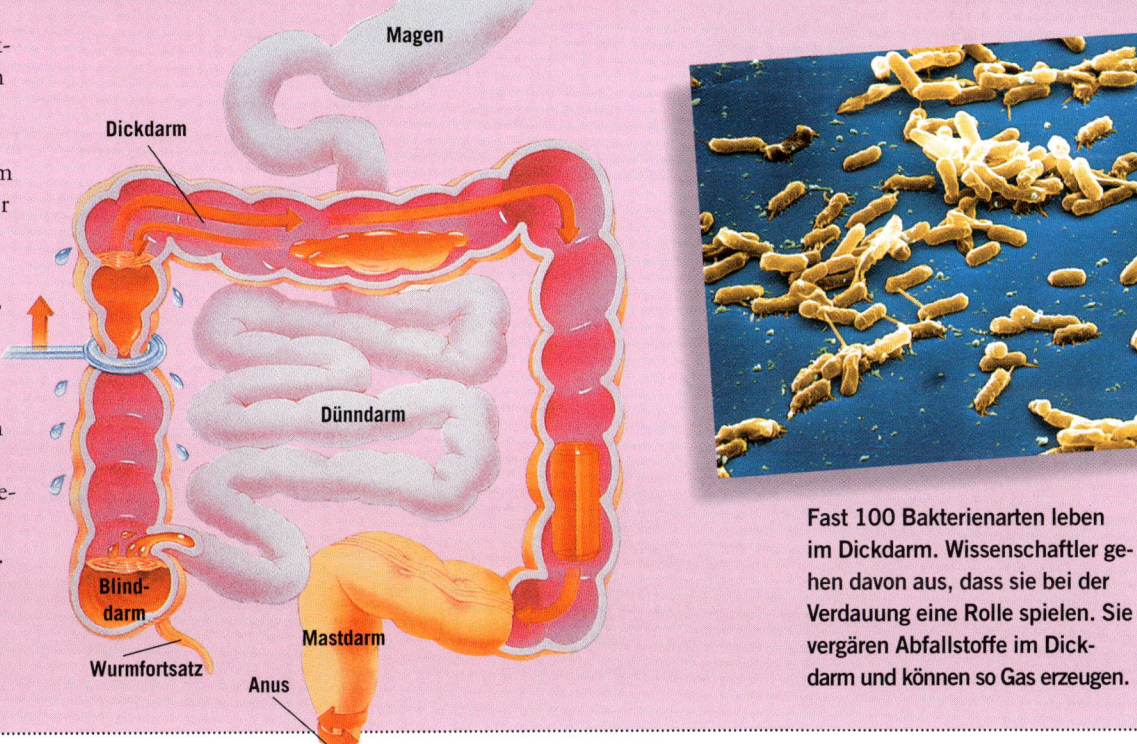

Fast 100 Bakterienarten leben im Dickdarm. Wissenschaftler gehen davon aus, dass sie bei der Verdauung eine Rolle spielen. Sie vergären Abfallstoffe im Dickdarm und können so Gas erzeugen.

Bauchspeicheldrüse, Gallenblase und Leber

Drei innere **Organe** sind für das Aufspalten der Nahrung in **Nährstoffe** lebenswichtig. Eine keilförmige **Drüse** hinter dem Magen, die Bauchspeicheldrüse, bildet konzentrierte Säfte, die das **Eiweiß** im Dünndarm verdauen. Sie produziert auch das **Hormon** Insulin, das den Blutzuckerspiegel **(Glukose)** kontrolliert. Wenn der Blutzuckerspiegel zu hoch ansteigt oder zu stark fällt, kann man ins Koma fallen.

Die Leber, die gleich neben dem Magen liegt, ist die wichtigste Chemiefabrik des Körpers. Sie hat vielfältige Aufgaben wahrzunehmen, wobei ihre Hauptfunktion die Wiederaufarbeitung des hindurchströmenden Blutes ist, das vom Dünndarm in das Herz fließt. Bevor das Blut in den restlichen Körper gelangt, reinigt die Leber es von allen Giftstoffen, die mit dem Essen und Trinken in den Körper gelangen. Die Leber speichert auch **Vitamine** und gibt sie an das Blut wieder ab, wenn der Körper sie braucht. Und sie bildet Galle, eine gelbe Flüssigkeit, die bei der Verdauung im Dünndarm hilft.

In der Gallenblase, einem Sack auf der Unterseite der Leber, sammelt sich die Gallenflüssigkeit. Sie spaltet die Fettteilchen in der Nahrung, damit sie der Körper leichter verdauen kann. Wenn die Gallenblase erkrankt, kann man sie entfernen, ohne dass die Verdauung dadurch nachhaltig gestört wird. Die Galle fließt dann einfach direkt von der Leber in den Dünndarm.

Die Saft-Produzenten

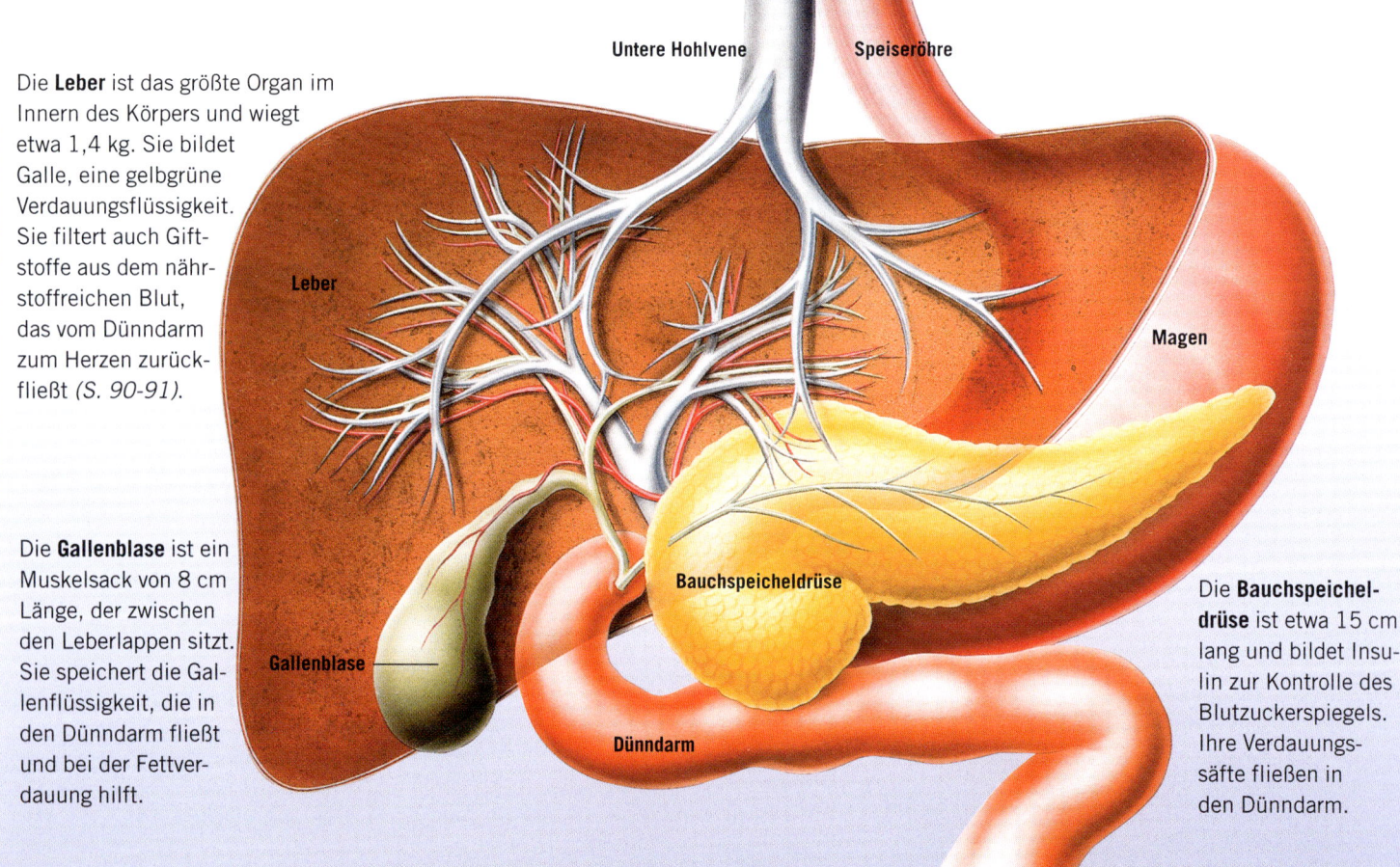

Die **Leber** ist das größte Organ im Innern des Körpers und wiegt etwa 1,4 kg. Sie bildet Galle, eine gelbgrüne Verdauungsflüssigkeit. Sie filtert auch Giftstoffe aus dem nährstoffreichen Blut, das vom Dünndarm zum Herzen zurückfließt (S. 90-91).

Die **Gallenblase** ist ein Muskelsack von 8 cm Länge, der zwischen den Leberlappen sitzt. Sie speichert die Gallenflüssigkeit, die in den Dünndarm fließt und bei der Fettverdauung hilft.

Die **Bauchspeicheldrüse** ist etwa 15 cm lang und bildet Insulin zur Kontrolle des Blutzuckerspiegels. Ihre Verdauungssäfte fließen in den Dünndarm.

Was ist Diabetes?

Manchmal bildet die Bauchspeicheldrüse nicht genug Insulin oder der Körper kann es nicht richtig verwerten. Dann steigt der Blutzuckerspiegel an und verursacht Diabetes, die Zuckerkrankheit. Manchmal hilft eine strenge Diät. Doch viele Menschen – auch Kinder – leiden an einer Diabetes-Art, die durch tägliche Insulinspritzen behandelt werden muss. Menschen mit Diabetes lernen, sich selbst zu spritzen, damit sie nicht so oft zum Arzt müssen. Mit den Spritzen können Diabetiker meist ein ganz normales Leben führen.

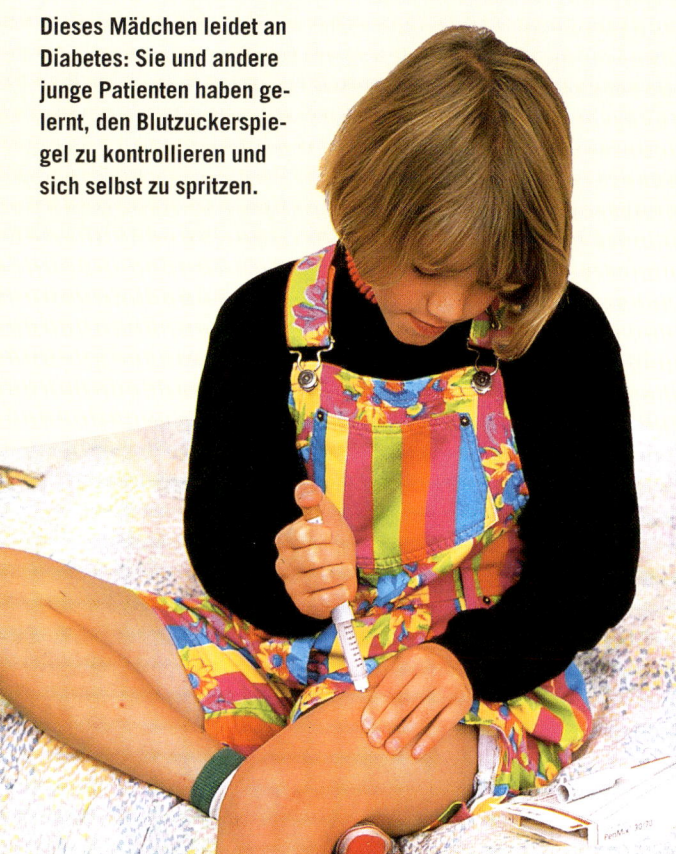

Dieses Mädchen leidet an Diabetes: Sie und andere junge Patienten haben gelernt, den Blutzuckerspiegel zu kontrollieren und sich selbst zu spritzen.

Gallensteine

Die Gallenflüssigkeit, die in der Leber gebildet wird, enthält Mineralsalze. Manchmal kristallisieren die Salze zu harten Klumpen aus, die Gallensteine heißen. Wenn Gallensteine die enge Verbindung zum Dünndarm blockieren, können sie starke Schmerzen verursachen und müssen chirurgisch entfernt werden. Gallensteine *(unten)* können sehr groß werden.

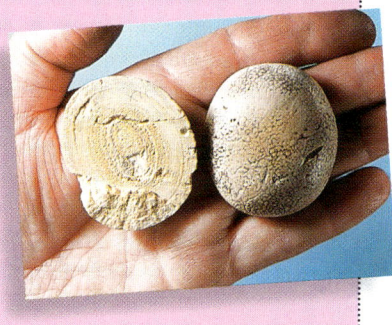

Aus der Leber wahrsagen

Dieses Tonmodell einer Leber ist mit vielen kleinen Feldern markiert und entstand im 18. oder 19. Jahrhundert vor Christus. Es wurde 1890 von Wissenschaftlern in den Ruinen Babylons entdeckt. Man nimmt an, dass es eine Karte ist, die von den Priestern, den Haruspexen, benutzt wurde. Sie behaupteten, dass sie die Zukunft aus der Leber eines geweihten Schafes lesen könnten. In einigen alten Kulturen glaubte man, dass die Leber das Zentrum von Körper und Geist ist.

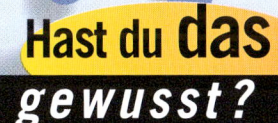

Hast du das gewusst?

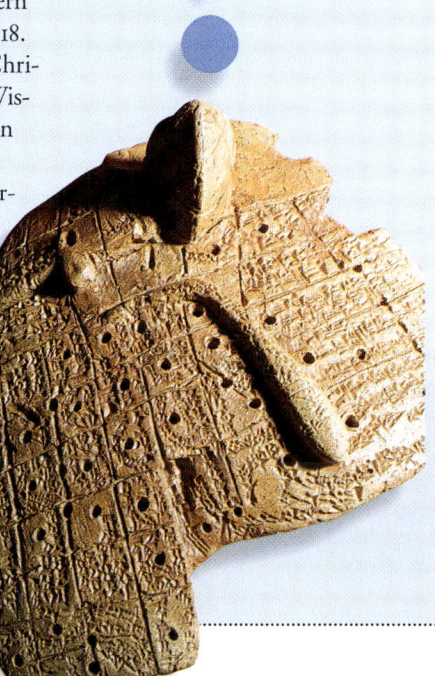

Kurz-INFO

Die Leber ist eine Chemiefabrik, die mehr als 500 wichtige Aufgaben im Körper hat. Dieses erstaunliche Organ sieht recht schlicht aus, ist aber innen ein sehr kompliziertes System. Ohne sie könnte der Körper nicht überleben und würde in 24 Stunden sterben. Bisher gibt es noch keine Maschine, die die Aufgabe der Leber übernehmen könnte.

Die Leber speichert die überschüssigen Vitamine, die der Körper aufnimmt, und gibt sie bei Bedarf wieder in das Blut ab.

Selbst wenn die Leber zu 90 Prozent entfernt wird, kann sie aus dem restlichen Gewebe wieder nachwachsen.

Die Leber kann sehr viele Gifte ausfiltern, einschließlich Gold, Quecksilber und Schlangengift.

Der größte Feind der Leber ist der Alkohol – auch in nicht konzentrierter Form, wie in Bier, Wein und Sekt. Alkohol vergiftet die Leber und zerstört mit der Zeit die Leberzellen.

Was ist Ernährung?

Nährstoffe und der Körper

Die Bausteine des Körpers, die Zellen, bilden Haut, Knochen, **Muskeln** und **Organe** und werden durch im Essen und Trinken enthaltene **Nährstoffe** aufgebaut. Um deinen Körper gesund und stark zu erhalten, musst du eine abwechslungsreiche Nahrung zu dir nehmen! Das ist wichtig!

Der Körper benötigt verschiedene Nährstoffe für unterschiedliche Zwecke. Einige, z. B. **Eiweiß**, sind wichtig für Knochen und Muskeln. Andere sind Baustoffe für die Zellen. Fasern bilden Ballaststoffe und quellen im Darm auf. Dadurch können die Därme die Nahrung gut durchkneten und die Nährstoffe herausziehen. Wieder andere Nährstoffe halten die chemischen Prozesse im Körper in Gang und helfen bei der Energiegewinnung für den Herzschlag, die Atmung und die Aufrechterhaltung der Körpertemperatur. Und das Wasser, das fast zwei Drittel des Körpers ausmacht, hilft bei der Temperaturregulation und ist für Zellen und Blut wichtig.

Eine ausgewogene Ernährung

Ernährungswissenschaftler verwenden gern Diagramme, um uns das Verhältnis, in dem wir Lebensmittel zu uns nehmen sollten, vor Augen zu führen. Die Speisen auf dem Tisch rechts zeigen dir, in welchen Anteilen die fünf Lebensmittelgruppen – Getreide; Obst und Gemüse; Milchprodukte; Fleisch, Fisch, Nüsse und Bohnen; Fett und Zucker – gegessen werden sollten. Der größte Teil der täglichen Nahrung sollte aus Getreide, Obst und Gemüse bestehen. Dazu solltest du kleinere Mengen von Milchprodukten, Fleisch und Fisch zu dir nehmen und nur ganz wenig Fett und Zucker.

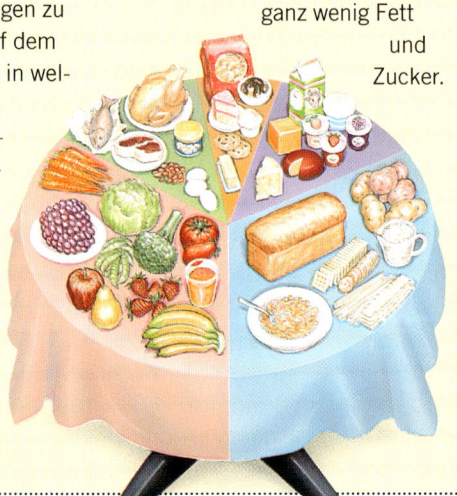

Eiweiß

Eiweiß ist vor allem in Fleisch, Fisch, Eiern, Nüssen und auch in Hülsenfrüchten, wie Bohnen, Linsen, Kichererbsen, und in Tofu enthalten. Der Körper braucht Eiweiß für das Wachstum und zum Reparieren der Zellen. Eiweiß bildet auch Teile der Haut, Knochen, Muskeln und der roten Blutkörperchen. Auch die Dutzende von **Enzymen**, die bei der Verdauung helfen, sind Eiweiße.

Vitamine & Mineralien

Sehr viele **Vitamine** sind in Gemüse und Obst enthalten. Allerdings braucht der Körper – verglichen mit Nährstoffen wie Eiweiß – davon nur recht wenig. Aber viele wichtige Funktionen hängen von ihnen ab. Die **Mineralien** halten vor allem die Zellstruktur aufrecht. Beispielsweise brauchen Knochen und Zähne **Kalzium**, das in Milch und Milchprodukten enthalten ist, während Kochsalz für die Übermittlung von Nervensignalen im Körper wichtig ist.

Fette

Sie werden auch Lipide genannt und finden sich vor allem in Milchprodukten, Fleisch und Ölen. Sie verbinden sich mit Eiweiß und bilden eine **Membran** um jede Zelle. Sie bilden auch die Myelinschicht, die die Axone der Nervenzellen (S. 49) isoliert. Im Körper gespeichertes Fett bildet eine Energiereserve, aber wenn du zu viel davon isst, wirst du nicht nur zu dick, sondern es kann auch Probleme mit dem Herz und dem **Kreislauf** veursachen.

Kohlenhydrate

Diese Nährstoffe sind der Grundstein einer gesunden Ernährung. Sie sind in Nudeln, Brot, Reis und anderen Getreiden enthalten und der größte Energielieferant. Bei der Verdauung werden die meisten Kohlenhydrate in Zuckerstoffe, wie Fruktose und **Glukose**, aufgespalten. Der Körper kann sie leicht und schnell durch die Zotten (S. 91) im Dünndarm aufnehmen.

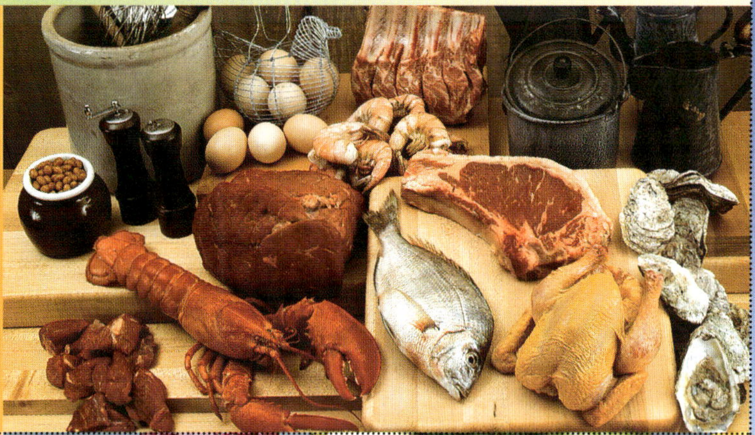

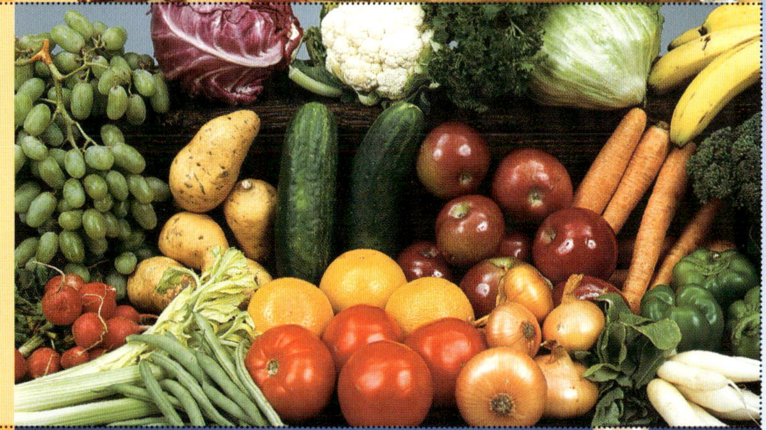

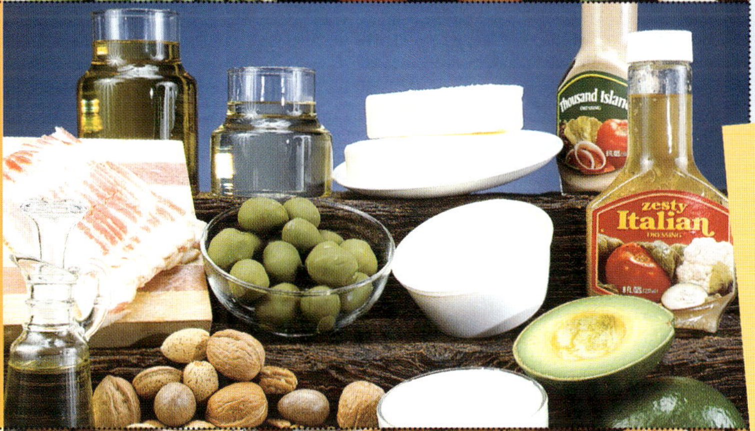

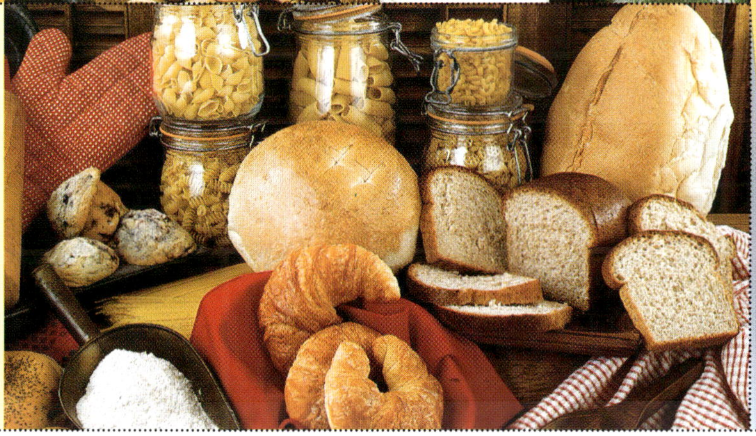

Zum Vergleich

Wasserverbrauch

Der menschliche Körper besteht zu zwei Dritteln aus Wasser. Es ist ein lebenswichtiger Bestandteil von Zellen und Blut. Das Wasser, das durch die normalen Körperfunktionen verloren geht, muss ersetzt werden, damit du weiterleben kannst.

Zufuhr

Chemische Reaktionen im Körper bilden etwas Wasser.

Im Essen enthaltene Flüssigkeit sorgt für eine gewisse Menge Wasser.

Das meiste Wasser erhält der Körper durch Getränke. Es ist wichtig, dass du täglich reichlich Wasser trinkst!

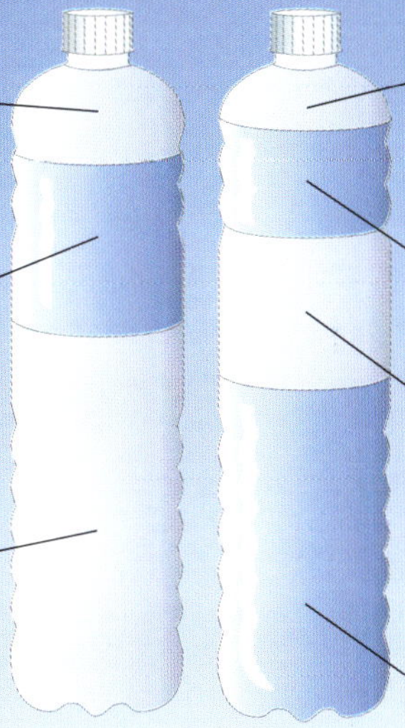

Verlust

Etwas Wasser wird mit dem Kot ausgeschieden.

Wasser verdampft mit dem Schweiß

Viel Wasser verdampft auf der Haut und geht mit dem Atem verloren.

Die Hälfte des Wassers wird mit dem Urin ausgeschieden.

Ein Festtagsschmaus!

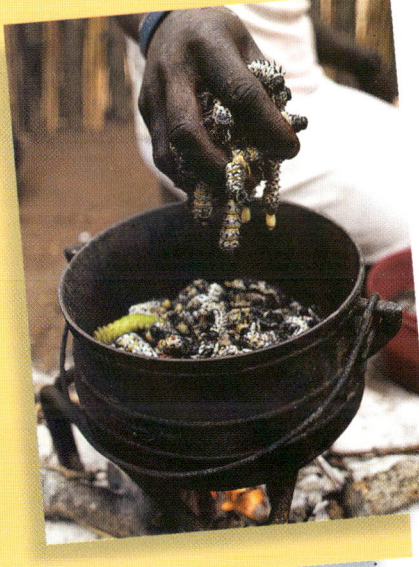

Diese südafrikanische Frau bereitet ein Essen mit eiweißreichen Mopani-Würmern zu. Dieses Gericht sieht vielleicht für dich nicht appetitlich aus, aber für den Venda-Stamm sind die Würmer ein wichtiges Nahrungsmittel. Wenn man sie in einem Eisentopf kocht, enthalten sie nachher auch noch dieses wichtige Mineral. Obwohl Menschen aus verschiedenen Kulturen sehr unterschiedliche Dinge essen, brauchen doch alle Menschen dieselben Nährstoffe, um gesund und stark zu bleiben.

Die reinigende Wirkung der Nieren

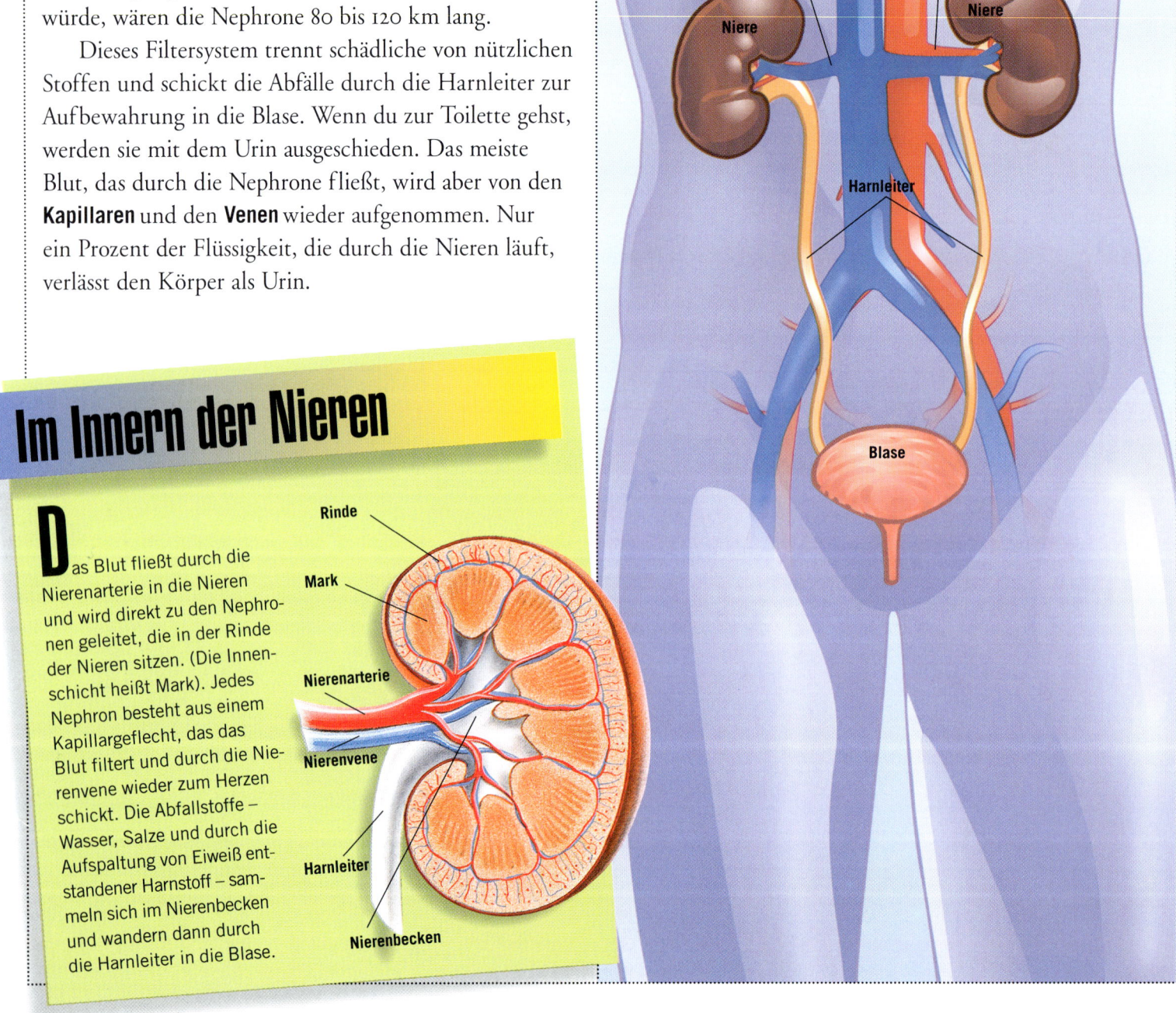

Knapp oberhalb der Taille liegen seitlich der Wirbelsäule die Nieren, zwei faustgroße, bohnenförmige **Organe**. Sie filtern die Abfallstoffe aus dem Blut, und sie sind immer im Dienst. In einigen Minuten wird das gesamte Blut durch die Nieren gepumpt.

Für diese schwierige Arbeit steht jeder Niere mehr als eine Million kleiner Blutfilteranlagen, die Nephrone, zur Verfügung. Wenn man sie nebeneinander ausbreiten würde, wären die Nephrone 80 bis 120 km lang.

Dieses Filtersystem trennt schädliche von nützlichen Stoffen und schickt die Abfälle durch die Harnleiter zur Aufbewahrung in die Blase. Wenn du zur Toilette gehst, werden sie mit dem Urin ausgeschieden. Das meiste Blut, das durch die Nephrone fließt, wird aber von den **Kapillaren** und den **Venen** wieder aufgenommen. Nur ein Prozent der Flüssigkeit, die durch die Nieren läuft, verlässt den Körper als Urin.

Im Innern der Nieren

Das Blut fließt durch die Nierenarterie in die Nieren und wird direkt zu den Nephronen geleitet, die in der Rinde der Nieren sitzen. (Die Innenschicht heißt Mark). Jedes Nephron besteht aus einem Kapillargeflecht, das das Blut filtert und durch die Nierenvene wieder zum Herzen schickt. Die Abfallstoffe – Wasser, Salze und durch die Aufspaltung von Eiweiß entstandener Harnstoff – sammeln sich im Nierenbecken und wandern dann durch die Harnleiter in die Blase.

Wie viel?

Durchblutung

Deine Nieren sind voller Blutgefäße *(unten)*. Es müssen so viele sein, weil sie 360-mal täglich das gesamte Blut im Körper filtern. Etwa ein Viertel des gesamten Blutes – mehr als ein Liter – fließt pro Minute durch deine Nieren! Um einen besseren Eindruck davon zu erhalten, stell dir vor, dass du 1700 Liter Wasser über deine Hände laufen lässt. So viel Blut müssen deine Nieren Tag für Tag verarbeiten!

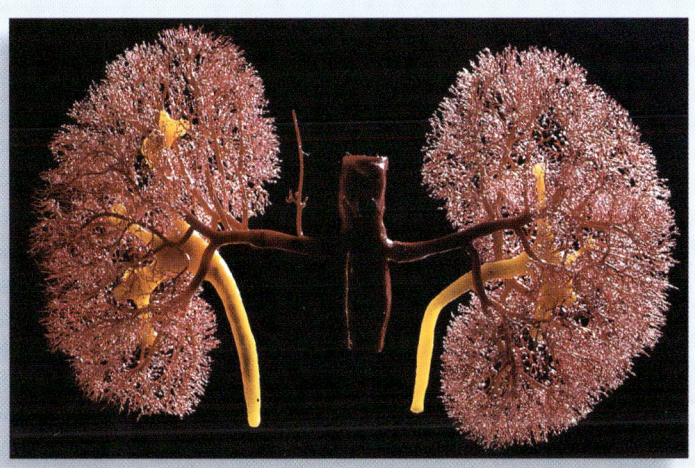

Wenn die Nieren versagen

Manchmal werden die Nieren verletzt oder erkranken und können das Blut nicht mehr filtern. Dann sammeln sich schädliche Stoffe an und machen den Menschen krank. In einem solchen Fall wird das gesamte Blut durch eine Maschine gereinigt. Man nennt das Dialyse. Eine andere Behandlungsmöglichkeit ist die Transplantation einer gesunden Niere von einem Verwandten oder einem Verstorbenen. Damit die Operation gelingt, müssen die Nieren bis dahin kühl und feucht gehalten werden *(unten)*.

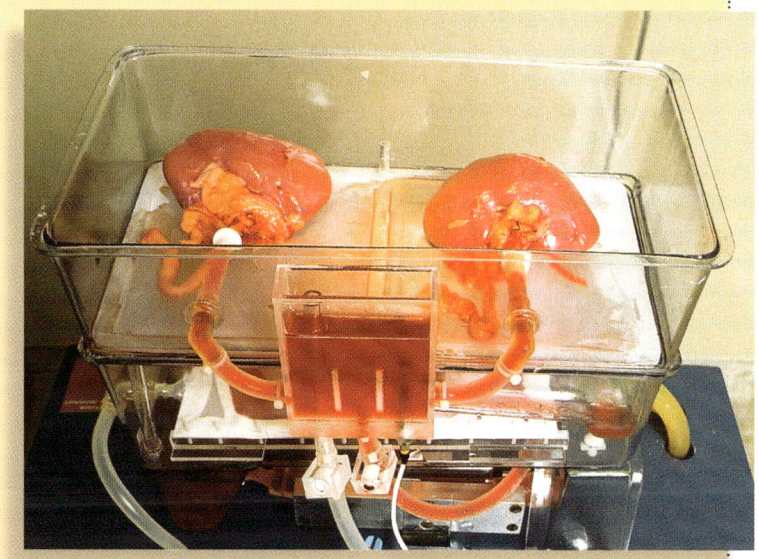

Urin-Analyse

Schon im Altertum wusste man, dass der Urin wichtige Informationen über die Vorgänge im Körperinnern verrät. Griechische, römische und arabische Ärzte untersuchten den Urin ihrer Patienten auf Farbe, Geruch, Geschmack und Beschaffenheit, um Krankheiten zu erkennen. Das medizinische Diagramm unten stammt aus dem Mittelalter und ordnet der Farbe und den Ablagerungen im Urin bestimmte Krankheiten zu. Auch heute untersuchen Ärzte im Labor den Urin ihrer Patienten, um Krankheiten und Infektionen oder eine Schwangerschaft zu diagnostizieren.

Was ist im Urin?

Urin besteht aus Wasser und Abfallstoffen, wie Harnstoff, einem Nebenprodukt bei der Energiegewinnung der **Zellen**. Wenn der Harnstoff in den Zellen bliebe, würde er dich schließlich vergiften. Zum Glück bildet der Körper Urin, der Harnstoff und andere Gifte aus dem Körper wäscht. Seine genaue Zusammensetzung hängt davon ab, was und wie viel du isst und trinkst. Normalerweise enthält er zu 95 Prozent Wasser.

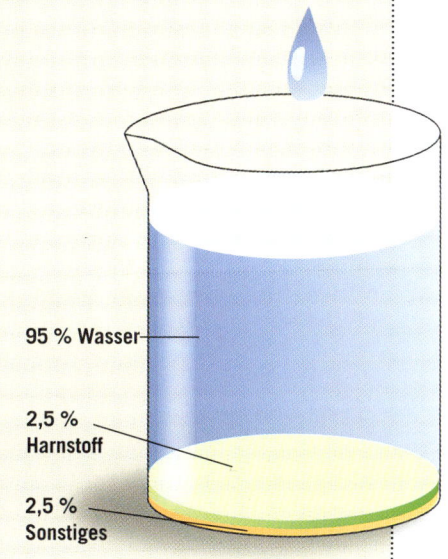

95 % Wasser
2,5 % Harnstoff
2,5 % Sonstiges

DAS HARNSYSTEM 97

Das ausgeklügelte Immunsystem

Während du diese Seite liest, schützt dich dein **Immunsystem** gegen Eindringlinge – winzige Organismen wie **Viren**, **Bakterien**, Parasiten und Pilze. Deine Haut *(S. 66–67)* und der Nasenschleim gehören zur ersten Verteidigungslinie gegen die Angreifer. Aber wenn ein Schnupfenvirus oder andere krankmachende Organismen die Verteidiger überwinden, dann hält das Immunsystem noch immer eine Armee von erstaunlichen **Zellen** bereit, die den Kampf fortsetzen.

Diese Armee besteht hauptsächlich aus verschiedenen weißen Blutkörperchen, die vor allem im **Knochenmark** und in der **Milz** gebildet werden. Einige Zellen fressen die Eindringlinge auf, andere durchbohren sie oder vergiften sie. Wieder andere bilden keimtötende **Eiweiße** namens **Antikörper**, die sich an den Feind heften.

Meistens gewinnen die weißen Zellen den Kampf. Aber manchmal werden sie überwältigt, und die Eindringlinge kommen an die Macht und töten den Körper, den sie befallen.

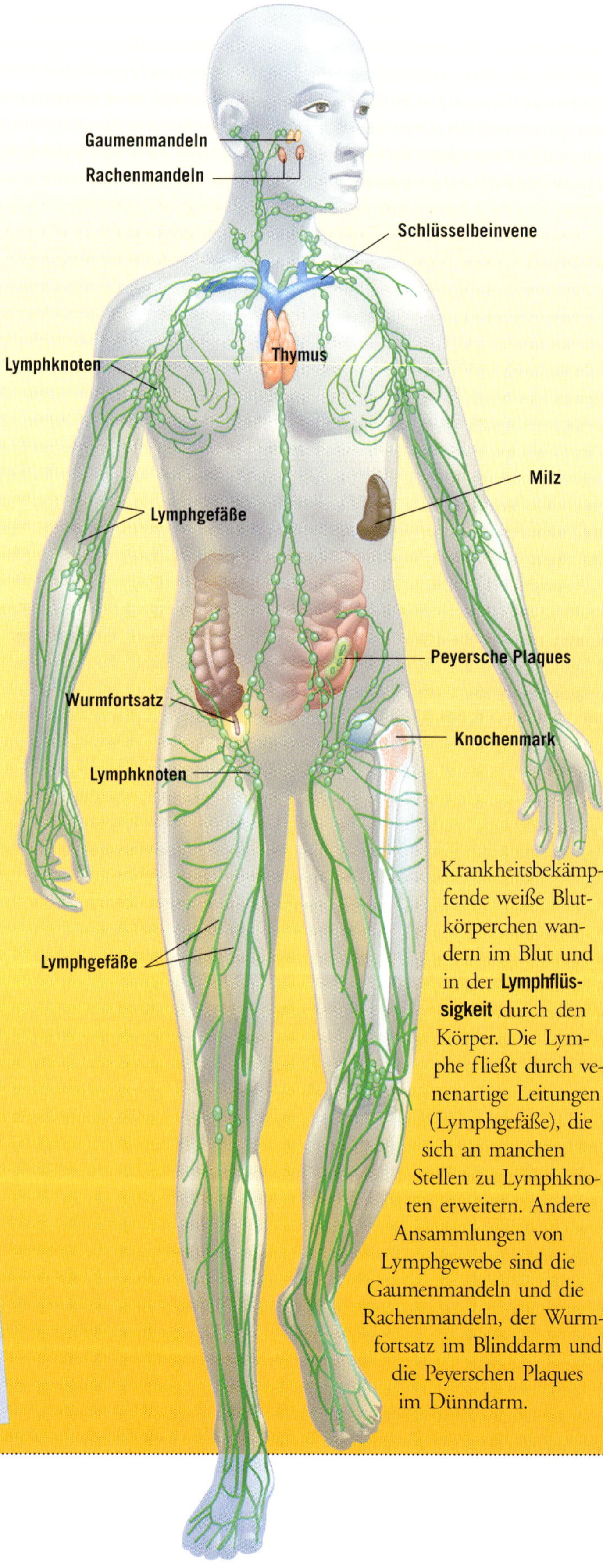

Krankheitsbekämpfende weiße Blutkörperchen wandern im Blut und in der **Lymphflüssigkeit** durch den Körper. Die Lymphe fließt durch venenartige Leitungen (Lymphgefäße), die sich an manchen Stellen zu Lymphknoten erweitern. Andere Ansammlungen von Lymphgewebe sind die Gaumenmandeln und die Rachenmandeln, der Wurmfortsatz im Blinddarm und die Peyerschen Plaques im Dünndarm.

Schlachtfelder im Körper

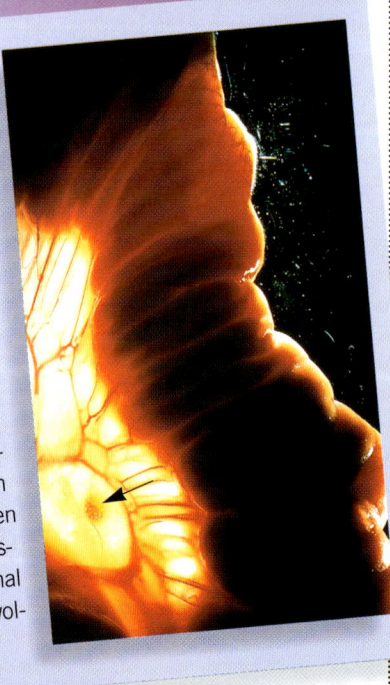

Weiße Blutkörperchen bekämpfen Infektionen in bohnenförmigen **Drüsen**, den Lymphknoten, die zu Hunderten überall im Körper sitzen. Du siehst einen davon *(Pfeil)* im Gewebe neben dem Darm auf dem Bild rechts.

Wenn das Immunsystem eine besonders starke Infektion bekämpft, schwellen die Lymphknoten an, weil sie Millionen von weißen Blutkörperchen und toten Keimen in sich aufnehmen müssen. Darum kannst du manchmal die schmerzhaften und geschwollenen Drüsen am Hals spüren.

Hast du das gewusst?

Leben im Plastikzelt

Als David 1971 geboren wurde, kam er sofort in ein Isolierzelt. Seine Eltern vermuteten richtig, dass er an derselben seltenen **genetischen** Krankheit litt wie sein verstorbener Bruder. Davids Immunsystem konnte keine Keime abwehren. Jeder Kontakt mit einem Keim – und sei es nur ein Schnupfenvirus – hätte ihn getötet.

Um zu überleben, musste David in einer sterilen, keimfreien Umgebung leben. Ein Vier-Raum-Zelt wurde für ihn zu Hause in Texas errichtet. Spielzeug, Kleider und Essen wurden sterilisiert, bevor sie in das Zelt gereicht wurden. Niemand, nicht einmal seine Eltern, konnten hinein.

Als David 12 war, wurde eine Operation durchgeführt, die seinem Körper die notwendigen weißen Blutkörperchen geben sollte. Leider misslang die Operation. David starb 1984, 15 Tage nachdem er sein Isolierzelt verlassen hatte.

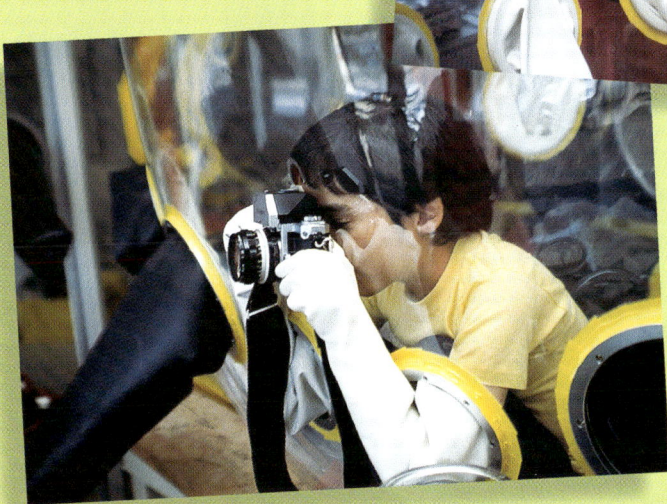

David, oben im Bild mit einer Krankenschwester, versuchte so normal wie möglich in seinem Plastikzelt zu leben. Er nahm über Mikrophon am Schulunterricht teil, sah fern und spielte mit Freunden, indem er armlange Gummihandschuhe an den Wänden seines Zeltes benutzte *(links)*. Als David sechs war, schenkte ihm die NASA einen Raumanzug. Damit konnte er manchmal draußen spielen.

Wozu dienen die Mandeln?

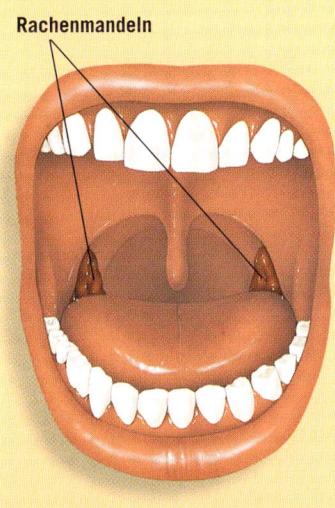

Rachenmandeln

Die Rachenmandeln sind zwei ovale Gewebeklumpen hinten im Hals. Sie verhindern, dass Bakterien und andere Organismen in den Körper gelangen. Sie helfen auch bei der Bildung von krankheitsbekämpfenden weißen Blutkörperchen und von Antikörpern.

Manchmal entzünden Viren und Bakterien die Mandeln, sie werden dann dick und schmerzen. Das nennt man Mandelentzündung. Früher wurden entzündete Mandeln oftmals entfernt, aber heute behandelt man die Entzündung lieber mit Medikamenten.

Zum Vergleich

Thymusdrüsen

Der Thymus ist ein seltsames Organ, das im Lauf des Lebens wächst und schon bald wieder schrumpft. Er sitzt im oberen Brustkorb hinter dem Brustbein und ist bei der Geburt ziemlich groß. Bis zur Pubertät bildet der Thymus viele Lymphozyten – weiße Blutkörperchen, die zum Immunsystem gehören. In der Pubertät ist der Thymus etwa 8 cm lang. Danach beginnt er zu schrumpfen, bis im Alter fast nichts mehr vorhanden ist. Die Bildung von Lymphozyten übernehmen dann das Knochenmark und die Lymphknoten.

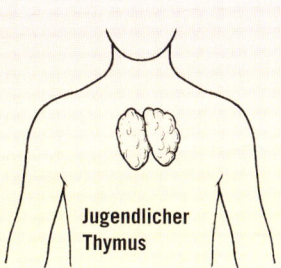

Jugendlicher Thymus

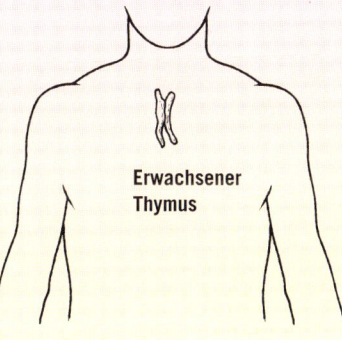

Erwachsener Thymus

Abwehr von Krankheiten

Die weißen Blutkörperchen sind als Soldaten des Immunsystems immer im Dienst. Sobald **Viren**, **Bakterien** oder andere krankmachende Organismen in den Körper eindringen, bekämpfen sie sie. Die ersten in der Arena sind die **Makrophagen** *(rechts)*. Diese **Zellen** sind immer wachsam und fressen **Keime** und andere möglicherweise gefährliche Abfallstoffe wie den Staub in der Lunge. Sie geben auch einen chemischen Alarmstoff ab, der anderen weißen Blutkörperchen ein Signal zum Angriff gibt.

Als nächstes kommen die T-Zellen *(gegenüber)* – die Killerzellen – und die B-Zellen *(unten)* zur Hilfe. Die T-Zellen zerstören die Körperzellen, die der Angreifer bereits infiziert hat. Die B-Zellen greifen den Eindringling selbst an, indem sie **Proteine** (Eiweiße) namens **Antikörper** bilden.

Das **Immunsystem** kann einige Tage benötigen, bis die Armee der weißen Blutkörperchen mit voller Kraft kämpft. Bis die angreifenden Erreger wieder verschwunden sind, fühlst du dich in der Regel krank.

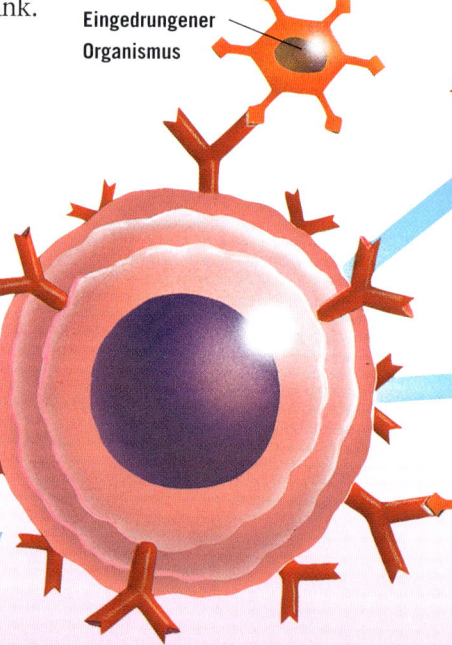

Ein Makrophage benutzt seine langen, seilartigen Pseudopodien, um eine Kolibakterie *(grün)* zu fangen. Der Makrophage frisst sie auf und sucht dann nach weiteren Bakterien. Oben links schwebt ein rotes Blutkörperchen vorbei.

B-Zellen im Kampf

Die B-Zellen bilden ihre eigenen Waffen, die Antikörper. Diese Antikörper stehen von den B-Zellen wie kleine Y-förmige Antennen ab. Es gibt mehr als eine Million verschiedene **Antikörper**. Jeder ist so geformt, dass er genau auf das besondere Erkennungsmolekül, das **Antigen**, des Angreifers passt.

B-Zelle — **Antikörper**

Eingedrungener Organismus — **Antigen**

Neue B-Zellen

Wenn eine B-Zelle Kontakt mit einem Antigen bekommt, für das es Antikörper besitzt, dann setzt sie sich daran fest und beginnt sich zu teilen. Bald entstehen Millionen von neuen B-Zellen.

Wenn genug neue B-Zellen entstanden sind, hören sie auf sich zu teilen. Sie werden zu Plasmazellen, eine Zellart, die freie Antikörper bildet. Freie Antikörper sind nicht an die B-Zellen gebunden, sondern wandern frei herum. Sie suchen nach angreifenden Antigenen, an die sie andocken können.

Nachdem ein Antikörper sich an ein Antigen geheftet hat, wechselt er in eine Form, an die sich die Makrophagen leichter festsetzen können. Durch die Bildung von Antikörpern helfen die B-Zellen den Makrophagen beim Fressen von Eindringlingen.

Makrophage

Einige B-Zellen teilen sich aber noch lange Zeit, manchmal jahrelang. Wenn ein Keim den Körper wieder befällt, dann „erinnern" sich diese B-Zellen, die Gedächtniszellen, an ihn und bilden sofort die notwendigen Antikörper. Dadurch wird der Körper gegen eine früher durchstandene Krankheit immun.

Freie Antikörper

Plasmazelle

Gedächtniszellen

Eine Killerzelle bei der Arbeit

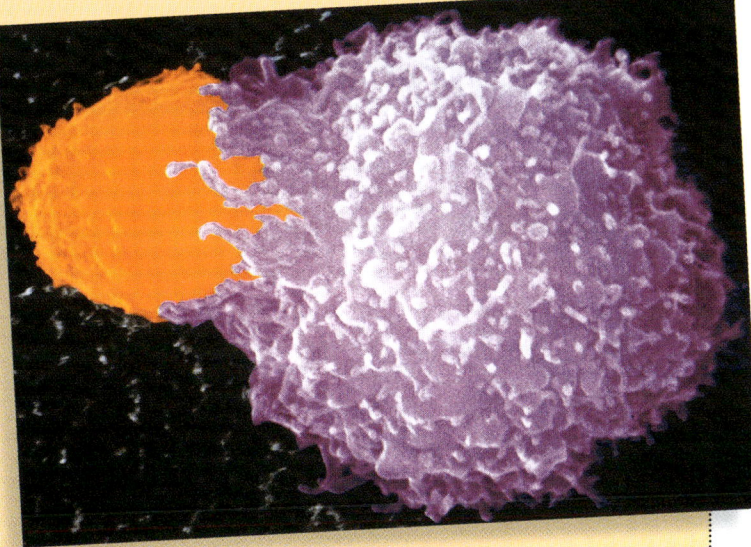

Das Foto aus dem Elektronenmikroskop oben zeigt eine Killer-T-Zelle *(links)*, die gerade einen Angriff auf eine Krebszelle beginnt. Die Killerzellen sind die Fußsoldaten in der Abwehr des Körpers. Sie suchen und töten Eindringlinge, indem sie ihnen eine tödliche Substanz einspritzen.

Woher kommt der Name?

Autoimmun-Erkrankung

Manchmal verliert das Immunsystem seine Fähigkeit zur Unterscheidung von Freund und Feind. Dann greift es eigenes Körpergewebe an. Niemand weiß genau, warum das passiert. Manchmal beginnt es mit einer Virusinfektion. Dieser „autoimmune" Angriff kann unterschiedliche Krankheiten verursachen, etwa Basedow, jugendlichen Diabetes oder Rheuma. Das „auto" in autoimmun ist griechisch und bedeutet „sich selbst betreffend".

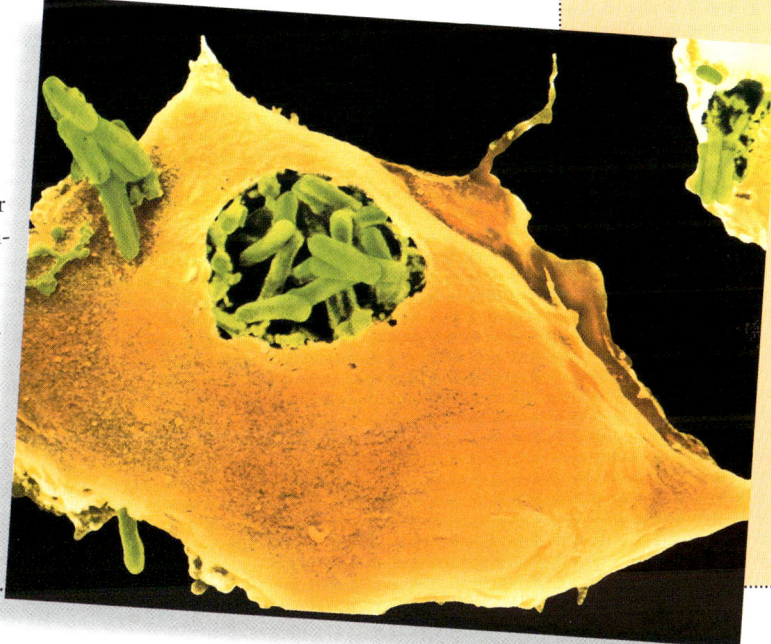

Ein Makrophage *(rechts)* umschlingt einen Haufen Tuberkulosebakterien *(grün)*. Nachdem er sie verdaut hat, sondert er einen Stoff ab, der anderen weißen Blutkörperchen mitteilt, dass Tuberkulosebakterien angreifen.

DAS IMMUNSYSTEM

Immunität aufbauen

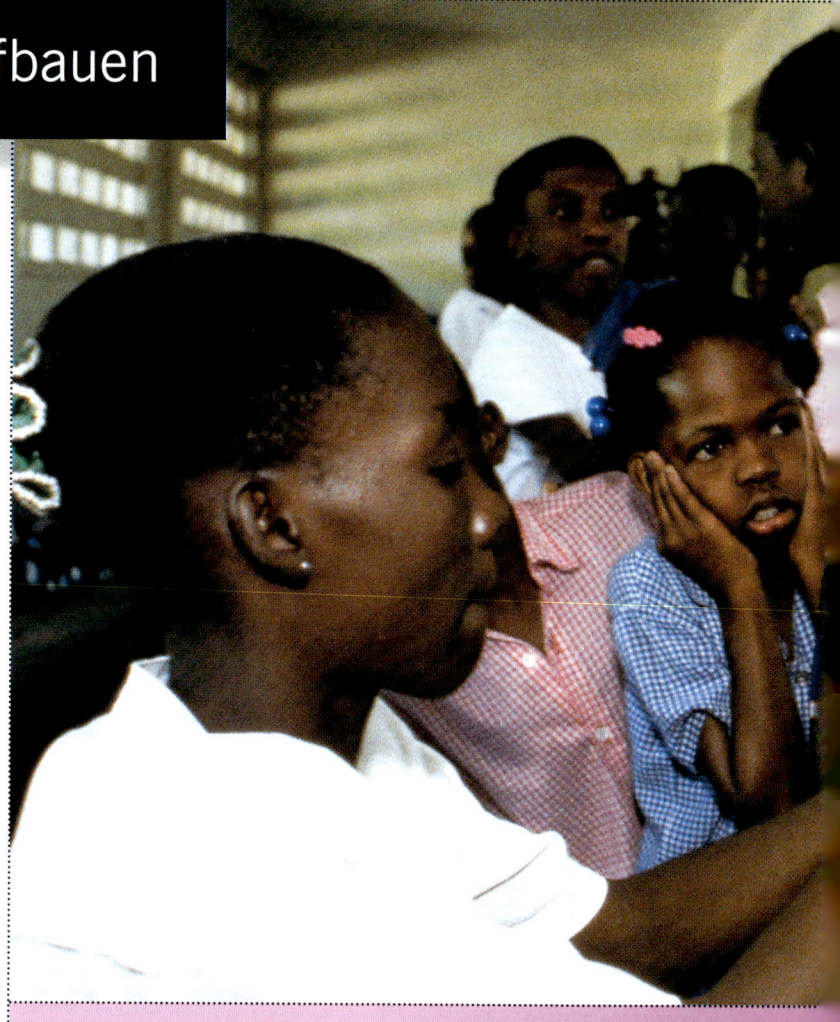

Pocken waren früher eine tödliche Erkrankung und auf der ganzen Welt gefürchtet. Während des 18. Jahrhunderts starben fast 60 Millionen Europäer am Pockenvirus. Noch 1967 töteten die Pocken fast zwei Millionen Menschen im Jahr.

Dieses Jahr wird niemand an Pocken sterben dank einer erfolgreichen weltweiten Impfaktion. Der letzte bekannte Pockenfall trat 1977 in Somalia auf. Die einst schreckliche Krankheit ist von der Erde verschwunden.

Impfungen wie die Pockenimpfung gehören zu den größten Erfolgen der Medizin. Durch das Einspritzen von toten oder harmlosen Krankheitserregern in den Körper lassen die **Impfungen** den Körper glauben, dass er von der Krankheit befallen ist. Das **Immunsystem** beginnt, den Eindringling zu zerstören. Es bereitet sich auch darauf vor, ihn später wieder zu erkennen. Das gibt dem Körper **Immunität** – einen Langzeitschutz gegen die Krankheit.

Kurz-INFO

Impfungen

Pocken Entwickelt 1798. Jährliche Erkrankungen vor der Impfung: einige Millionen weltweit. Danach: keine nach 1977.

Tetanus Entwickelt 1938. Heute nur noch etwa 10 im Jahr (1995).

Keuchhusten Entwickelt in den 40er Jahren. Jährliche Erkrankungen vor der Impfung: bis 60 000 in Deutschland. 1970: nur noch 7500.

Polio (Kinderlähmung) Entwickelt 1954. Erkrankungen vor der Impfung in Deutschland: 4667 im Jahr 1961, ein Jahr später nur noch 291.

Masern Entwickelt 1963. Jährliche Erkrankungen vor der Impfung: ca. eine Millionen in Deutschland. Danach 50 000.

Mumps Entwickelt 1968. Jährliche Erkrankungen vor der Impfung: 38 000 in Deutschland. Danach ca. 1500.

Diphtherie Entwickelt 1900. Jährliche Erkrankungen in Deutschland in den 30er Jahren: 100 000 mit 5000 Toten. 1970 ausgerottet.

Meilensteine 1: Impfung

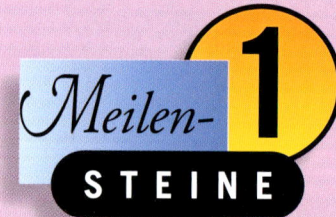

Als Teenager in England hörte Edward Jenner 1760 ein kleines Bauernmädchen sagen, dass es keine Pocken bekommen könne, weil es schon Kuhpocken gehabt habe – eine ähnliche, aber weniger tödliche Erkrankung. Diese Behauptung brachte Jenner zum Nachdenken: Wenn es wahr wäre, dass eine Kuhpockenerkrankung die Menschen vor Pocken schützt, könnten jährlich Tausende Leben gerettet werden.

Jenner wurde Arzt. Die nächsten 20 Jahre experimentierte er mit Kuhpocken, um herauszufinden, ob sie wirklich schützen. 1796 testet er seine Theorie. Er gab den Eiter aus einer Kuhpockenwunde in eine Kratzwunde im Arm des gesunden achtjährigen James Phipps *(rechts)*. Der Junge bekam Kuhpocken, wurde aber schnell wieder gesund. Dann infizierte Jenner den Arm mit Pocken – James blieb gesund. Jenner zeigte zum ersten Mal, dass der Körper sich an Krankheiten „erinnert" und sie mit Hilfe aufgebauter Abwehrkräfte bekämpfen kann.

Vorbeugende Spritze

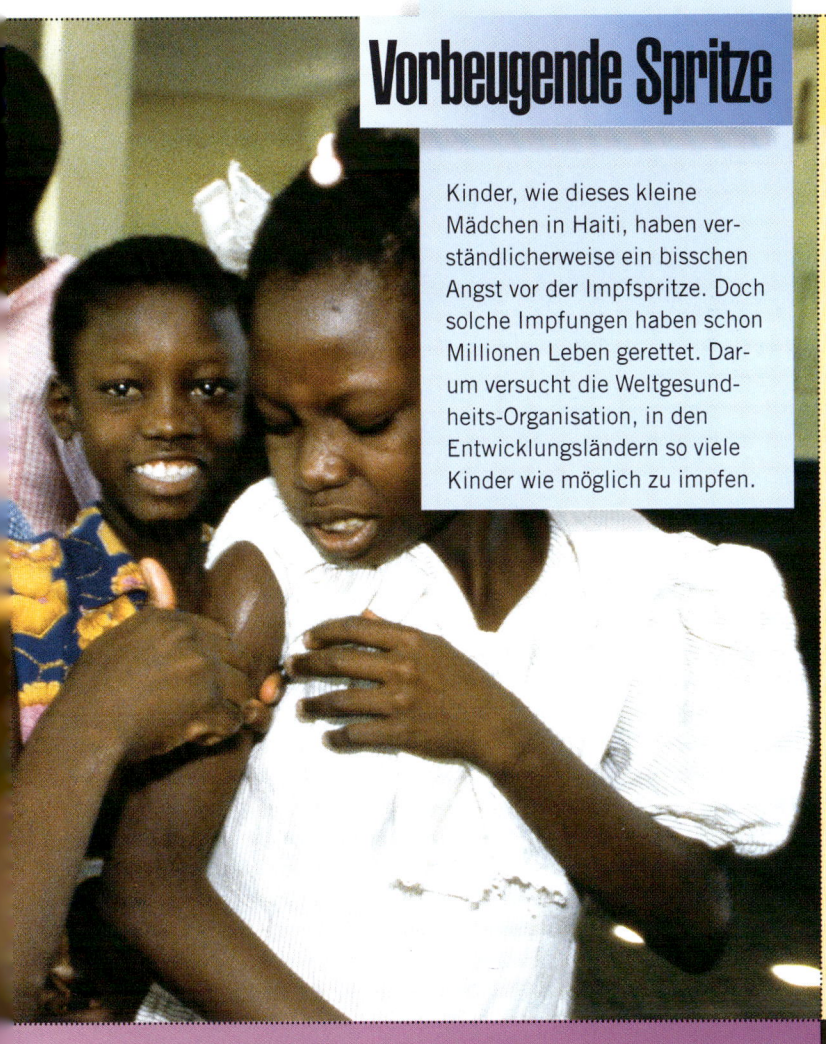

Kinder, wie dieses kleine Mädchen in Haiti, haben verständlicherweise ein bisschen Angst vor der Impfspritze. Doch solche Impfungen haben schon Millionen Leben gerettet. Darum versucht die Weltgesundheits-Organisation, in den Entwicklungsländern so viele Kinder wie möglich zu impfen.

Lach dich gesund!

1964 bekam der Amerikaner Norman Cousins *(rechts)* eine meist tödlich verlaufende Form von Arthritis. Er hatte eine Überlebenschance von 1:500. Doch Cousins gab nicht auf. Er beschloss, seinem Körper zu helfen, indem er positiv dachte – und indem er so viel wie möglich lachte.

Jeden Tag las Cousins lustige Bücher und lachte sich bei den Filmen der Marx Brothers kaputt. Zum Erstaunen seiner Ärzte erholte er sich von seiner Krankheit. Wissenschaftler haben inzwischen herausgefunden, dass Lachen den Immunzellen des Körpers beim Kampf gegen die Krankheit hilft.

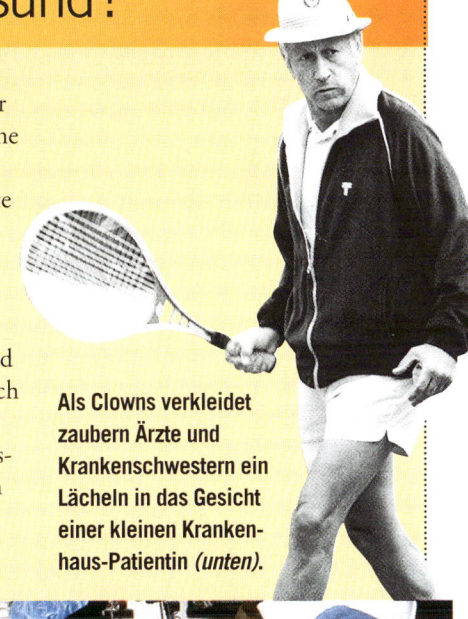

Als Clowns verkleidet zaubern Ärzte und Krankenschwestern ein Lächeln in das Gesicht einer kleinen Krankenhaus-Patientin *(unten)*.

Leute — Jonas Salk

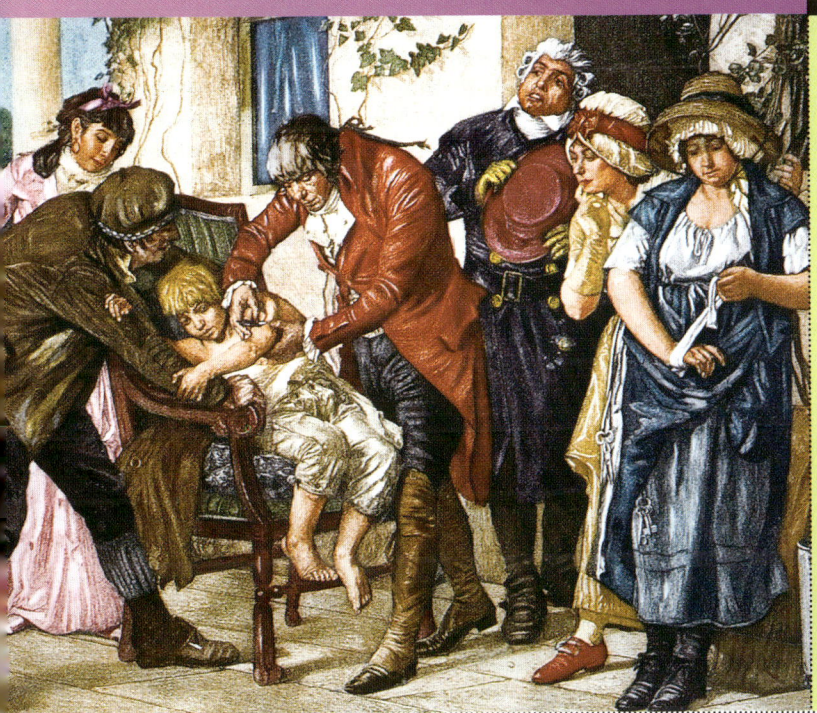

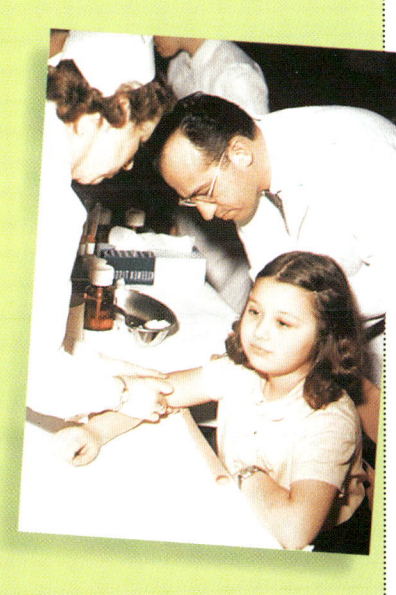

Jonas Salk (1914–1995), ein amerikanischer Arzt und Forscher, entwickelte die erste Impfung gegen Polio. Diese gefürchtete Krankheit tötete und verkrüppelte Tausende von Menschen im Jahr, vor allem Kinder.

Salk fand heraus, wie er das Poliovirus abtöten und als Impfung wieder in den Körper einspritzen konnte *(rechts)*. Die Polioimpfung wurde 1955 erstmals im größeren Umfang angewendet. 1962 gab es weniger als 1000 Polioerkrankungen in den USA. 10 Jahre früher waren es 50 000 gewesen!

Bakterien & Viren

Wasch dir die Hände!

Wenn du krank wirst, dann meist durch **Bakterien** oder **Viren**. Sie sind die häufigsten Pathogene, also krankheitserregende Organismen.

Bakterien sind lebende, einzellige Organismen, die man nur unter dem Mikroskop sehen kann. Es gibt sie in vielen Formen, von Stäbchen bis zu Spiralen. Dein Körper enthält etwa 100 000 Milliarden Bakterien. Zum Glück sind die meisten harmlos. Einige helfen sogar dem Körper, indem sie Nahrung verdauen (S. 91). Doch andere bilden Giftstoffe, die das menschliche **Gewebe** zerstören. Krankheiten wie Lungenentzündung, Mandelentzündung, Tuberkulose und einige Lebensmittelvergiftungen entstehen durch Bakterien.

Viren sind sehr kleine Partikel, die nicht von alleine leben können. Sie vermehren sich nur, wenn sie die **Zellen** eines anderen Wesens befallen. In der Zelle bildet ein Virus dann neue Viren, bis die Zelle sie nicht mehr halten kann und zerplatzt. Schnupfen, Grippe, Masern, Tollwut und AIDS sind z. B. Virenerkrankungen.

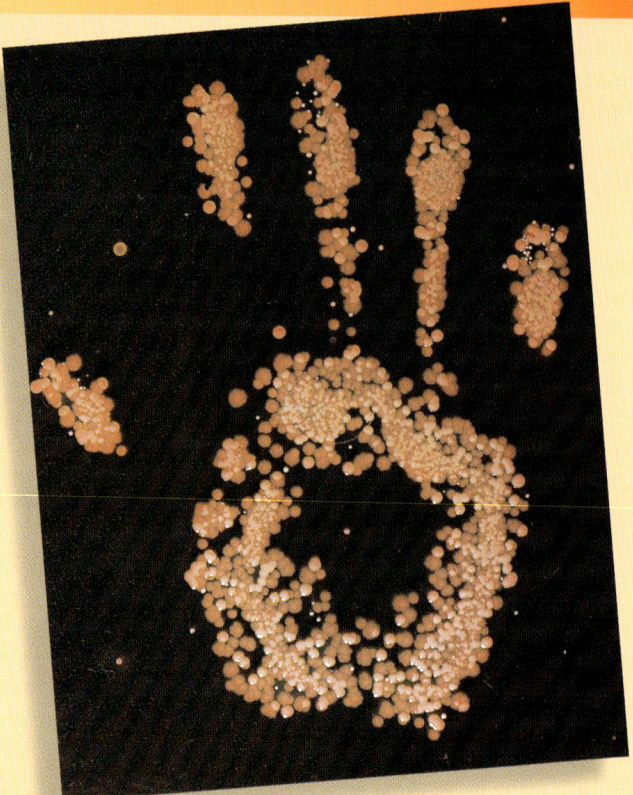

Warum sollst du dir vor dem Essen die stets Hände waschen? Schau dir diesen Handabdruck an. Er ist auf einer Fläche entstanden, der einen Nährboden für Bakterien bot. Die roten Punkte zeigen, wo die Bakterien auf der Hand gewachsen sind und sich vermehrt haben. Gründliches Waschen würde 80 Prozent dieser Keime vernichten.

Zum Vergleich

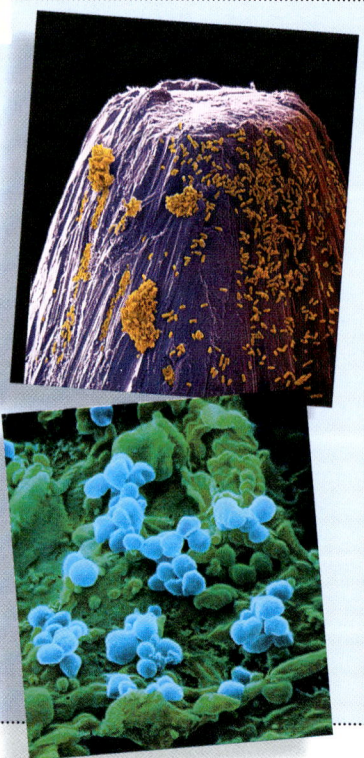

Bakterien sind im Vergleich zu Viren riesig – etwa 100-mal größer. Bakterien wie rechts oben im Bild auf einer Nadelspitze kann man unter einem normalen Mikroskop erkennen. Doch Viren wie diese Masernviren unten rechts sind nur in einem starken Elektronenmikroskop sichtbar. Tatsächlich sind Viren so klein, dass fast eine Million davon auf ein Pfennigstück passen würden. Ein weiterer Unterschied ist, dass Bakterien durch Antibiotika abgetötet werden können, Viren aber nicht.

Leute — Louis Pasteur

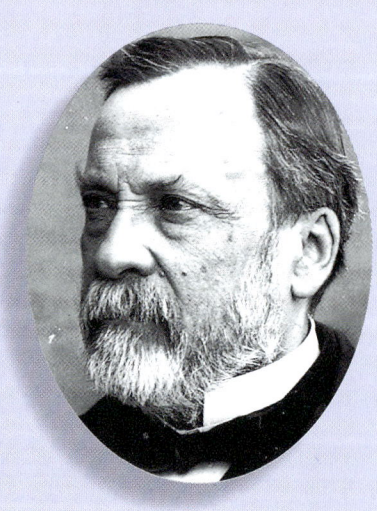

Der französische Chemiker Louis Pasteur (1822–1895) war einer der ersten, der glaubte, dass Bakterien und andere kleine Organismen Krankheiten verursachen. Er bewies beispielsweise, dass Bakterien Milch verderben lassen, und entwickelte eine Methode zum Abtöten, die nach ihm Pasteurisieren genannt wurde.

Pasteur entwickelte auch die **Impfung** gegen Tollwut und rettete damit das Leben eines neunjährigen Jungen, der von einem tollwütigen Hund gebissen worden war.

So werden Keime übertragen

Bakterien und Viren können von einem Menschen zum anderen übertragen werden. Wenn du einen Schnupfen hast und niest oder hustest, dann versprühst du Millionen kleiner Schleimtröpfchen. Jedes davon enthält das Schnupfenvirus. Andere Menschen können sie einatmen. Fliegen und Schaben übertragen ebenfalls **Keime**, indem sie das Essen mit Bakterien von verschmutzten Orten vergiften.

In den Tropen übertragen manchmal Mücken tödliche Viren wie Gelbfieber oder Gehirnentzündung. Die Mücke nimmt das Virus auf, wenn sie einen Erkrankten sticht *(unten)*. Dann überträgt sie den Keim auf ihr nächstes Opfer.

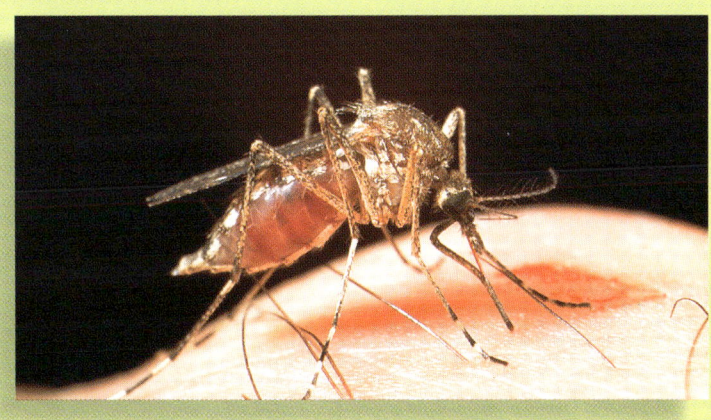

Was ist eine Epidemie?

Menschen haben sich immer vor Epidemien gefürchtet – Massenausbrüche von Krankheiten, die ganze Städte, Länder oder sogar Kontinente befallen. Die Angst ist begründet. Eine Beulenpest-Epidemie im 14. Jahrhundert tötete 25 Millionen Menschen in Europa – ein Viertel der Gesamtbevölkerung. Zwischen 1918 und 1919, kurz nach dem I. Weltkrieg, ging eine besonders tödliche Grippewelle um die Welt. Sie tötete mehr als 20 Millionen Menschen, doppelt so viele wie der Krieg. Zum Glück können sich seit der Entdeckung von Impfung und von Medikamenten wie Penicillin ansteckende Krankheiten nicht mehr so leicht ausbreiten.

Wie diese alte Liste von Todesfällen zeigt, starben im Jahr 1665 in London mehr als 7000 Menschen in einer einzigen Woche am Schwarzen Tod, wie die Pest auch genannt wurde.

Die Grippe befiel 1918 so viele Menschen, dass die Ärzte Krankenzelte aufstellen mussten, um alle unterzubringen, so wie hier in in den USA.

Penicillin: Wundermittel

Der schottische Biologe Alexander Fleming stellte eines Tages 1928 fest, dass ein grüner Schimmel eine Bakterienkolonie befallen hatte, die er gerade untersuchte. Der Schimmel, das *Penicillium notatum*, hatte das Bakterienwachstum gestoppt.

So wurde das Penicillin entdeckt. Dieses Wundermittel hat vermutlich mehr Menschen das Leben gerettet als jedes andere in der Geschichte. Es heilt viele häufig vorkommende Krankheiten, wie Mandelentzündung und Mittelohrentzündung.

Penicillin ist ein Antibiotikum, eine Substanz, die Bakterien abtötet. Sie verwandelt eine Bakterie *(oben)* in eine leere Hülle *(unten)*. Antibiotika sind wirkungslos gegen Viren, die Erreger von z. B. Schnupfen und Grippe.

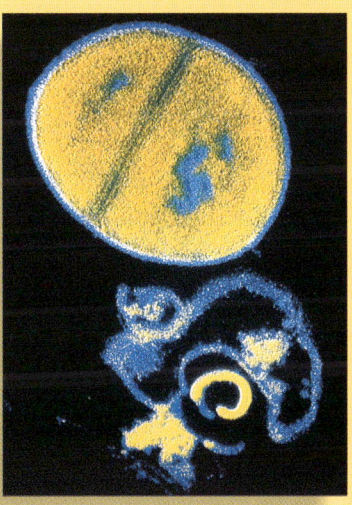

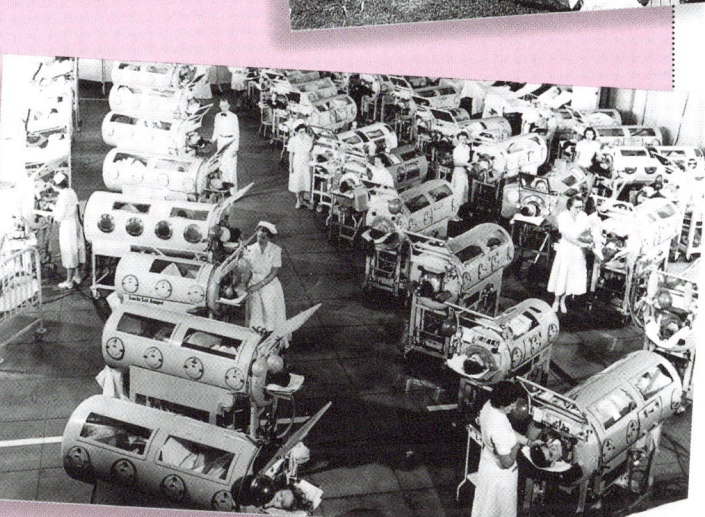

Die Polio-Epidemie in den 40er und 50er Jahren lähmte bzw. tötete Zehntausende Menschen. Diese Polio-Patienten wurden in Beatmungsmaschinen, den Eisernen Lungen, am Leben erhalten.

Was sind Allergien?

Ursachen von Allergien

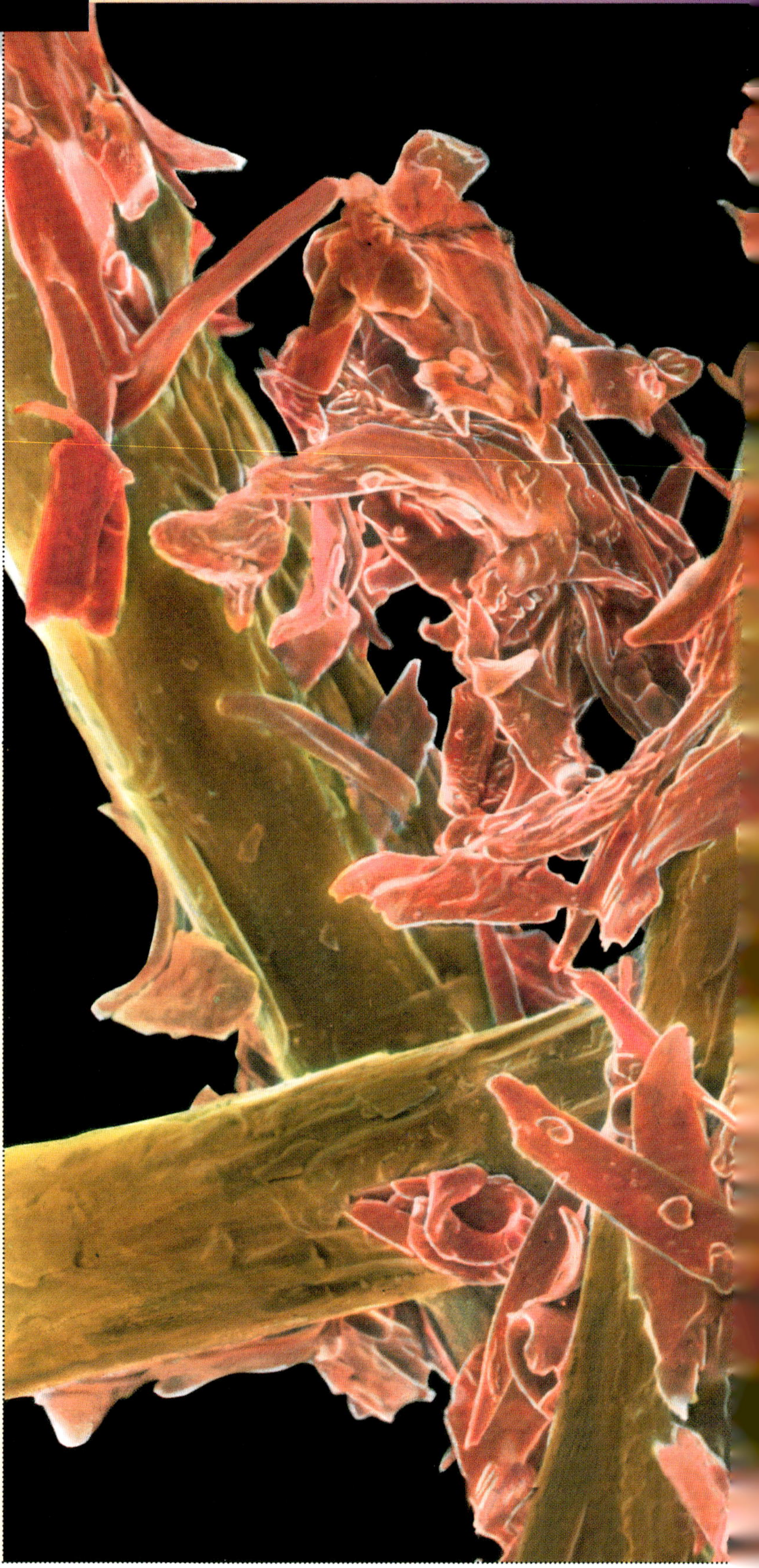

Das Immunsystem ist der Schutzmechanismus des Körpers und immer auf der Hut vor eindringenden **Keimen**. Doch manchmal verwechselt es eine normalerweise harmlose Substanz wie Pollen oder Erdnüsse mit gefährlichen **Bakterien** oder **Viren**. Diesen Fehler des Immunsystems nennt man Allergie.

Bei einigen Leuten wird die Allergie beispielsweise durch Gräserpollen ausgelöst. Wenn sie Gräserpollen einatmen oder berühren, hält das Immunsystem die Pollen für gefährliche Eindringlinge und bildet dagegen **Antikörper**. Beim zweiten Kontakt und jedem späteren Kontakt mit Pollen bilden bestimmte **Zellen** dann den Stoff Histamin. Histamin erweitert die Blutgefäße, damit die Immunzellen besser angreifen können. Leider verursacht es auch unangenehme allergische Reaktionen: laufende Nase, triefende Augen, Keuchen und Hautjucken.

Lebensbedrohliche Allergien

Manche Menschen erleben sehr starke, sogar lebensbedrohliche allergische Reaktionen auf bestimmte Nahrungsmittel, Medikamente oder Insektenstiche. Die stärkste Reaktion, Anaphylaxie, ist zum Glück selten. Sie verursacht einen plötzlichen Abfall des **Blutdrucks** und einen Verschluss der Atemwege und kann sogar einen Herzanfall auslösen. Ohne ärztliche Notfallversorgung und starke Medikamente kann eine Anaphylaxie tödlich verlaufen. Erdnüsse *(oben rechts)* sowie Krabben *(unten rechts)* und Muscheln sind die häufigsten Ursachen für schwere Nahrungsmittelallergien.

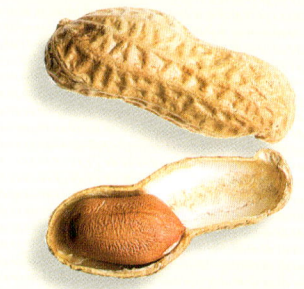
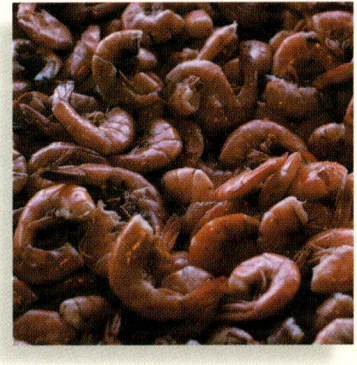

Wenn du niesen oder dich kratzen musst, nachdem du etwas berührt, eingeatmet oder gegessen hast, dann könnte das eine allergische Reaktion sein. Sehr viele Menschen in Europa haben eine Allergie.

Das, was eine Allergie auslöst, nennt man Allergen. Allergene kommen überall vor: in der Luft, im Essen, in Medikamenten und in Insektengiften, auch in Textilien und Metall. Das häufigste Allergen sind Pollen *(links)* von Bäumen, Blumen und Gräsern, die vom Wind in der Luft verteilt werden.

Die Vergrößerung eines Hundehaars ganz links zeigt kleine Hautschuppen als häufig vorkommendes Allergen. Die Schuppen lösen sich von der Haut, den Haaren oder den Federn von Tieren und gelangen mit der Luft in deinen Mund und deine Nase.

Wenn du bei Staub niesen musst, verursachen vermutlich Hausstaubmilben *(S. 67)* deine Allergie. Küchenschaben *(oben)* hinterlassen Kot, dessen Eiweiß ebenfalls Allergien verursacht.

Probleme mit Chemikalien

Chemikalien sind überall, von der Seife bis zur Farbe. Sie stecken in Hunderten von alltäglichen Dingen. Für einige Leute sind sie allerdings die Ursache ihres Elends. Bei ihnen verursacht ein einziger Parfumhauch oder die Ausdünstung des neuen Teppichs Kopfschmerzen oder einen Asthmaanfall. Andere bekommen durch starke Waschmittel einen roten, juckenden Ausschlag.

Josephine Hughes *(rechts)* reagiert auf so viele Stoffe, dass sie das Haus nicht mehr verlässt. Ein Schild an der Tür gibt Anweisungen für Besucher. Die Ärzte sind sich nicht einig, was die Überempfindlichkeit auslöst. Einige denken, dass es mit Depressionen zusammenhängt.

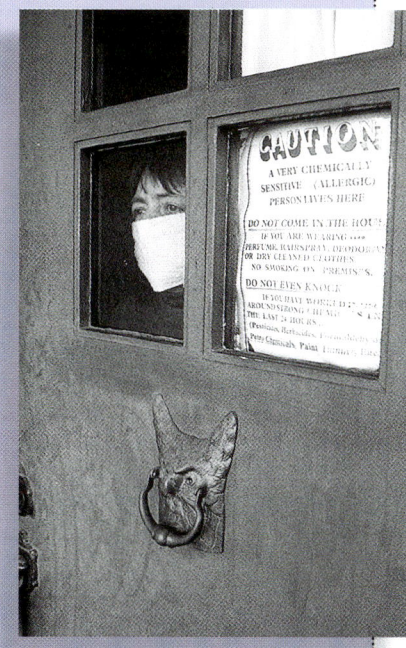

Was ist Asthma?

Asthma ist eine allergische Reaktion, die das Atmen erschwert. Bei Asthma entzünden sich die Atemwege in der Lunge und verstopfen durch zähen **Schleim**. Die **Muskeln** um die Atemwege ziehen sich zusammen. Asthmatische Menschen keuchen, pfeifen und husten, wenn sie durch die verengten Wege Luft holen. Es gibt keine Heilung bei Asthma, aber es kann durch Medikamente gelindert werden.

Attacke auf die Lungen

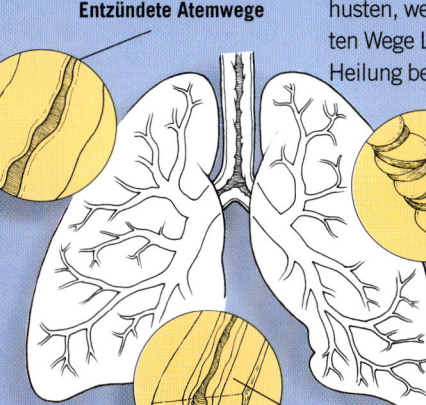

Entzündete Atemwege

Zusammengezogene Muskeln

Schleimgefüllte Atemwege

Leute — Jackie Joyner-Kersee

Asthma darf dich nicht von der Verwirklichung deiner Träume abhalten. Die Sportlerin Jackie Joyner-Kersee bekam mit 21 Jahren als Studentin chronisches Asthma. Zusätzlich zum Unterricht trainierte sie sechs Stunden täglich für die Olympischen Spiele 1984. Manchmal musste sie nach einem harten Training bei einem Asthmaanfall nach Luft ringen. Doch sie gab nicht auf und nahm regelmäßig ihre Ruhepausen und Medikamente. Bei Smog trainierte sie in der Halle. Sie gewann drei Goldmedaillen bei zwei Olympischen Spielen.

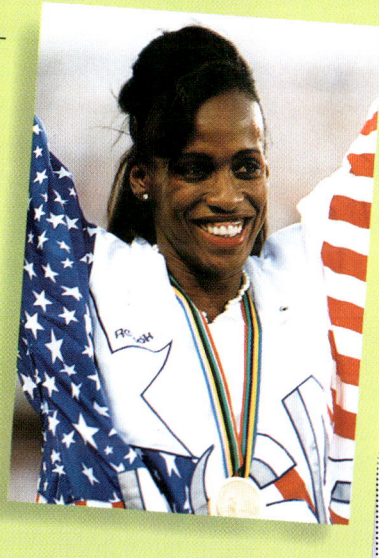

AIDS — Angriff von Killerviren

Bis 1980 hatte noch niemand etwas von AIDS gehört. Heute gilt AIDS als die tödlichste Seuche der modernen Zeit. Wissenschaftler schätzen, dass bis zum Jahr 2000 etwa 40 Millionen Menschen angesteckt sein werden.

AIDS ist die Abkürzung für Erworbenes Immun-Mangel-Syndrom (engl. Acquired Immune Deficiency Syndrome), eine ansteckende Krankheit, die durch ein sogenanntes HIV-**Virus** hervorgerufen wird. Dieses Virus greift das **Immunsystem** selbst an; der Körper kann andere Infektionen nicht mehr abwehren.

Im Gegensatz zum Schnupfen wird das AIDS-Virus nicht durch die Luft übertragen. Du kannst es nicht bekommen, wenn du neben einem Infizierten sitzt, ihn küsst oder mit ihm isst. Die einzigen Ansteckungsmöglichkeiten sind Blutkontakt oder Geschlechtsverkehr.

Seit der Entdeckung von AIDS 1981 suchen Forscher fieberhaft nach einem Heilmittel. Bisher wurde keines gefunden, doch dank neuer Behandlungsmöglichkeiten können AIDS-Kranke heute länger mit der Krankheit leben.

So steckt AIDS an

Das AIDS-Virus sucht ein bestimmtes weißes Blutkörperchen, eine T-Helfer-Zelle. Diese **Zellen** sind Teil des Immunsystems und helfen den anderen weißen Blutkörperchen bei der Bekämpfung von Krankheiten.

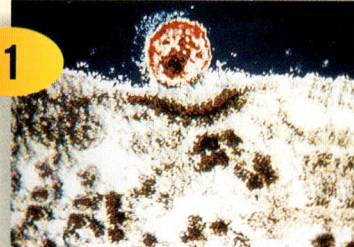

Sobald das Virus im Körper ist, heftet es sich an eine T-Helfer-Zelle (1).

Das Virus dringt in den **Zellkern** ein (2) und bildet dort neue AIDS-Viren.

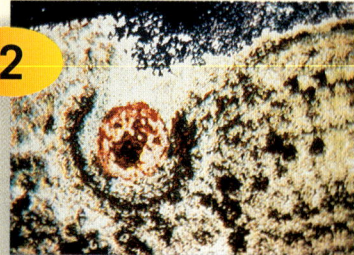

Jedes neue Virus wandert aus der T-Helfer-Zelle heraus und sucht sich eine neue Zelle zum Infizieren (3). Nachdem die T-Helfer-Zelle infiziert wurde, stirbt sie. Über einen Zeitraum von einigen Jahren sterben so viele T-Helfer-Zellen, dass das Immunsystem den Körper nicht mehr erfolgreich vor anderen Infektionen schützen kann.

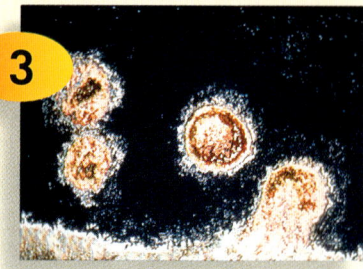

Wer entdeckte AIDS?

In den späten 70er Jahren bemerkten die Ärzte eine ungewöhnlich hohe Zahl von Kranken, die an einem seltenen Hautkrebs oder einer normalerweise nicht tödlichen Art von Lungenentzündung starben. Man nannte diese Ansammlung von Symptomen AIDS. Wissenschaftler auf der ganzen Welt, auch Robert Gallo in den USA und Luc Montagnier in Frankreich, suchten nach dem Virus, das die Krankheit auslöst. Sowohl Gallo als auch Montagnier entdeckten das Virus – HIV – zur selben Zeit zwischen 1983 und 1984. Ihre Entdeckung führte zu einem sicheren HIV-Bluttest.

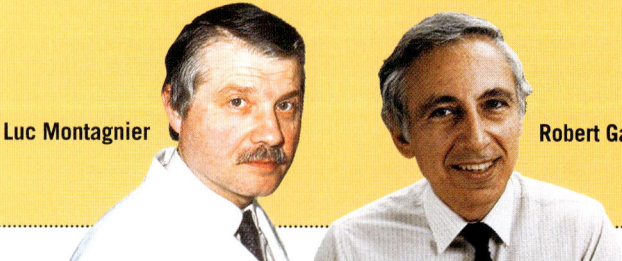

Luc Montagnier — Robert Gallo

Die AIDS-Patchwork-Decke

Die menschliche Tragödie der AIDS-Epidemie sollte durch die AIDS-Gedenk-Decke symbolisiert werden, dem größten gemeinschaftlichen Kunstprojekt der Welt. Diese Decke besteht aus Tausenden von 90 mal 180 cm großen Patchwork-Stücken. Jedes Teil erinnert an das Leben eines Menschen, der an AIDS gestorben ist, und wurde von einem Angehörigen oder Freund gemacht. 1996 war die Decke so groß, dass sie die ganze Capitol Mall in Washington bedeckte.

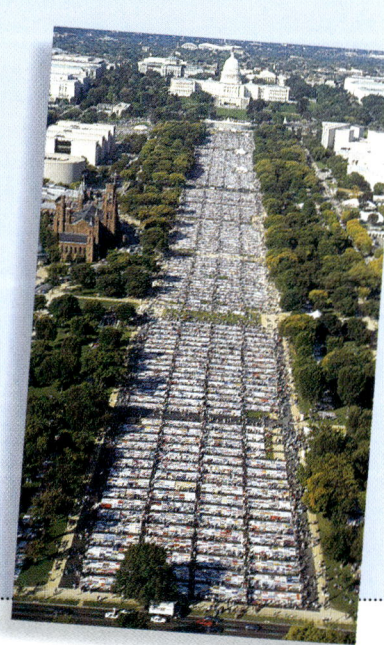

Die Verbreitung von AIDS

Niemand weiß genau, woher AIDS ursprünglich kam. Doch die Wissenschaftler glauben, dass es zuerst in Afrika vom Affen auf den Menschen übertragen wurde, vermutlich in den späten 40er oder frühen 50er Jahren. Das Virus breitete sich allmählich über die ganze Welt aus. Es wurde von Reisenden aus Afrika in andere Länder gebracht.

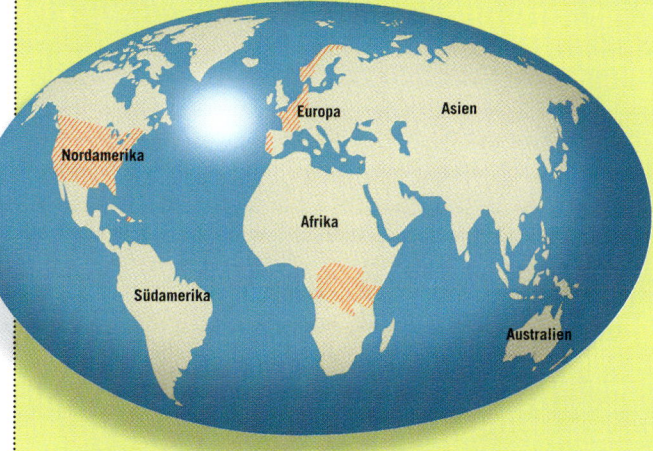

1981

1981 gab es AIDS-Fälle in den USA, Haiti, Europa und Afrika. Einige hundert Menschen starben an der Krankheit.

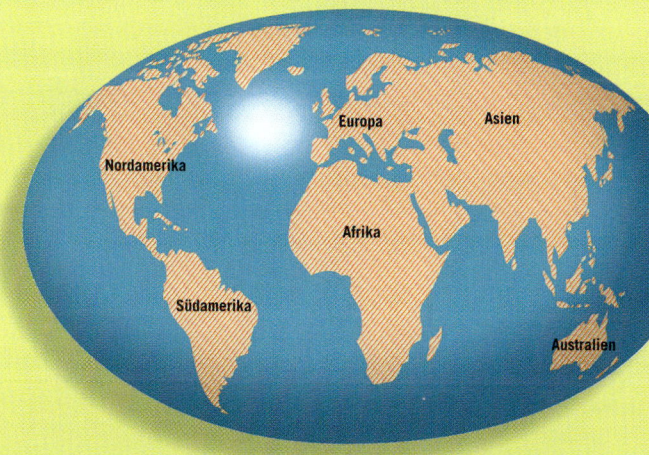

1998

1998 hatte sich AIDS in fast jedem Land der Erde verbreitet. Die Anzahl der Todesfälle betrug nun mehr als 11 Millionen.

Leute: Ryan White

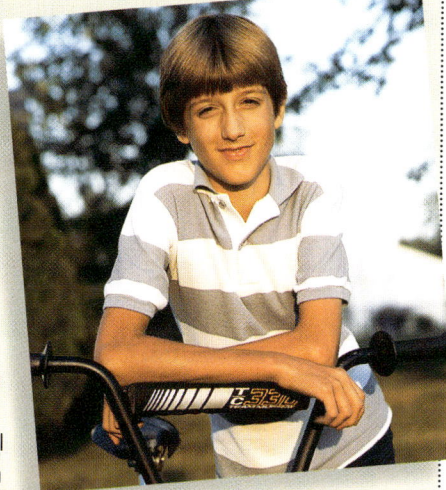

Im Jahr 1984 erfuhr der 13jährige Ryan White, dass er AIDS hatte. Das Blut, das er bei einer Transfusion wegen seiner ererbten Bluterkrankheit erhalten hatte, war verseucht gewesen.

Trotz der schrecklichen Nachricht beschloss Ryan, so lange wie möglich normal zu leben. Viele Menschen in seiner Heimatstadt in Indiana hinderten ihn aber daran, nachdem sie von Ryans Krankheit erfahren hatten, und untersagten ihm, in die Schule zu gehen und mit anderen Kindern zu spielen. Sie wussten nichts über AIDS und dachten, dass er die anderen Kinder anstecken würde.

Doch Ryan wehrte sich tapfer gegen die vielen Missverständnisse über die Erkrankung. Er wurde berühmt und konnte schließlich wieder die Schule besuchen, allerdings eine andere. Ryan starb 1990, als er 18 Jahre alt war.

Tödliche neue Viren

AIDS ist nur eine von mehr als 30 neuen Infektionskrankheiten, die in den letzten 20 Jahren aufgetaucht sind. Eine weitere ist das Ebola-Fieber. Es heißt nach dem Fluss in der Demokratischen Republik Kongo (früher Zaire) in Afrika, wo die Krankheit 1976 zuerst entdeckt wurde.

Wie AIDS wird Ebola durch ein Virus (unten) verursacht. Sobald das Virus im Körper ist, hindert es das Blut am Gerinnen. Die Kranken beginnen an allen Körperteilen zu bluten und sterben in den meisten Fällen. Seit 1976 haben Ebola-Ausbrüche mehr als 600 Menschen getötet.

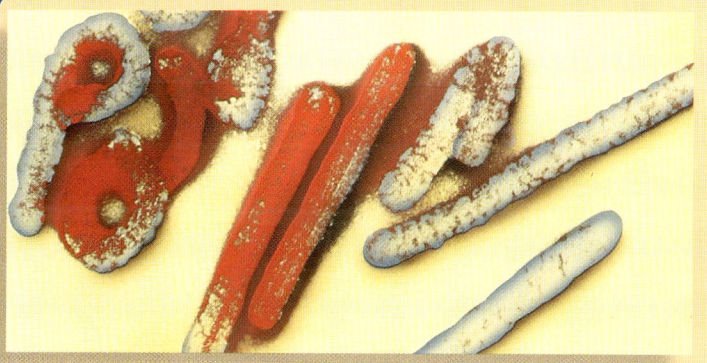

Das System der Fortpflanzung

Das **Fortpflanzungssystem** umfasst eine Gruppe von **Organen**, die zusammenarbeiten, damit Kinder empfangen und geboren werden. Männer und Frauen haben verschiedene Geschlechtsorgane. Frauen haben Brüste, um ein Baby zu ernähren. Die **Eierstöcke** enthalten die Eizellen. Von den Eierstöcken führen Eileiter in die **Gebärmutter**, ein birnenförmiges Organ, in dem sich das befruchtete Ei zu einem Baby entwickeln kann. Am Ende der Gebärmutter liegt der Gebärmutterhals, der in die Scheide führt. Das Hauptgeschlechtsorgan des Mannes ist der Penis mit seinem runden Kopf, der Glans oder Eichel. Im Penis liegt die Harnröhre, die den Urin aus dem Körper leitet. Manchmal transportiert sie aber auch Samenflüssigkeit, die die Spermien – männliche Fortpflanzungszellen – enthält. Der Samen wird in den Hoden gebildet, zwei **Drüsen**, die im Hodensack unter dem Rumpf hängen.

Bei beiden Geschlechtern wird die Aktivität der Geschlechtsorgane von der **Hirnanhangsdrüse** und dem **Hypothalamus** *(S. 50–53)* im Gehirn gesteuert. Diese Drüsen bilden **Hormone** *(S. 64)*, die die Entwicklung der Fortpflanzungszellen, die **Pubertät** und das Wachstum steuern.

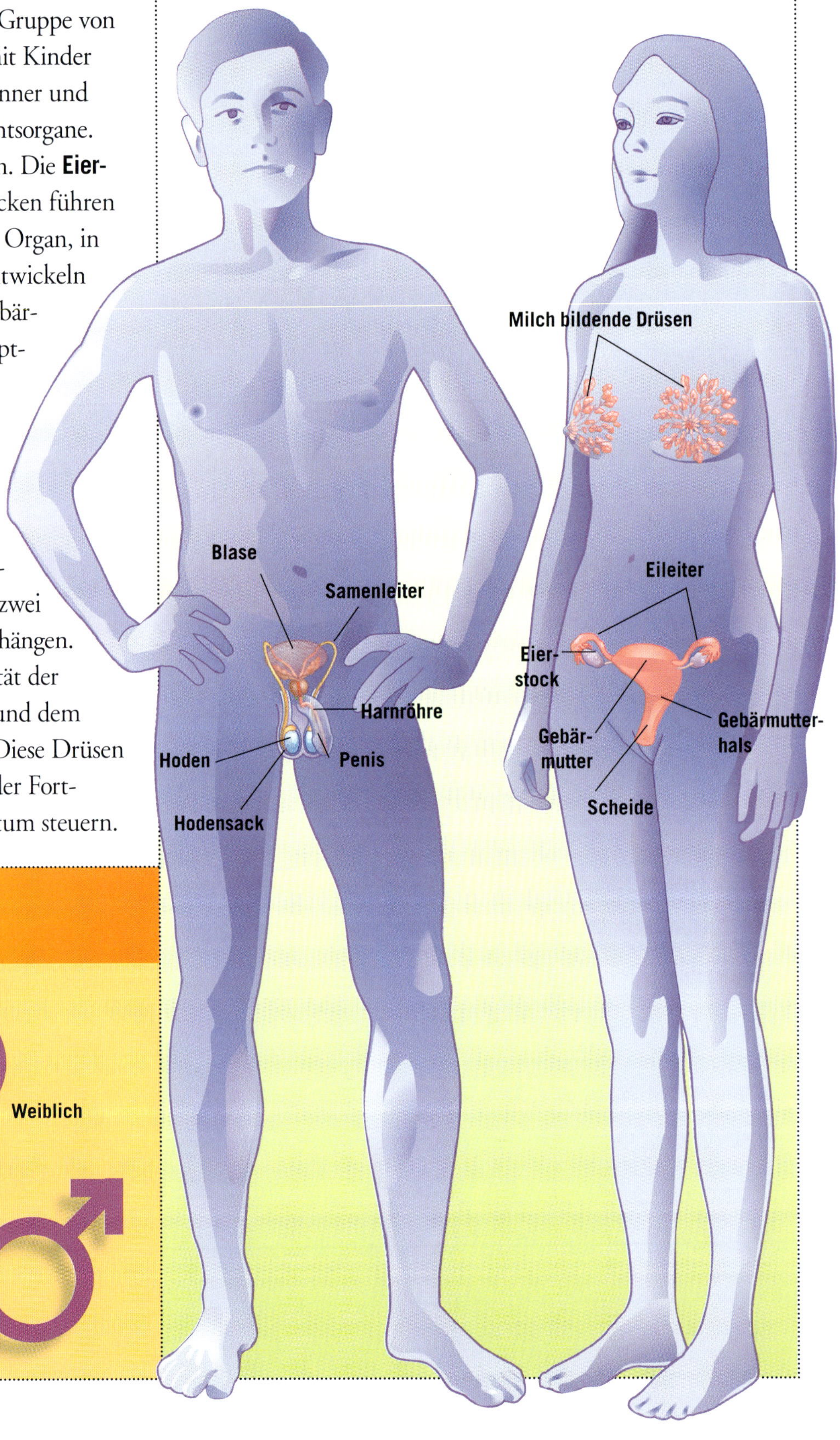

Venus und Mars

Du hast vielleicht den Ausdruck gehört „Frauen sind von der Venus und Männer vom Mars". Obwohl wir nicht von verschiedenen Planeten sind, stammen die Symbole für männlich und weiblich *(rechts)* von den griechischen Symbolen für Ares, den Kriegsgott, und Aphrodite, die Liebesgöttin. Sie sind Gegensätze, die sich ergänzen. Im römischen Reich wurden die beiden Götter Mars und Venus genannt.

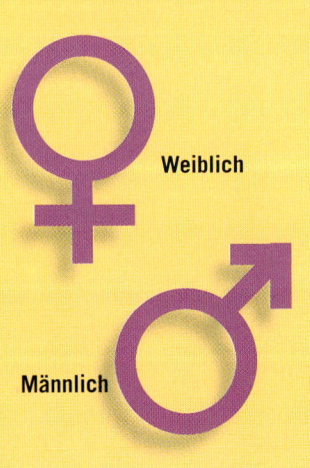

Die Fortpflanzungszellen

Eizelle

Bei der Geburt hat jedes weibliche Kind zwischen 400 000 und einer Million **Eizellen** oder **Ova** in seinen Eierstöcken – viel mehr, als es je brauchen wird! Etwa 500 Eizellen werden davon in der fortpflanzungsfähigen Zeit freigesetzt. Nach der Geburt bilden sich keine Eizellen mehr.

Eine Eizelle ist stecknadelkopfgroß und die größte menschliche Zelle. Sie kann als einzige auch ohne Mikroskop gesehen werden. Jeden Monat nach der Pubertät reift ein Ei in einem Follikel, einem Beutel im Eierstock, heran. In der Mitte des Zyklus platzt der Follikel und stößt das Ei beim **Eisprung** aus *(unten)*.

Eierstock

Samen

Kaulquappenförmige Spermien *(unten rechts)* sind die kleinsten Körperzellen. 5000 Stück wären aneinander gelegt nur 2 cm lang! Der Spermienkopf enthält **Erbeigenschaften** und der Schwanz dient zur Fortbewegung. Spermien entwickeln sich in den Hoden und werden dort gespeichert. Erwachsene Männer bilden mehr als 100 Millionen Spermien pro Tag, vorzugsweise bei 3 bis 5 °C unter der Körpertemperatur. Darum hängen die Hoden außerhalb des Körpers im Hodensack. Bei Fieber entspannen sich die Hodensackmuskeln, und die Hoden hängen tiefer und kühler. Bei Kälte ziehen die Muskeln den Hodensack näher zum Körper.

Hoden

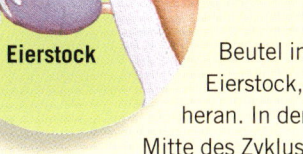

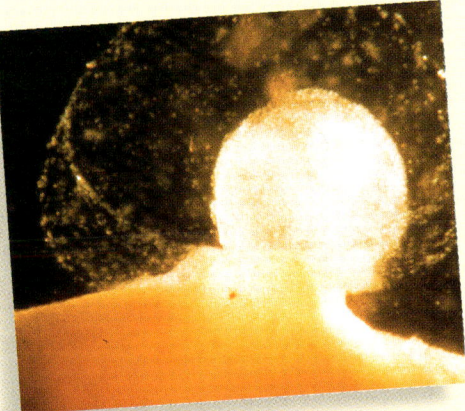

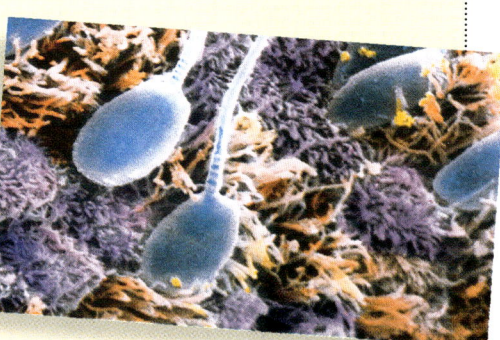

Was ist Menstruation?

Menstruation ist der Name für den monatlichen Zyklus, der für die Frauen in der Pubertät beginnt. Dieser Zyklus, auch häufig als „Periode" bezeichnet, wird von Hormonen aus den Eierstöcken, der Hirnanhangsdrüse und dem Hypothalamus kontrolliert. Der Zyklus beginnt mit dem Eisprung – dem Freisetzen der Eizelle aus dem Eierstock. Die Gebärmutter bereitet sich dann auf die Aufnahme der befruchteten Eizelle vor. Die Gebärmutterschleimhaut verdickt sich, um das befruchtete Ei zu nähren. Wenn das Ei nicht befruchtet wurde, zerfällt es und wird mit der Gebärmutterschleimhaut ausgeschieden. Diese Schleimhaut löst sich nur langsam und fließt die nächsten zwei bis acht Tage durch die Scheide ab. Die **Menstruation** findet alle 26 bis 30 Tage statt. Ein Mädchen bekommt die erste Periode zwischen 8 und 17 und die letzte zwischen 40 und 60 Jahren.

Aufbau der Gebärmutterschleimhaut

Menstruation — Eisprung — Menstruation

1 2 3 4 5 6 7 8 9 10 11 12 13 14 15 16 17 18 19 20 21 22 23 24 25 26 27 28

Seltsam aber wahr!

Hermaphrodit

Es gibt Tiere, die männliche und weibliche Geschlechtsorgane gleichzeitig haben. Diese Tiere heißen Hermaphroditen. Das Wort kommt von dem griechischen Gott Hermaphroditos, der männlich und weiblich zugleich war. Hermaphroditische Tiere sind z. B. Würmer, Schlangen, Schnecken und einige tropische Fische wie der Papageienfisch *(unten)*.

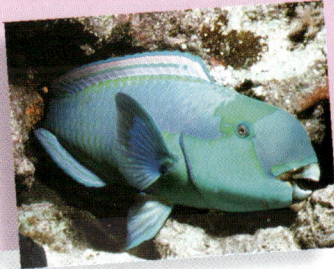

FORTPFLANZUNGSSYSTEM 111

Befruchtung

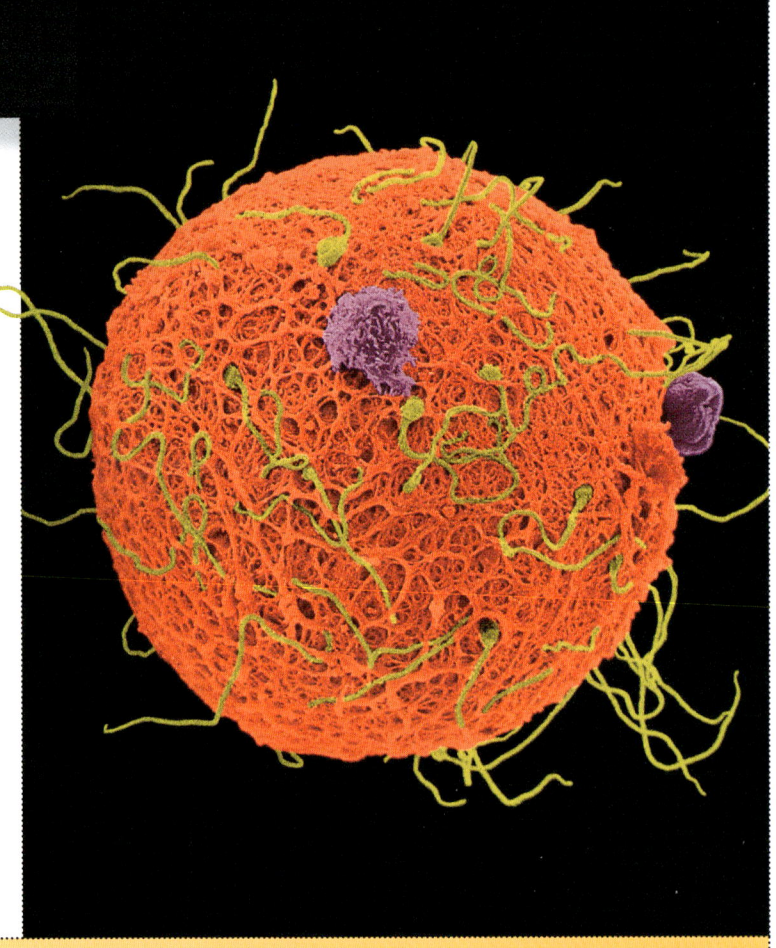

Die Befruchtung findet statt, wenn sich eine Samenzelle und ein Ei vereinigen, nachdem Mann und Frau Geschlechtsverkehr hatten. Während des Geschlechtsverkehrs gelangen Millionen von **Spermien** des Mannes in die Scheide der Frau. Einige hundert von ihnen gelangen kräftig schwimmend durch den **Gebärmutterhals** in die **Gebärmutter** und die **Eileiter**. Sperma kann zwei bis fünf Tage in der Frau überleben.

Die Spermien sammeln sich um das Ei und zerstören mit besonderen Chemikalien die äußere **Membran**, bis eine einzige Samenzelle eindringt. Eine Veränderung der Eihülle hindert weitere Spermien am Eindringen *(rechts)*. Die erfolgreiche Samenzelle verliert den Schwanz, ihr Kopf verbindet sich mit dem Kern der **Eizelle**. Ein **befruchtetes Ei**, eine Zygote, ist entstanden, die sich innerhalb einer Woche in der Gebärmutterwand festsetzt und zu einem Baby zu wachsen beginnt.

Ein Baby entsteht

Die Befruchtung findet meist im Eileiter in der Nähe des **Eierstocks** statt. Die befruchtete Eizelle, die Zygote, teilt sich beim Herabwandern durch den Eileiter in mehr und mehr Eizellen auf. Sie erreicht die Gebärmutter etwa drei Tage nach dem **Eisprung**. Dort verwandelt sie sich in eine flüssigkeitsgefüllte Kapsel, die innen einen Zellhaufen enthält, und nistet sich in die blutgefüllte Gebärmutterwand ein. Das ist der Beginn eines Babys.

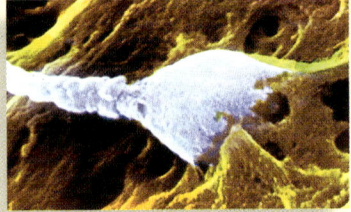

Vergrößerte Aufnahme einer Befruchtung oder Empfängnis: Ein Spermium dringt in das Ei ein.

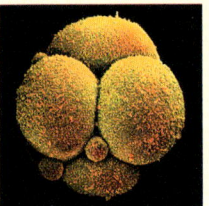 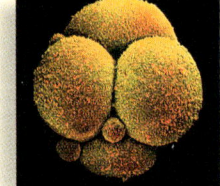 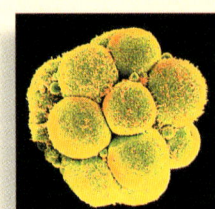

Dann erfolgt eine Zellteilung: Die einzelne Zelle teilt sich in zwei, vier und dann acht Zellen auf *(oben, von links nach rechts)*.

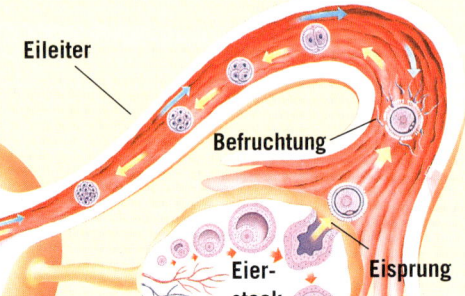

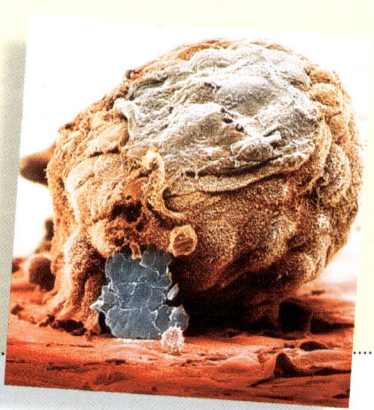

Wenn sich die unterteilte Eizelle in der Gebärmutterwand einnistet *(rechts)*, ist sie eine buckelige Kugel, die bereits mehr als 100 Zellen enthält.

Wie schnell? ... sind Spermien?

Durch Rudern mit dem Schwanz bewegen sich Spermien 7,6 cm in der Stunde weiter. Sie brauchen etwa 90 Minuten für die paar Zentimeter von der Scheide bis zum Eierleiter. Nicht jede Samenzelle ist gleich schnell. Die Spermien mit den Y-**Chromosomen** sollen schneller schwimmen, weil das Y-Chromosom leichter ist als das X-Chromosom (S. 116–117).

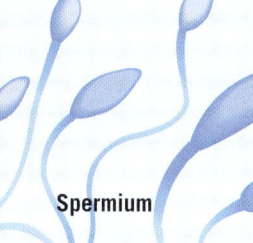
Spermium

Meilensteine 1

Reagenzglas-Baby

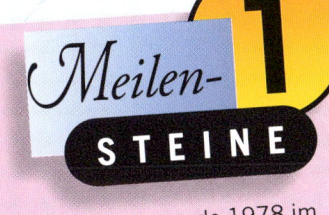

Louise Brown wurde 1978 im englischen Bristol als erstes „Reagenzglas-Baby" geboren, sie wurde dort gezeugt. Die Ärzte nahmen ein Ei aus den Eierstöcken der Mutter, befruchteten es im Labor mit Spermien des Vaters und pflanzten das **Embryo** in die Gebärmutter seiner Mutter ein. Dieser Vorgang heißt In-vitro-Fertilisation und wird angewendet, wenn Menschen sonst kein Kind bekommen können.

Hast du das gewusst?

Unterschiedliche Fingerabdrücke

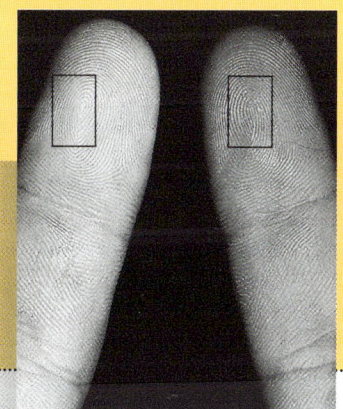

Sogar eineiige Zwillinge haben eine Eigenschaft, die unterschiedlich ist – ihre Fingerabdrücke! Wie du in den Kästchen im Foto siehst, haben solche Zwillinge unterschiedliche Fingerabdrucksmuster. Sie entstehen vielleicht vor der Geburt in der Gebärmutter.

Doppeltes Glück: Zwillinge

Eineiig

Eineiige Zwillinge entstehen aus einem einzigen Ei, das sich bei der Zellteilung komplett aufspaltet und zwei Kinder hervorbringt. Wenn sich die Zelle nicht ganz spaltet, entstehen siamesische Zwillinge, die manche Körperteile gemeinsam besitzen. Eineiige Zwillinge haben dieselben Gene, weil sie aus demselben Ei und derselben Samenzelle stammen!

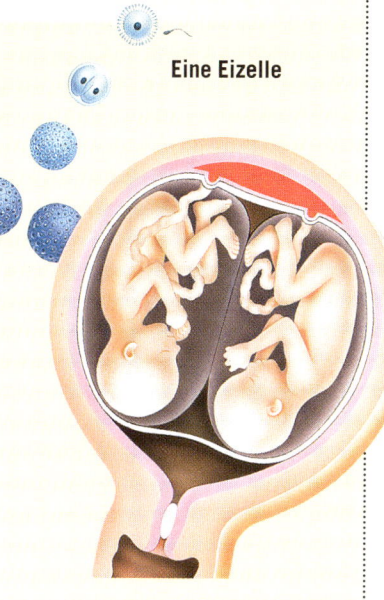
Eine Eizelle

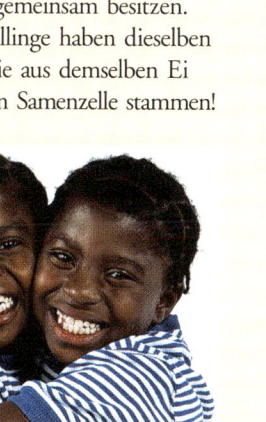

Zweieiig

Zweieiige Zwillinge entstehen aus zwei verschiedenen Eizellen, die zur gleichen Zeit freigesetzt wurden und dann von zwei unterschiedlichen Spermien befruchtet wurden. Zweieiige Zwillinge haben nicht immer das gleiche Geschlecht. Es gibt nicht mehr genetische Übereinstimmungen als bei anderen Geschwistern.

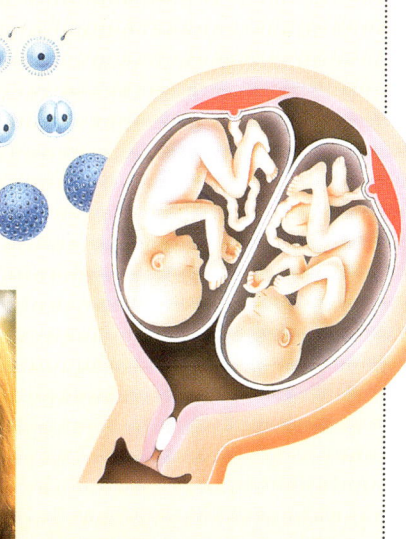
Zwei Eizellen

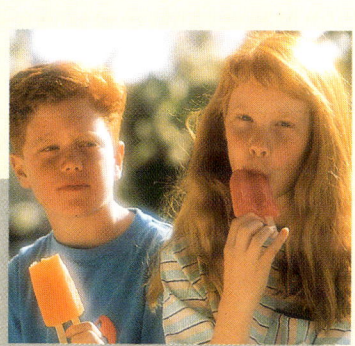

FORTPFLANZUNGSSYSTEM

Schwangerschaft und Geburt

Zum Vergleich

Schwangerschaft ist die Zeit zwischen dem Einnisten des befruchteten Eis in der **Gebärmutter** *(S. 112)* und der Geburt des Kindes. Sie dauert normalerweise 40 Wochen. Während das Baby wächst, vergrößert sich die Gebärmutter und der Bauch der Mutter wird dicker. Auch die Brüste vergrößern sich, damit sie dem Baby nach der Geburt Milch geben können.

Die **Plazenta** verbindet die Mutter mit dem Baby, durch sie wird der **Fötus** ernährt. Der Fötus atmet bis zur Geburt noch nicht selbst. Er schwimmt in der flüssigkeitsgefüllten Fruchtblase, die ihn vor Stößen schützt, und bekommt den Sauerstoff durch die Nabelschnur, die ihn mit der Plazenta verbindet. Diese Schnur wird nach der Geburt durchgeschnitten und entfernt. Nicht alle Schwangerschaften verlaufen problemlos. Am Anfang kann die Gebärmutter das befruchtete Ei abstoßen. Einige Frauen bekommen zu früh Wehen und es kommt zu einer Frühgeburt. Ein Baby, das vor dem sechsten Monat geboren wird, überlebt nur selten.

Embryo und Fötus

In den ersten acht Wochen nach der Einnistung der befruchteten Zellkugel heißt das ungeborene Baby **Embryo**. In dieser Zeit entwickeln sich die grundlegenden Bausteine des Körpers. Der kleine Embryo ähnelt mehr einer Kaulquappe als einem Baby. Von der neunten Woche bis zur Geburt nennt man das Baby Fötus. In dieser Zeit ist das Wachstum enorm. Im Gegensatz zum Embryo hat der Fötus schon ausgeprägte menschliche Gliedmaßen und Formen. Im späteren Stadium hat er gute Chancen, auch außerhalb des Mutterleibs zu überleben.

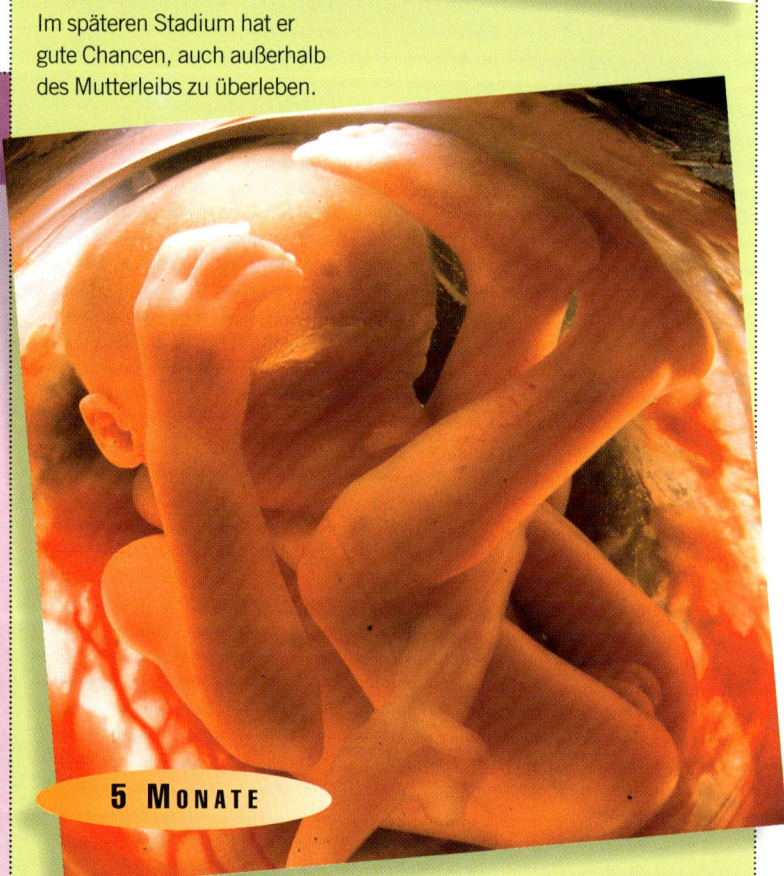

8 Wochen

5 Monate

Störche und Kohlköpfe

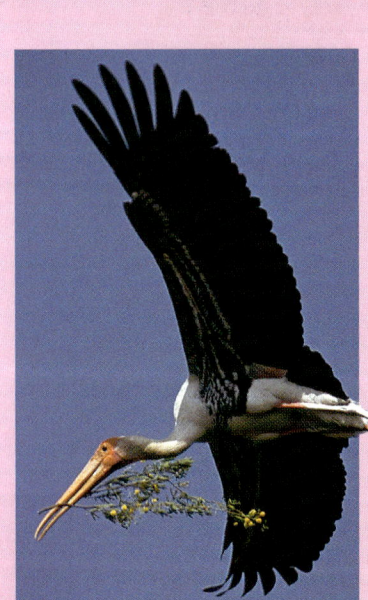

Es gibt viele Geschichten, woher die Babys kommen. In einigen Teilen Europas erzählt man sich, dass die Babys vom Storch *(links)* aus Sümpfen, Teichen oder Quellen geholt werden. Manchmal heißt es auch, dass die Babys in Kohlköpfen wachsen. Diese Legende könnte von dem alten Glauben in Griechenland, Irland, Südafrika und Indonesien stammen, dass Bäume menschliche Kinder zur Welt bringen. Alte skandinavische Sagen berichten, dass die Kinder von Mutter Erde geboren werden und erst dann zu den Menschen kommen.

Neun Monate ständiges Wachstum

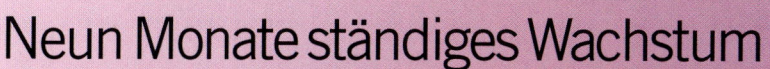

30 Tage 45 Tage 10 Wochen 20 Wochen 36 Wochen

Die neun Schwangerschaftsmonate werden in Trimester von je drei Monaten aufgeteilt. Im ersten Drittel nistet sich das befruchtete Ei in die Gebärmutter ein. In den nächsten zwei bis acht Wochen wird dieser Zellhaufen zum Embryo. Mit vier Wochen ist er erbsengroß, mit acht Wochen sieht er zwar noch nicht wie ein Mensch aus, doch alle seine Organe fangen schon an sich zu bilden. Am Ende des ersten Trimesters wird der Embyro zum Fötus, mit groben Gesichtszügen, Armen und Beinen und sichtbaren Geschlechtsorganen. Im zweiten Trimester entwickeln sich Haare, Augenbrauen und Wimpern. Der Herzschlag ist mit dem Stethoskop hörbar. Die Haut bedeckt sich mit feinen Haaren, dem Lanugohaar, und die Mutter fühlt die ersten Bewegungen. Im dritten Trimester wachsen Körper und Gehirn sehr schnell. Der Fötus schläft und wacht auf, erschrickt leicht und lutscht am Daumen.

Wie ein Kind geboren wird

Am Ende der Schwangerschaft zeigen Veränderungen im Körper der Frau an, dass das Baby bald geboren wird. Normalerweise dreht sich der Fötus mit dem Gesicht nach unten auf den Kopf. So kommt er leichter durch den Geburtskanal. Wenn sich der Gebärmuttermuskel zusammenzieht, bekommt die Frau Wehen. Die Fruchtblase platzt und die Flüssigkeit läuft aus. Am Anfang der Wehen wird der **Gebärmutterhals** weiter und dünner. In der zweiten Phase spannt die Mutter die **Muskeln** an und presst das Baby hinaus. Zum Schluss wird die **Plazenta**, die Nachgeburt, ebenfalls hinausgepresst. Bei Gefahr für Mutter oder Kind wird ein Baby auch mit einer Operation aus dem Mutterleib geholt. Der Eingriff heißt Kaiserschnitt.

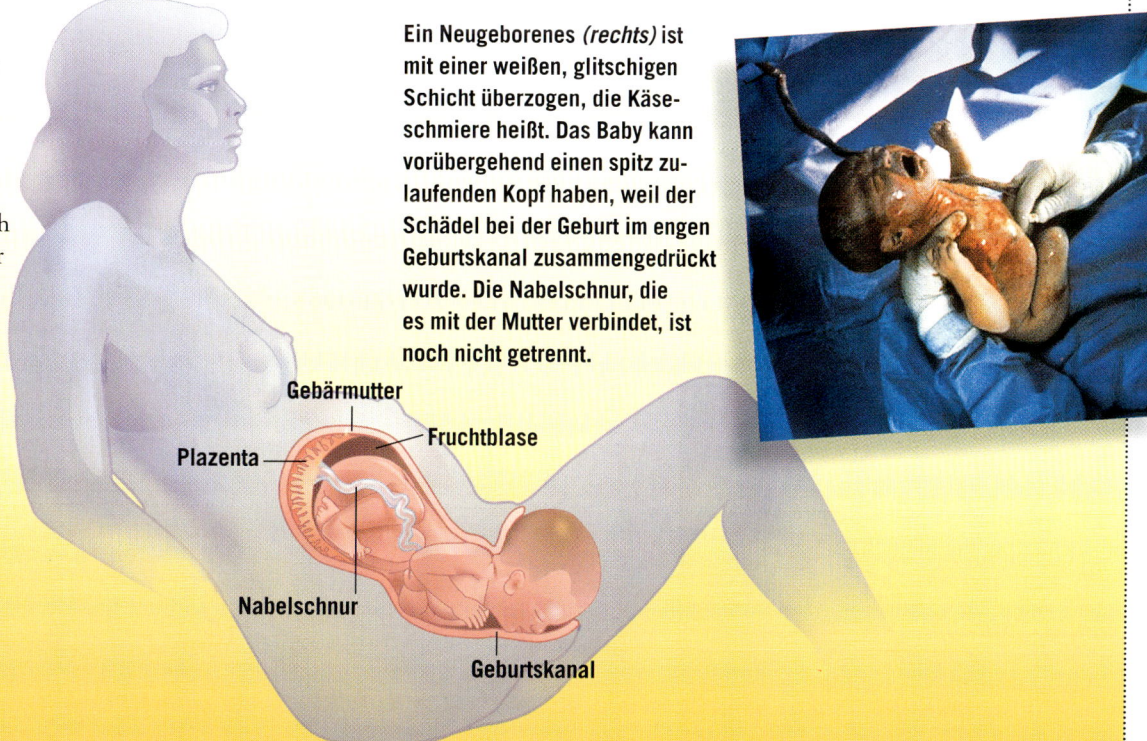

Gebärmutter
Fruchtblase
Plazenta
Nabelschnur
Geburtskanal

Ein Neugeborenes *(rechts)* ist mit einer weißen, glitschigen Schicht überzogen, die Käseschmiere heißt. Das Baby kann vorübergehend einen spitz zulaufenden Kopf haben, weil der Schädel bei der Geburt im engen Geburtskanal zusammengedrückt wurde. Die Nabelschnur, die es mit der Mutter verbindet, ist noch nicht getrennt.

Was ist Vererbung?

Familienähnlichkeit

Von der Haarfarbe über die Körperform bis zur Begabung für Sport oder Musik erbst du viele Eigenschaften von deinen Eltern. Diese Merkmale werden durch die **Gene** weitergegeben, die komplizierten Codes, die die Bauanleitungen für den Bau und die Funktion des menschlichen Körpers bilden. Tatsächlich enthält jede **Zelle** in deinem Körper alle Gene, die du von deinen Eltern geerbt hast. Aber nur bestimmte Gene sind in jeder Zelle „angeschaltet", damit sie ihre spezielle Funktion ausübt.

Bisher haben Wissenschaftler viele Gene gefunden, die mehr als 1500 einzelne Eigenschaften kontrollieren. Noch mehr Eigenschaften werden durch das Zusammenarbeiten von mehreren Genen – den Polygenen – bestimmt. Doch Gene sind nicht alles. Die Größe wird zwar von Polygenen kontrolliert, doch auch die Lebensweise, wie Ernährung, Schlafdauer und körperliche Betätigung, spielen eine Rolle.

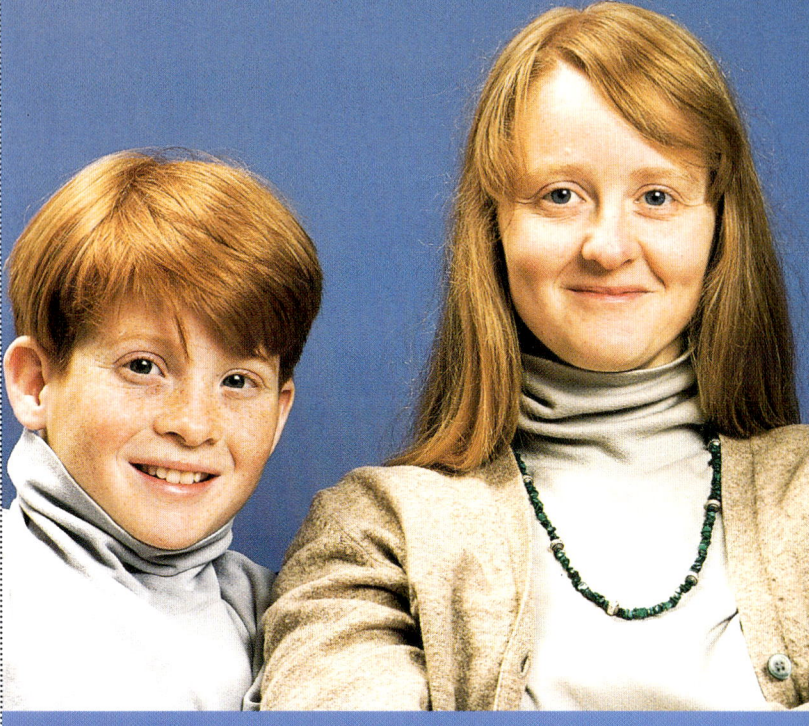

Hast du dich je gefragt, wieso du Augen wie deine Mutter oder eine Nase wie dein Vaters hast? Man nennt das Vererbung. Familienähnlichkeiten wie hier im Bild bei Mutter und Sohn zeigen, dass viele Eigenschaften von einer Generation zur nächsten übergehen.

Leute: Gregor Mendel

Der 1822 geborene österreichische Botaniker Gregor Mendel wird oft der Vater der modernen **Genetik** genannt. Als Mönch besuchte er die Universität von Wien. Dort lernte er mit Hilfe von Mathematik und Experimenten natürliche Vorgänge zu untersuchen. 1856 begann Mendel im Klostergarten *(rechts)* Erbsen zu züchten, um die **Vererbung** zu studieren. Über 10 Jahre lang sammelte, sortierte, etikettierte und züchtete Mendel fast 30 000 Pflanzen. Dabei stellte er fest, dass bestimmte Eigenschaften von einer Generation zur nächsten weitergegeben wurden. Das bewies, dass viele Eigenschaften der Kinder von den Eltern ererbt sind.

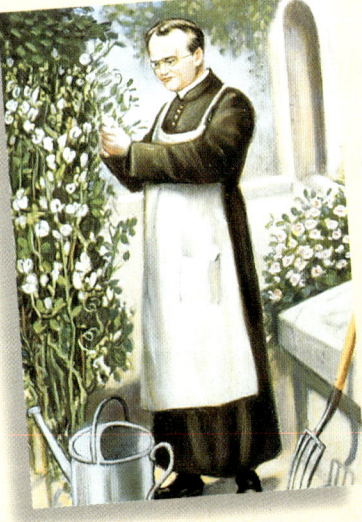

DNS: Der Bauplan des Körpers

Der gesamte Bauplan für den Körper ist im Innern jeder Zelle angelegt. Diese Anleitungen, wie der Körper aussehen und arbeiten soll, sind in 46 fadenförmigen Filamenten namens **Chromosomen** enthalten. Sie sind in 23 Paaren angeordnet *(ganz rechts)*. Auf jedem Chromosomenpaar liegen Tausende von Genen. Die Chromosomen bestehen aus **DNS**, der Desoxyribonukleinsäure, einem **Molekül** aus vier verschiedenen chemischen Stoffen namens Nukleotidbasen. Diese Stoffe sitzen wie Sprossen auf einer langen, spiralförmigen Leiter, einer sogenannten Doppelhelix. Wenn du dir die Nukleotidbasen als Buchstaben vorstellst, dann ergeben ihre Anordnungen genetische Sätze. Die Doppelhelix ist so fest aufgerollt, dass die in einem menschlichen Zellkern enthaltene DNS mehr als 1,80 m lang wäre, wenn man sie entrollte.

Augenfarbe

Woher hast du die Augen? Die Augenfarbe wird von zwei Formen eines Gens bestimmt, die an derselben Stelle auf dem Chromosomenpaar sitzen. Diese Formen heißen Allele und sind vererbt. Von jedem Elternteil bekommt man eines. Allele können manchmal gleich sein (homozygot oder reinerbig), doch meistens unterscheiden sie sich (heterozygot oder mischerbig). Das Gen für braune Augen (B) ist dominant über das Gen für blaue Augen (b). Kinder, die ein homozygotes (BB) oder heterozygotes (Bb) Allel-Paar geerbt haben, sind braunäugig. Blauäugige Kinder können nur homozygote rezessive Allele (bb) haben. Menschen mit einem rezessiven Allel (Bb) heißen Träger und können das Merkmal weitergeben.

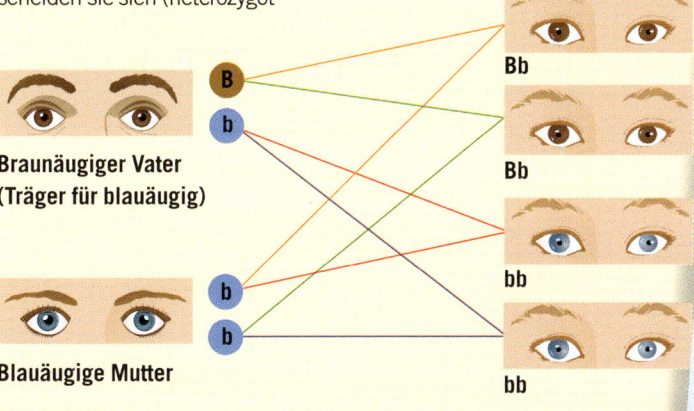

Braunäugiger Vater (Träger für blauäugig)

Blauäugige Mutter

Kannst du die Zunge rollen?

Wenn ja, dann bedeutet das, dass du ein dominantes Gen für dieses Merkmal hast. Die Unfähigkeit, die Zunge zu rollen, ist ein rezessives Merkmal. Dominante Merkmale setzen sich immer über rezessive Merkmale hinweg. Auch die Augenfarbe wird durch dominante und rezessive Gene *(siehe links)* bestimmt. Die Liste unten zeigt andere ererbte Eigenschaften.

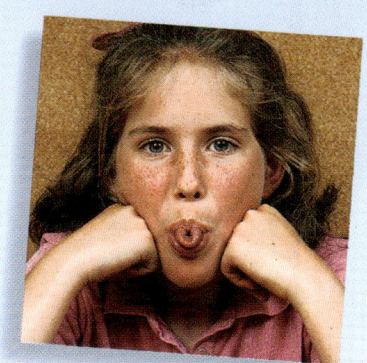

Dominant	Rezessiv	Dominant	Rezessiv
Haare		**Augen**	
Dunkel	Blond	Braune Augen	Blaue oder graue Augen
Lockig	Glatt	Haselnussfarbene oder grüne Augen	Blaue oder graue Augen
Frühe Glatze *(bei Männern dominant)*	Normal	Große Augen	Kleine Augen
Haut		Schlitzaugen	Gerade Augen
Sommersprossen	Keine Sommersprossen	**Nase**	
Dunkle Haut	Weiße Haut	Gebogene Nase	Gerade Nase
Mund		Breite Nasenflügel	Schmale Nasenflügel
Volle Lippen	Dünne Lippen	**Hände**	
Grübchen	Keine Grübchen	Haare am Mittelfinger	Keine Haare am Mittelfinger
Rollzunge	Keine Rollzunge	Krummer kleiner Finger	Gerader kleiner Finger
Ohren			
Nicht angewachsene Ohrläppchen	Angewachsene Ohrläppchen		

Doppelhelix

Nukleotidbasen

Es gibt 23 Chromosomenpaare *(rechts)* im Zellkern jeder Körperzelle. Das 23. Paar enthält die X- und Y-Chromosomen, die bestimmen, ob ein Mensch männlich oder weiblich ist.

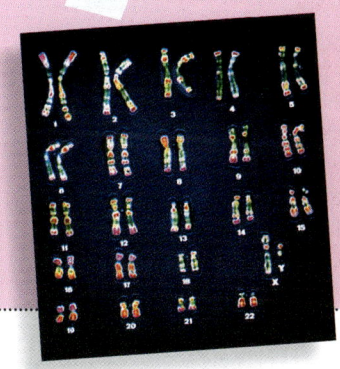

X oder Y?

Das 23. Chromosomenpaar enthält die Geschlechts-Chromosomen. Während Mädchen zwei X-Chromosomen haben, haben Jungen ein X- und ein Y-Chromosom (das kleiner ist als das X). Das Geschlecht eines Babys wird schon bei der **Befruchtung** entschieden. Die Eizelle enthält immer ein X-Chromosom, aber die **Samenzelle** kann entweder X oder Y enthalten. Wenn ein X-Spermium das Ei befruchtet, wird das Baby ein Mädchen (XX), bei einem Y ein Junge (XY).

Junge XY

Mädchen XX

Der Weg zum Erwachsenen

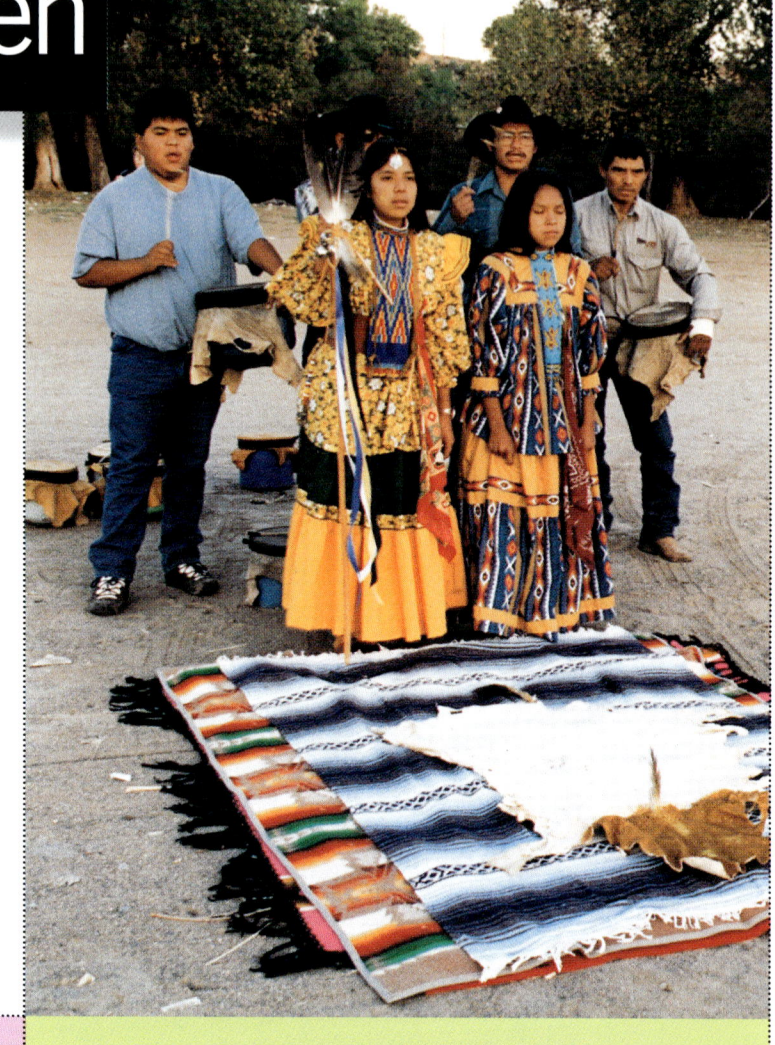

Menschen brauchen etwa 20 Jahre, um erwachsen zu werden. Es gibt fünf Lebensstadien nach der Geburt. Während der Zeit als Neugeborenes – bis einige Wochen nach der Geburt – gewöhnt sich das Baby an das Leben außerhalb der **Gebärmutter**. Als Säugling – vom Neugeborenen bis zum Ende des ersten Lebensjahrs – lernt das Baby sehen, greifen, plappern, sitzen, krabbeln und schließlich auch laufen.

Die Kindheit dauert bis zur **Pubertät**, in der die sexuelle Reife beginnt *(gegenüber)*. Die Kindheit ist die Zeit des körperlichen Wachstums, der Entwicklung von Geschicklichkeit und sozialer Entwicklung und auch des selbständigen Lernens. Die Zeit vom Beginn der sexuellen Entwicklung bis zum Ende der Teenagerzeit ist die Adoleszenz. In diesem Zeitraum entwickeln sich Jungen und Mädchen anders. Die Mädchen bekommen Brüste, die Stimme der Jungen wird tiefer, während die **Genitalien** ihre Funktion aufnehmen und die Fortpflanzung ermöglichen. Die Erwachsenenperiode dauert dann von der Adoleszenz bis ins hohe Alter.

Körperproportionen

Diese Zeichnung der menschlichen Wachstumsstadien zeigt, wie sich die Körperproportionen im Laufe der Zeit verändern. Vor der Geburt ist der Kopf im Vergleich zum Körper sehr groß. Der Kopf eines Neugeborenen ist ein Fünftel so groß wie seine Gesamtlänge. In der Kindheit wachsen die Beine stärker als der übrige Körper und das Kind verliert den Babyspeck. In der Jugend ist der Kopf nur noch ein Achtel so groß wie der Körper.

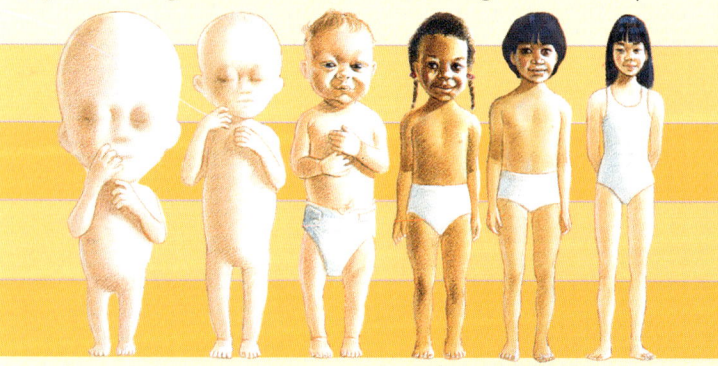

2-mon. Fötus   5-mon. Fötus   Neugeborenes   2 Jahre   5 Jahre   12 Jahre

Übergangsriten

Ein Übergangsritus ist eine symbolische Handlung oder Zeremonie, die zeigt, dass jemand von einem Lebensabschnitt in den nächsten übergeht. Die Adoleszenz, die Zeit, in der sich ein Kind zum Erwachsenen wandelt, wird in vielen Kulturen mit Übergangs- oder Inititationsriten gefeiert. Wenn ein Apachenmädchen aus traditioneller Familie im Südwesten Amerikas seine erste Monatsblutung bekommt, wird es ein Jahr lang förmlich mit der Apachenkultur vertraut gemacht und was es bedeutet, eine Apachenfrau zu sein. Danach nimmt das Mädchen an einer vier Tage langen Zeremonie des Erwachsenwerdens teil. Bei Sonnenaufgang des ersten Tages tanzt es stundenlang zu Trommelwirbeln um eine mit einem Fell bedeckte Decke. Wenn es den Tanz beendet, legt sich das Mädchen auf die Decke. Dann kniet eine dafür ausgewählte alte Frau als geistige „Taufpatin" auf ihren Rücken und „formt" sie mit den Händen in ihre jetzige Form als erwachsene Frau.

Was ist Pubertät?

In der Pubertät finden starke körperliche Veränderungen statt, der Mensch kann sich jetzt fortpflanzen. Bei Mädchen tritt die Pubertät etwa im Alter von 10 bis 15 Jahren ein. Die Brüste wachsen, ein Wachstumsschub erfolgt, das Schamhaar erscheint und schließlich beginnt die erste **Menstruation**. Bei Jungen liegt das Durchschnittsalter der Pubertät zwischen 11 und 16 Jahren. Sie beginnt mit dem Wachstum von Hoden, Penis und Schamhaar. Die ersten Barthaare erscheinen, die Stimme wird tiefer, ein Wachstumsschub setzt ein.

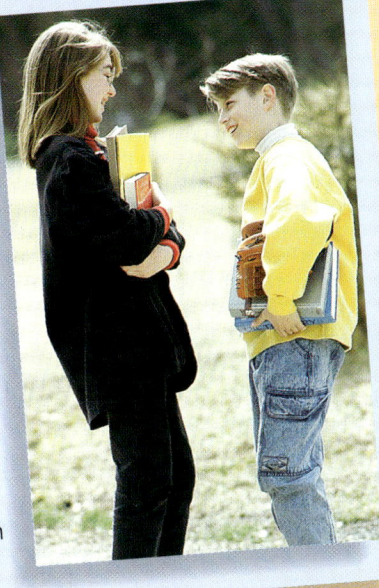

Warum altern wir?

Niemand weiß genau, warum wir altern. Die Ursache sind vielleicht verschiedene Prozesse, die die Zellen töten oder beschädigen. Der Zelltod ist vorbestimmt und tritt ein, wenn das Gehirn den Körperzellen befiehlt, sich nicht mehr zu teilen. Zellen werden auch durch Umweltgifte geschädigt oder zerstört. Es sind deine Gene als auch die Umgebung, die deine Chancen auf ein langes und gesundes Leben beeinflussen.

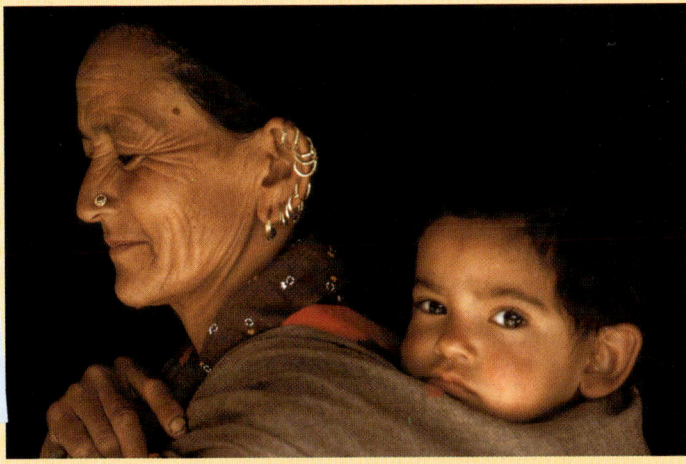

Zum Vergleich — Wachstumstempo

Von der Geburt bis Anfang 20 verändern sich die Körper junger Menschen ganz erheblich in Form, Größe und Proportion. In der Kindheit wächst der Körper am schnellsten. Die Teenagerzeit ist die zweitschnellste Wachstumsphase. Jungen und Mädchen erleben beide einen „Wachstumsschub" zwischen 7,5 und 10 cm im 10. bis 14. Lebensjahr. Wie du an den Kindern unten siehst, wachsen Jungen und Mädchen unterschiedlich schnell. Die Größe wird durch die **Gene** bestimmt, die den Hormonspiegel und die Zellteilung kontrollieren. Es spielen auch Umwelt und Lebensweise, wie Ernährung, Bewegung und Schlaf, eine Rolle.

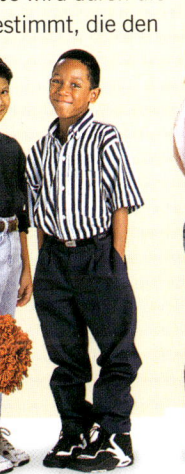
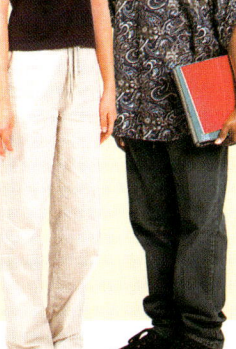

0–2 Jahre | 3–4 Jahre | 5–7 Jahre | 8–10 Jahre | 11–15 Jahre | 16–20 Jahre

Bildnachweis

Nachfolgend sind die Quellen der Abbildungen angegeben. Nebeneinander stehende Abbildungen von links nach rechts sind durch ein Semikolon getrennt, untereinander stehende duch einen Gedankenstrich. Illustrationen/Diagramme sind durch ein „I" gekennzeichnet.

Einband: Buchrücken, I Jerry Lofaro; Vorderseite © Dr. Dennis Kunkel/Phototake–I Wood Ronsaville Harlin, Inc. (2); I Jerry Lofaro; I Linda Nye–© Doug Nobiletti/Phototake.

3: I Linda Nye. **4:** I Maria DiLeo–Salisbury District Hospital/Science Photo Library/Photo Researchers; © Roger Viollet/Gamma Press–I Linda Nye. **5:** Christer Eriksson/Weldon Owen Pty. Ltd.; aus *ILLUSTRATED ENCYCLOPEDIA, The Volume of the Human Body (IE)*, herausgegeben von Gakken Co., Ltd., Tokio, 1991–I Wood Ronsaville Harlin, Inc. **6, 7:** © 1995 Joe McNally/Matrix. **8:** © Carolina Biological Supply/Phototake; I Linda Nye. **9:** Dave Roberts/Science Photo Library/Photo Researchers–CORBIS/Lester V. Bergman–Warren und Carla Raymond (2); Privatsammlung. **10:** I Elliot Herman und Paul Calk, © 1964 Time-Life Books, Inc.–aus *IE*, herausgegeben von Gakken Co., Ltd., Tokio, 1991; CORBIS/David Lees. **11:** Library of Congress aus *American Journal of the Medical Sciences,* "Dr. Harlow's Case of Recovery"; CORBIS/Charles und Josette Lenars–CORBIS/Chris Rainier–CORBIS/Paul A. Sounders; Hamburgisches Museum für Völkerkunde–Science Museum/Science and Society Picture Library, London. **12:** I Wood Ronsaville Harlin, Inc.; I Linda Nye. **13:** Aus *IE*, herausgegeben von Gakken Co., Ltd., Tokio, 1991 (2); I Ira Grunther–Luisa Ricciarni, Mailand–CORBIS/Christophe Loving; Robert Moss Photography, Alexandria, Va. **14:** I Linda Nye –CORBIS/Bettmann; Salisbury District Hospital/Science Photo Library/Photo Researchers. **15:** CORBIS/Richard Cummins; Curtis Hand Center, Union Memorial Hospital, Baltimore, Md.–CORBIS/Philip Gould; A. J. Deane/Bruce Coleman, Inc.–CORBIS/Galen Rowell–The Stock Shop/Medichrome; © Tom Lyle/The Stock Shop/Medichrome. **16, 17:** Tony Duff/Allsport; CORBIS/Bruce Adams/Eye Ubiquitous; © 1990 Custom Medical Stock Photo, All Rights Reserved– Gjon Mili; I Wood Ronsaville Harlin, Inc.–Professor P. Motta/Abteilung Anatomie/Universität "La Sapienza", Rom/Science Photo Library/Photo Researchers (2); I Wood Ronsaville Harlin, Inc.; Mirror Syndication International, London; Mary Evans Picture Library, London. **18:** I Ira Grunther; Bruce Curtis, © 1996 Erlaubter Nachdruck aus *Discover* Magazin. **19:** I Wood Ronsaville Harlin, Inc.–Kairos, Latin Stock/Science Photo Library/Custom Medical Stock Photo. **20:** I Wood Ronsaville Harlin, Inc.; I Linda Nye. **21:** I Linda Nye; CORBIS/Wally McNamee; CORBIS/Kevin R. Morris–I Wood Ronsaville Harlin, Inc.–Staatliche Museen zu Berlin-Preußischer Kulturbesitz, Antikenmuseum. **22:** I Linda Nye (2)–I Wood Ronsaville Harlin, Inc.–© Don Fawcett/Science Source/ Photo Researchers; CORBIS/Nik Wheeler. **23:** I Linda Nye; CORBIS/ Richard T. Nowitz– Jean Marc Barey/Science Source/Photo Researchers; CORBIS/Moshe Shai–© S. Legrand/Science Source/Photo Researchers © Mauritius, GmbH/Phototake. **24, 25:** CORBIS/Vince Streano; CORBIS/Wally McNamee; CORBIS/Ales Fevzer–© Eugen Gebhardt/The Stock Shop–NASA, photo no. sts050-21-035; © Stephanie Maze; I Jeff McKay; I Ira Grunther. **26:** aus *IE*, herausgegeben von Gakken Co., Ltd., Tokio, 1991–The Granger Collection, New York; I Alicia Freile. **27:** © Lennart Nilsson/Albert Bonniers Forlag AB, Stockholm; I Alicia Freile; aus *IE,* herausgegeben von Gakken Co., Ltd., Tokio, 1991– I Alicia Freile; © Biophoto Associates/Science Source/Photo Researchers. **28:** © 1994 Custom Medical Stock Photo; I Linda Nye. **29:** I Wood Ronsaville Harlin, Inc. (3); © Biophoto Associates/Science Source/Photo Researchers–The Granger Collection, New York (2). **30:** aus *IE*, herausgegeben von Gakken Co., Ltd., Tokio, 1991–I Maria DiLeo. **31:** © Boehringer Ingelheim International GmbH, Foto von Lennart Nilsson/Albert Bonniers Forlag AB, Stockholm; Robert Moss Photography, Alexandria, Va.–© Andre J. Martinez/ Photo Researchers–I Janet Jones aus *Discoveries: Human Body,* © Weldon Owen Pty. Ltd.; © Lennart Nilsson/Albert Bonniers Forlag AB, Stockholm; I Maria DiLeo. **32:** Professor P. Motta/Abteilung Anatomie/ University "La Sapienza", Rom/Science Photo Library/Photo Researchers–I Stephen R. Wagner, © 1994 Time-Life Books, Inc. (3). **33:** © 1993 NMSB/Custom Medical Stock Photo–The Granger Collection, New York; CORBIS/Bettmann–I Alicia Freile (4); Moorland-Spingarn Research Center, Howard University, Washington, D.C. **34:** © 1993 B. Bodine, Custom Medical Stock Photo; I Linda Nye–Wellcome Institute Library, London (2). **35:** I Wood Ronsaville Harlin, Inc.–I Maria DiLeo; CORBIS/Richard T. Nowitz. **36:** Aus *Clinical Electrocardiography: A Primary Care Approach,* zweite Auflage, von Ken Grauer, M.D. und R. Whitney Curry Jr., M.D., Blackwell Science Inc., Boston, 1992 (2); I Wood Ronsaville Harlin, Inc. (2). **37:** © Lennart Nilsson/Albert Bonniers Forlag AB, Stockholm; CORBIS/Ian Rose/Frank Lane Picture Agency–© 1993 Pete Saloutos/Custom Medical Stock Photo–Colburn Hudston/Sygma. **38:** I Wood Ronsaville Harlin, Inc. (2)–I Wood Ronsaville Harlin, Inc., © 1994 Time-Life Books, Inc.; CORBIS/Bettmann. **39:** © SIU/Science Source/ Photo Researchers–Wellcome Trust Medical Photographical Library, London (3); © 1995 Harry Benson–mit freundlicher Erlaubnis Christiaan Barnard; Imutran Ltd., Cambridge, Cambridgeshire. **40:** Scala Florenz/Biblioteca Nazionale, Florence–Copyright The British Museum, London. **41:** National Library of Medicine–Bodleian Library, Oxford (MS. Ashmole 399 F.19R); aus *The Illustrations from the Works of Andreas Vesalius of Brussels,* by J. B. deC. M. Saunders und Charles D. O'Malley, Dover, New York, N.Y., 1950. **42:** I Linda Nye. **43:** I Siegel-Photography & Design; aus *IE*, herausgegeben von Gakken Co., Ltd., Tokio, 1991.–© 1997 Henry Schleichkorn/Custom Medical Stock Photo; CORBIS/Amos Nachoum. **44:** I Linda Nye. **45:** Mike Pattisall; zusammengefaßt von Mark Pfetzer aus *Within Reach: My Everest Story,* von Mark Pfetzer und Jack Galvin, © 1998, Dutton Books, eine Abteilung von Penguin Putnam Books for Young Readers; © 1990 William H. Mullins/Photo Researchers–CNRI/Phototake (2); © Weldon Owen Pty. Ltd. **46, 47:** © Boehringer Ingelheim International GmbH, Foto von Lennart Nilsson/Albert Bonniers Forlag AB, Stockholm; Professor Andrew Davidhazy, School of Photographic Arts and Sciences, Rochester Institute of Technology; CORBIS/Leonard de Selva–aus *The Unfashionable Human Body* von Bernard Rudolfsky, Doubleday, Garden City, N.Y., 1971–CORBIS/The Purcell Team. **48:** Caryn Levy/*Sports Illustrated*–I Maria DiLeo; I Linda Nye. **49:** I Stephen R. Wagner; © Biophoto Associates/Photo Researchers; I Stephen R. Wagner, © 1993 Time-Life Books, Inc.–CORBIS/Bob Krist; Archives and Special Collections, Hahnemann Collection, Allegheny University of Health Sciences. **50:** © Robert Beck/*Sports Illustrated*; I Karen Barnes-Wood Ronsaville Harlin, Inc. **51:** CNRI/SPL/Science Source/Photo Researchers–aus *Biology: The Dynamics of Life,* Glencoe/McGraw-Hill, Westerville, Ohio, 1995 (4); © Scott Camazine/Photo Researchers–© 1992 Howard Sochurek/Stock Market–© 1997 Howard Sochurek/Stock Market. **52:** I Stephen R. Wagner–I Maria DiLeo–© Earl Roberge/Photo Researchers; © Jasmine, 1996/PNI. **53:** I Maria DiLeo; © 1995 Ariel Skelley/Stock Market–© Lennart Nilsson/Albert Bonniers Forlag AB, Stockholm; CORBIS/Bettmann. **54:** I Maria DiLeo–Zentralbibliothek, Zürich (Ms. C. 54); © 1996 Michael A. Keller/Stock Market–© 1995 John Greim/The Stock Shop. **55:** James Olds, "Pleasure Centers in the Brain," *Scientific American,* Vol. 195, No. 10, Oktober 1956; © Grapes/Michaud/Science Source/Photo Researchers–Rainbow; CORBIS/Bettmann. **56:** Robert Allison; I Stephen R. Wagner. **57:** Marcus E. Raichle, M.D./Washington University Medical Center, St. Louis–Tim Ladwig/Susan Craig Represents. **58:** I Maria DiLeo–© Ursula Markus/Photo Researchers; mit freundlicher Genehmigung von Dr. Judith A. Schickendanz, School of

Education, Boston University (3)–© Coco McCoy/Rainbow. **59:** l Maria DiLeo; © 1993 Jose L. Pelaez/Stock Market–Copyright Dorling Kindersley Limited, London–Robert Moss Photography, Alexandria, Va.; Spaarnestad FotoArchief/Haarlem, The Netherlands. **60:** Davis Meltzer/National Geographic Image Collection (3)–l Maria DiLeo. **61:** © Michel Siffre (2); CORBIS/George McCarthy; CORBIS/UPI/Bettmann. **62, 63:** Copyright The British Museum, London; l Suzane Duranceau–Racketeer Rabbit © 1946 Turner Entertainment Co. All Rights Reserved; Science Photo Library/Photo Researchers–Copyright Dorling Kindersley Limited, London (4)–© Alan and Sandy Carey/Photo Researchers. **64:** Sidney Moulds/Science Photo Library/Photo Researchers; l Linda Nye. **65:** John Dominis/*Life* Magazin–© Michael Grecco/The Stock Shop; David Barritt/Gamma Liaison. **66:** l Wood Ronsaville Harlin, Inc.–© 1995 Paul Barton/Stock Market; © 1997 David Pollack/Stock Market (2); © 1999 Rick Guidotti für NOAH–l Alicia Freile (4). **67:** l Alicia Freile (3); Albert M. Kligman, M.D., Ph.D. (2)–Dan McCoy/Rainbow; © Meckes/Ottawa/Photo Researchers. **68:** © Robert Becker, Ph.D./Custom Medical Stock Photo–l Susanna Addario aus *Discoveries: Human Body,* © Weldon Owen Pty. Ltd.; l Alicia Freile/Maria DiLeo (3). **69:** Copyright Dorling Kindersley Limited, London; Elizabeth Kupersmith; Rheinisches Bildarchiv Köln–Pablo Bartholomew/Liaison; l Ira Grunther (3). **70:** Aus *IE,* herausgegeben von Gakken Co., Ltd., Tokio, 1991. **71:** l Wood Ronsaville Harlin, Inc.; Robert Moss Photography, Alexandria, Va.–© Will und Deni McIntyre/Photo Researchers; Popperfoto, Overstone, Northamptonshire. **72:** l Linda Nye. **73:** © 1994 Keith/Custom Medical Stock Photo; Professor P. Motta/Abteilung Anatomie/Universität "La Sapienza", Rom/Science Photo Library/Photo Researchers –Linda Nye–l Alicia Freile; Adam Hart-Davis/Science Photo Library/Photo Researchers (2); l Maria DiLeo–© Bob Cranston/Animals Animals–Robert Moss Photography, Alexandria, Va. **74:** Richmond International Inc., Boca Raton, Fla.–Richard T. Nowitz/Photo Researchers. **75:** l Alicia Freile (4); AP/Wide World Photos–CORBIS/Tom Brakefield; CORBIS/Philadelphia Museum of Art. **76:** © Lennart Nilsson/Albert Bonniers Forlag AB, Stockholm–l Spencer Phippen aus *Discoveries: Human Body,* © Weldon Owen Pty. Ltd. **77:** © Richard Hutchings/Photo Researchers–l Wood Ronsaville Harlin, Inc.; len von Spencer Phippen aus *Discoveries: Human Body,* © Weldon Owen Pty. Ltd. (2)–Molly Webster, *Discover* magazine, © Time Inc. (2)–Planet Earth Pictures, London. **78:** l Maria DiLeo; © 1996 Stock Market/Gary D. Landsman. **79:** l Alicia Freile; Privatsammlung/The Bridgeman Art Library, London–San Francisco SPCA; CORBIS/National Institutes of Health–CORBIS/Laura Dwight. **80:** l by Kate Sweeney aus *Discoveries: Human Body,* © Weldon Owen Pty. Ltd–l Wood Ronsaville Harlin, Inc. **81:** Louie Psihoyos/Matrix (2)–CORBIS/Bettmann; Copyright Dorling Kindersley Limited, London. **82:** l Wood Ronsaville Harlin, Inc.–Professor P. Motta/Abteilung Anatomie/Universität "La Sapienza", Rom/Science Photo Library/Photo Researchers. **83:** Robert Moss Photography, Alexandria, Va.; Gordan Gahan/© National Geographic Society–CORBIS/George Lepp–l Robert Paquet, © 1990 Time-Life Books, Inc.; © Roy Morsch/Stock Market. **84:** CORBIS/Bettmann; l Linda Nye. **85:** l Stephen R. Wagner; Rex USA Ltd. **86:** l Christer Eriksson, aus *Discoveries: Human Body,* © Weldon Owen Pty. Ltd.–Copyright Dorling Kindersley Limited, London (2); l Alicia Freile. **87:** Photo Lennart Nilsson/Albert Bonniers Forlag AB, Stockholm–aus *IE,* herausgegeben von Gakken Co., Ltd., Tokio, 1991 (2). **88:** l Wood Ronsaville Harlin, Inc.–aus *IE,* herausgegeben von Gakken Co., Ltd., Tokio, 1991 (3). **89:** © Roy Morsch/Stock Market; l Alicia Freile; © Carroll H. Weiss, 1973. All Rights Reserved–lChrister Eriksson aus *Discoveries: Reptiles,* © Weldon Owen Pty. Ltd. **90:** l Linda Nye–Armed Forces Institute of Pathology, Medical l Library, MIS#90-5068. **91:** Aus *IE,* herausgegeben von Gakken Co., Ltd., Tokio, 1991; © Lennart Nilsson/Albert Bonniers Forlag AB, Stockholm–aus *IE,* herausgegeben von Gakken Co., Ltd., Tokio, 1991; © Oliver Meckes/Photo Researchers. **92:** l Rod Westblade, aus *Discoveries: Human Body,* © Weldon Owen Pty. Ltd. **93:** Mark Clarke/Science Photo Library/Photo Researchers; © C. James Webb/Phototake–© Michael Holford, Loughton, Essex. **94:** l Stephen R. Wagner. **95:** Barry L. Runk von Grant Heilman Photography –Runk/Scholnberger von Grant Heilman Photography (2)–Barry L. Runk von Grant Heilman Photography; l Jeff McKay–Foto von Anthony Bannister, Anthony Bannister Photo Library. **96:** l Rod Westblade, aus *Discoveries: Human Body,* © Weldon Owen Pty. Ltd.; l Linda Nye. **97:** John Watney Photo Library, Bowness on Solway, Cumbria; © Hank Morgan, Science Source/Photo Researchers–National Library of Medicine; l Maria DiLeo. **98:** © Lennart Nilsson/Albert Bonniers Forlag AB, Stockholm; l Linda Nye. **99:** Baylor College of Medicine/Office of Public Affairs (2)–l Wood Ronsaville Harlin, Inc.; l Ira Grunther. **100, 101:** © Dr. Dennis Kunkel/Phototake–l Stephen R. Wagner; Dr. Andrejs Liepins/Science Photo Library/Photo Researchers–Professor S. H. E. Kaufmann und Dr. J. R. Golecki/Science Photo Library/Photo Researchers. **102, 103:** © Armando Waak/Pan American Health Organization-World Health Organization; Steve Shapiro/Sygma–© Scott Thode–CORBIS/Bettmann; CORBIS/UPI/Bettmann. **104:** London Scientific Films/Oxford Scientific Films, Long Hanborough, Oxfordshire–© Dr. Tony Brain und David Parker/Science Photo Library/Science Source/Photo Researchers–© NIBSC/Science Photo Library/Science Source/Photo Researchers; © Roger Viollet/Gamma Press. **105:** © J. C. Teyssier/Publiphoto/Science Source/Photo Researchers–Museum of London, London–Archive Photos–CNRI/Science Photo Library/Photo Researchers; March of Dimes, Image No. 52-2695. **106:** © Davies & Starr Inc./Liaison–CORBIS/Jonathon Blair; Biophoto Associates/Photo Researchers, handcoloriert von Jim Littles. **107:** l Will Nelson–© Ralph Eagle/Science Source/Photo Researchers; Fred Larson, *San Francisco Chronicle*–l Ira Grunther; CORBIS/Reuters/Bettmann. **108:** © Petit Format/C. Daugeut/C. Edelmann/Photo Researchers (3)–© Benny Karmasine/Phototake; NIH/Phototake; © Leonard Lessin/Science Source/Photo Researchers. **109:** l John Drummond (2); Sygma–© Science Source/Photo Researchers. **110:** l Maria DiLeo (2); l Linda Nye (2). **111:** Aus *IE,* herausgegeben von Gakken Co., Ltd., Tokio, 1991 (2)–© C. Edelmann/La Villette/Science Source/Photo Researchers; Professoren P. Motta und J. Van Blerkom/Science Photo Library/Photo Researchers–l Maria DiLeo; CORBIS/Jeffrey L. Rotman. **112:** © Dr. Nikas/Jason Burns/Phototake–Dr. Sunstrom-CNRI; © Dr. Yorgos Nikas/Science Photo Library/Science Source/Photo Researchers (3)–aus *IE,* herausgegeben von Gakken Co., Ltd., Tokio, 1991; © Lennart Nilsson/Albert Bonniers Forlag AB, Stockholm. **113:** l Maria DiLeo–Rex Features, London; © 1994 Tom Raymond/The Stock Shop; aus *IE,* herausgegeben von Gakken Co., Ltd., Tokio, 1991–© David Teplica, M.D., M.F.A., mit freundlicher Genehmigung von The Collected Image, Evanston, Ill.; Roseanne Olson/Tony Stone Images; aus *IE,* herausgegeben von Gakken Co., Ltd., Tokio, 1991. **114:** Dr. P. Kumar; © Lennart Nilsson/Albert Bonniers Forlag AB, Stockholm (2). **115:** Aus *IE,* herausgegeben von Gakken Co., Ltd., Tokio, 1991–l Linda Nye; © Doug Nobiletti/Phototake. **116, 117:** © Dan McCoy/Rainbow; l Maria DiLeo; © Tim Davis/Photo Researchers–CORBIS/Bettmann; Rod Westblade/Weldon Owen Pty. Ltd.; CNRI/Science Photo Library/Photo Researchers; © Biophoto Associates/Science Source/Photo Researchers (2); Charlotte Fullerton (2). **118:** Trudy Pearson–Martens & Keiffer/Carol Chivlovsky Design, Inc. **119:** Monkmeyer Press/Smith; CORBIS/Lindsay Hebberb–Jon Langford und Sam Dudgeon/HRW.

Glossar

Antigen Eine Substanz, beispielsweise eine Bakterie, die das Immunsystem aktiviert.

Antikörper Eine Substanz, die vom Körper gebildet wird, um bestimmte Erreger oder Antigene zu zerstören. Sie bindet sich dazu an das Antigen. Durch Antikörperbildung kann man gegen einen bestimmten Erreger immun werden.

Aorta Die Hauptarterie, die das Blut vom Herzen zu den anderen Arterien transportiert.

Arterie Ein Blutgefäß, das das sauerstoffreiche Blut vom Herzen wegtransportiert.

Arteriole Eine kleine Arterie.

Atemwegssystem Die Organe und Strukturen, die man zum Atmen braucht. Dazu gehören Lunge und Luftröhre.

Bakterie Eine Art von mikroskopisch kleinen, einzelligen Lebewesen. Einige sind gefährlich für den Körper.

Band Ein zähes, meist strangartiges Gewebe, das Knochen miteinander verbindet.

Becken Eine wannenförmige Struktur, die durch die breiten Hüftknochen und die Wirbelsäule gebildet wird.

Befruchtung Der Beginn einer Schwangerschaft. Die Befruchtung einer weiblichen Eizelle durch eine männliche Samenzelle.

Bindegewebe Ein Gewebe, das den Körper stützt und Gewebe und Organe miteinander verbindet.

Blutdruck Die Kraft, mit der das Blut gegen die Gefäßwände drückt.

Brustbein Der Knochen vorne am Brustkorb, an dem die meisten Rippen befestigt sind.

Cholesterin Eine Substanz, die in tierischen Fetten vorkommt. Sie kann sich in den Arterienwänden ansammeln und diese fürs Blut unpassierbar machen.

Chromosomen Strukturen im Zellkern, die aus DNS bestehen. Sie enthalten Gene, die die Erbeigenschaften weitergeben.

Cranium Der Teil des Schädels, der das Gehirn umgibt.

DNS Desoxyribonukleinsäure. Moleküle in den Chromosomen, die die Erbinformationen enthalten.

Drüse Ein Körperteil, der bestimmte Substanzen aus dem Blut entnimmt und sie entweder konzentriert oder verändert. Später werden sie entweder abgegeben oder ausgeschieden.

Eierstock Das weibliche Organ, in dem die Eizellen, die Ova, gebildet und gespeichert werden.

Eileiter Verbindungskanal im weiblichen Körper, durch den die Eizellen von den Eierstöcken in die Gebärmutter wandern.

Eisprung Das Freisetzen einer Eizelle aus dem Eierstock.

Eiweiß Eine Klasse von Molekülen mit vielen verschiedenen Funktionen und Arten. Sie sind der Hauptbestandteil der Zellen. Eiweiß ist ein wichtiger Bestandteil der menschlichen Ernährung. Es wird zum Wachstum und zur Reparatur der Zellen benötigt.

Eizelle Die weibliche Fortpflanzungszelle oder auch Ei. Wenn sie mit einer Samenzelle verschmilzt, entwickelt sich daraus ein neues Wesen.

Embryo Das frühe Entwicklungsstadium eines Lebewesens. Beim Menschen umfasst es die ersten zwei Monate nach der Befruchtung.

Endokrines System Das System von Organen und anderen Strukturen, die Hormone bilden.

Enzyme Substanzen, die vom Körper gebildet werden und beim Ablauf von chemischen Reaktionen helfen.

Epidermis Die äußerste Schicht der Haut.

Erbeigenschaft Eine Eigenschaft, die weitervererbt wird.

Fett Gewebe, das mit fettigem oder öligem Material gefüllt ist. Eine wichtige Art von energiereichem Essen.

Fortpflanzungssystem Die Organe und Strukturen im männlichen und weiblichen Körper, die für die Bildung von Eizellen und Samenzellen, für die Befruchtung, Entwicklung und Geburt eines Babys verantwortlich und nötig sind.

Fötus Ein sich entwickelndes menschliches Wesen vom dritten Schwangerschaftsmonat bis zur Geburt.

Gebärmutter Das Organ im weiblichen Körper, in dem ein Baby vor der Geburt wächst und sich entwickelt. Die Gebärmutter wird auch Uterus genannt.

Gebärmutterhals Das schmale untere Ende der Gebärmutter, das in die Scheide führt.

Gelenk Bewegliche Verbindungsstelle von Knochen.

Gen Der Grundbaustein der Vererbung. Ein Gen besteht aus DNS und bestimmt die ererbten Eigenschaften.

Genetik Die Lehre von der Vererbung und wie die Eigenschaften von den Eltern zu den Kindern weitergegeben werden.

Genitalien Die äußeren Geschlechtsorgane.

Gewebe Eine Gruppe von gleichen Zellen, die eine besondere Aufgabe erfüllen.

Glukose Ein Zucker, der bei der Verdauung von Kohlenhydraten entsteht. Glukose liefert Energie für den Körper und ist der wichtigste Zucker im Blut.

Großhirn Der obere und größte Teil des Gehirns, der Vernunft, Gedächtnis und Gefühle steuert.

Herzkammer Eine der zwei unteren Kammern im Herzen, die von den Vorhöfen Blut erhalten. Die rechte Herzkammer schickt Blut in die Lungenarterie, die linke in die Aorta.

Hirnanhangsdrüse Eine Drüse im Gehirn, die die anderen hormonbildenden Drüsen kontrolliert und bei der Regelung vieler Funktionen hilft – etwa bei Wachstum und Entwicklung.

Hormone Chemische Botenstoffe, die von bestimmten Drüsen in das Blut abgegeben werden. Sie regulieren und steuern die Körperfunktionen, indem sie die Funktion anderer Körperzellen beeinflussen.

Hypothalamus Der Gehirnteil, der die automatischen Körperfunktionen wie Temperatur und Herzschlag steuert.

Immunität Die Fähigkeit des Körpers, krankmachende Faktoren abzuwehren.

Immunsystem Organe und Strukturen im Körper, die bei der Bekämpfung von ansteckenden Erkrankungen helfen.

Impfung Abgetötete oder abgeschwächte Krankheitserreger werden so verarbeitet, daß sie eingespritzt oder geschluckt werden können. Eine Impfung macht einen Menschen gegen eine Krankheit immun, indem sie Antikörper im Blut bildet.

Kalzium Ein wichtiges Element für die Härtung der Knochen. Ein Hauptbestandteil von Knochen und Zähnen.

Kapillare Winziges Blutgefäß, das Blut von den Arteriolen zu den Venolen transportiert.

Keim Ein winziges Lebewesen (Mikroorganimus), das Krankheiten verursacht, wie beispielsweise Viren und Bakterien.

Kleinhirn Der Gehirnteil, der die Aktivität der Skelettmuskeln, wie Bewegungen und Gleichgewicht, steuert.

Knochenmark Lebendes, schwammiges Gewebe in bestimmten Knochen. Es bildet Blutzellen.

Knorpel Biegsames, elastisches Gewebe, das zwischen den Knochen Polster bildet, beispielsweise im Knie oder in der Wirbelsäule.

Kollagen Eine starke, biegsame Faser im Körper. Sie kommt vor allem im Knochen, im Bindegewebe und in der Haut vor.

Kortex Die runzlige Außenseite (Rinde) des Großhirns, verantwortlich für Denken und Lernen.

Krebs Eine Krankheit, bei der sich Zellen schnell vermehren und eine Geschwulst aus abnormen Zellen bilden. Die Geschwulst kann die umgebenden gesunden Zellen zerstören und sich über den ganzen Körper ausbreiten.

Kreislaufsystem Die Organe und Strukturen, die das Blut durch alle Körperteile strömen lassen. Zum Kreislaufsystem gehören Herz, Blut und Blutgefäße.

Lymphflüssigkeit Eine Flüssigkeit, die wie das Blutplasma weiße Blutkörperchen transportiert. Sie verläuft in Gefäßen, die ein Teil des Immunsystems sind.

Makrophage Ein weißes Blutkörperchen, das Keime und beschädigte Zellen auffrisst.

Membran Eine sehr dünne Gewebeschicht.

Menstruation Das monatliche Abstoßen der Gebärmutterschleimhaut bei erwachsenen Frauen, die nicht schwanger sind.

Metabolismus (Stoffwechsel) Alle chemischen und physikalischen Prozesse, die im Körper stattfinden. Die chemischen Prozesse in den Zellen, bei denen Substanzen aufgenommen werden und Energie entsteht.

Milz Ein Organ nahe dem Magen, das einige Arten von weißen Blutkörperchen bildet und tote rote Blutkörperchen und Blutplättchen aus dem Blut entfernt.

Mineralien Elemente oder chemische Bestandteile, die der menschliche Körper braucht, z. B. Kalzium oder Eisen.

Molekül Ein Partikel, das ein oder mehrere Atome enthält.

Muskel Ein Gewebe, das sich zusammenzieht und kürzer wird, wenn es stimuliert wird. Als Ergebnis entsteht eine Bewegung.

Nährstoff Winzige Substanzen, die aus der verdauten Nahrung kommen und von den Zellen für das Wachstum, die Energiegewinnung und zur Selbstheilung verwendet werden.

Nerv Fasern, die Botschaften vom Gehirn und Rückenmark in den Körper und zurück übertragen.

Nervensystem Die Organe und Strukturen des Körpers, die Sinneseindrücke empfangen und interpretieren und auch Impulse übermitteln. Zum Nervensystem gehören das Gehirn, das Rückenmark und die Nerven.

Neuron Nervenzelle.

Organ Ein kompliziertes System von Gewebestrukturen, wie Herz, Nieren oder Augen, das zusammenarbeiten muss, um seine besonderen Aufgaben zu erfüllen.

Pigment Eine Substanz, die einer Zelle oder einem Gewebe eine Farbe verleiht.

Plasma Der flüssige Teil des Blutes, in dem die Blutzellen schwimmen.

Plazenta Das Organ, das den Fötus während seiner Entwicklung mit der Mutter verbindet. Die Plazenta ernährt den Fötus und entfernt die Abfallstoffe.

Pubertät Die Phase in der menschlichen Entwicklung, in der die Geschlechtsorgane ihre Funktion aufnehmen – die sexuelle Reifung.

Puls Der rhythmisch pochende Herzschlag, der in den Arterien an der Hautoberfläche gefühlt werden kann.

Pupille Die Öffnung in der Iris, durch die das Licht ins Auge gelangt.

Reflex Eine automatische Reaktion, die ohne Nachdenken erfolgt.

Rezeptor Ein Nervenende, das ein bestimmtes Gefühl, wie Schmerz,

Glossar

Hitze, Kälte oder Druck, wahrnehmen kann.

Rückenmark Ein Nervenbündel, das vom unteren Teil des Gehirns durch die Wirbelkörper im Rücken verläuft.

Schleim Eine dicke, schützende Flüssigkeit, die die Atemwege und die Verdauungsorgane innen auskleidet.

Sehne Ein zähes, seilartiges Gewebe, das die Muskeln mit dem Knochen verbindet.

Sehnerv Der Hauptnerv, der die Augen mit dem Gehirn verbindet.

Speichel Eine Flüssigkeit, die von den Speicheldrüsen im Mund gebildet wird. Sie macht die Nahrung weicher und setzt die Verdauung in Gang.

Speiseröhre Der Muskelschlauch, der vom Mund in den Magen führt.

Spermium Fortpflanzungszelle des Mannes, die sich zusammen mit einer Eizelle zu einem neuen Lebewesen entwickeln kann.

Stammhirn Der Teil des Gehirns, der die lebenswichtigen Funktionen wie Herzschlag und Atmung steuert.

System Eine Gruppe von Organen, die zusammenarbeiten, um eine Aufgabe zu erfüllen. Es gibt 11 wichtige Systeme im Körper, dazu gehören das Kreislaufsystem und das Verdauungssystem.

Venen Blutgefäße, die sauerstoffarmes Blut zum Herzen zurücktransportieren.

Venole Eine kleine Vene.

Verdauungssystem Die Körperteile, die die Nahrung mechanisch und chemisch aufspalten, damit sie vom Körper verwertet werden kann.

Vererbung Das Weitergeben von Eigenschaften, z. B. die Haarfarbe, von den Eltern an die Kinder durch die Gene.

Virus Ein Erreger, der eine Krankheit verursachen kann, indem sie sich in lebenden Zellen vermehrt.

Vitamine Substanzen, die vom Körper in geringen Mengen gebraucht werden, damit er wachsen und sich selbst heilen kann.

Vorhof Eine der zwei oberen Kammern im Herzen.

Zelle Der Grundbaustein aller lebenden Wesen.

Zellkern Der Teil der Zelle, meist im Zentrum, der die Chromosomen enthält.

Zerebraler Kortex Die oberflächliche Schicht oder Rinde des Gehirns. Der Gehirnteil, der für das Denken zuständig ist.

Zilien Winzig kleine, haarförmige Gebilde, die sich wellenförmig bewegen.

Zwerchfell Ein Muskel, der den Brustkorb vom Bauch trennt. Das Zwerchfell arbeitet zusammen mit den Brustmuskeln, um die Luft in die Lungen hinein- und wieder hinauszubewegen.

Register

Kursiv gedruckte Seitenzahlen verweisen auf eine Illustration.

A

Achilles (griechischer Held), *21*
Achillessehne, 21
Aderlass, *33*
Adler: Klauen, *69*; Sehvermögen, 75
Aerobisches Training, 24, *25*
Afrikaner: Hautfarbe, *66*; Würmer als Nahrung, 95
Ägypter: Vorstellung vom Herzen, 40
AIDS (Viruserkrankung), 108–109
Akrobaten, Balancieren, *77*
Albinismus, 66
Allergien; Allergene 106–107
Ältere Menschen: Gehirnzellen, 59; Schlaf, *60*; Tai Chi, *24–25*
Altern, 119
Alveolen, *43*
Amygdala, 54, *58*
Anaerobisches Training, 24
Anaphylaxie, 106
Angiogramm, *51*
Antibiotika, 105
Antigene; Antikörper, *100–101*
Aorta, *26*; Bypass-Operation, 38
Apachen: Initiationsritus, *118*
Arbor vitae (Lebensbaum), *53*
Armknochen, *16*; Bewegung der, 22
Arterien, 28, *29*; Behandlung von, 38; im Herzen, *26, 29*; verstopfte, 36, 37
Arteriole, *29*
Arthritis, 19
Asiaten: Hautfarbe, *66*
Asthma, 107
Astronauten: Training, 24
Atemwege, *42, 43*; bei Asthma, *107*; Reinigung, *46–47*
Atemwegssystem, 42–43; bei Asthma, *107*; beim Atmen, 44; Effekt von Korsetts auf, *47*; Entstehung der Stimme, *45*; Reinigung der Atemwege, 46–47
Atmung, 42–43, 44, 45, 47, 80
Atrioventrikularknoten, *27*
Augen: Farbe, *117*; Funktion, 72–75
Australopithecus, Kieferknochen, 86
Autoimmunerkrankungen, 101
Azteken: Opferhandlungen, *40*

B

B-Zellen, *100*
Baby: Geburt, *115*; Gehirnzellen, 59; Knochen, 8, *10*; Lächeln, *53*; Proportionen, *118*; Reagenzglas-Fertilisation, *113*; Schlaf, *60*
Babylon (Stadt im Altertum): Modell einer Leber, *93*
Bakterien, *104, 105*; angreifende Makrophagen, *100, 101*; im Dickdarm, 91
Balancieren, *52, 77*
Ballondilatation, 38
Bänder, *18*, 22
Bandwürmer, *90*
Barnard, Christiaan: erste Herztransplantation, *39*
Bauchspeicheldrüse (Pankreas), *64*, 92
Beaumont, William, *84*
Becken, *13*
Beethoven, Ludwig van, 79
Befruchtung von Eizellen, *112*; im Reagenzglas, *113*
Beinknochen, *9, 17*; Blutbildung, 31; Kniegelenk, *18*
Bergsteiger, *45*
Bizepsmuskel, Funktion, 22
Blinde Menschen: Braille, *71*; Helen Keller, *75*
Blindenschrift, *71*
Blut: Bestandteile, 30; Blutgruppen, 33; Blutsaugen von Blutegeln, *33*; Blutuntersuchungen, 31; Blutfarbe des Hummers, 31; in Kapillaren, *31*; in der Leber, 92; durch die Nieren, *96, 97*; Pumpen des, 28, 29, 35; Transfusionen, 33; Ursprung, *31*; bei der Wundheilung, 32
Blutbild, *31*
Blutdruck, Messung, *28*
Blutegel, Verwendung von, *33*
Blutgefäße, 28, *29*; Behandlung 39; zum Gehirn, *51*; Heilung von, 32; im Herzen, *26, 29*; Kapillaren, *29, 31, 43*, 91; Netzhaut, *73*; Nieren und, *96*; verstopfte, *36, 37*, 38; Vesalius′ Werke, *41*
Blutgerinnselbildung, 32; in der Arterie, *36*; bei Knochenbrüchen, *17*

Bluthunde, 81
Blutplättchen, 30; bei der Blutgerinnselbildung, 32
Blutzellen, 30, 31, 32, 98, 100–101, 108
Bodybuilder, 23
Bogengänge, 76, 77
Bronchien und Bronchiolen, 42, 43
Brown, Louise, 113
Bugs Bunny (Comic), 63
Bypass-Operation, Herz, 38

C
Chemikalien, Überempfindlichkeit gegen, 107
China: frühes Pulsmessen, 34; Tai Chi, 24–25
Chirurgie: am Herzen, 38, 39; prähistorische, 11; Wiederannähen von Körperteilen, 15, 33
Cholesterin in der Arterienwand, 36
Chromosomen, 116, 117
Cole, Harriet: Nerven, 49
Computer: Gehirndarstellung mit, 51, 57; für den Lügendetektor, 35; richtige Sitzhaltung am, 13
Computertomographie des Gehirns, 51
Cousins, Norman, 103

D
Därme, 90–91, 98
Daumen: opponierender, 15
Defibrillator, Verwendung von, 37
Denis, Jean-Baptiste, 33
Denkende Gehirnteile, 56–57
Dezibel-Lautstärken, *Grafik*, 78
Diabetes, Behandlung, 93
Diät und Ernährung, 94–95
Dickdarm, 90, 91
Digitalis, 37
DNS-Moleküle, 116–117
Dominante Merkmale, 117
Drew, Charles R., 33
Drogen, Abhängigkeit, 55
Drüsen, 64; Lymphknoten, 98; Speichel, 87; Thymus, 64, 99; Verdauung, 92; Wirkungen, 65

E
Ebola-Virus, 109
EEG (Elektroenzephalographie), 63
Eichhörnchen: Überwinterung, 61
Eidechsen: Gehirn, 51
Eierstöcke, 64, 111, 112
Eiserne Lunge, 105
Eisschnellläufer: Muskelbildung bei, 25
Eiweiße, 94; Nahrung mit, 95
Eizellen, 111, 112, 113
EKG (Elektrokardiogramm), 36
Elektroenzephalographie (EEG), 63
Elektrokardiogramm (EKG), 36
Ellenbogen: Beugen des, 22
Embryo und Fötus, 114, 115
Endokrines System, 64, 65; Thymus, 64, 99; bei der Verdauung, 92;
Epidemien, 105
Erkrankung der Herzkranzgefäße, 36; Behandlung, 38
Ernährung und Nährstoffe, 94–95
Erröten im Gesicht, 31
Everest, Mount: Bergsteiger, 45

F
Fallendes Gefühl im Schlaf, 61
Farbenblindheit, 74; Test auf, 74
Femur (Oberschenkelknochen), 9, 17; Mark, 31
Ferse: Achillessehne, 21
Fette, 94; fetthaltige Nahrung, 95
Fibrin, 32
Finger: Anatomie, 14; Blindenschrift lesen mit, 71; Wiederannähen von, 15
Fingerabdruck, 67, 113
Fingerhut, Pflanze, 37
Fingernägel, 68, 69
Fische: Funktion der Kiemen für die Atmung, 43; Herz, 27
Fleming, Alexander, 105
Flucht-oder-Kampf-Verhalten, 65
Follikel und Haare, 68
Formatio reticularis, 52
Fortpflanzungssystem, 110, 111, 112; bei der Geburt, 115; Eizellen und Samenzellen, 111, 112, 113; Menstruationszyklus, *Diagramm*, 111; Schwangerschaft, 113, 114
Fortpflanzungszellen, 111, 112, 113
Fötus, 114–115; Skelett, 8
Fuchs, Wüstenfuchs, 77

G
Gage, Phineas: Schädelknochen, 11
Gähnen, 47
Galen (griechischer Arzt), 41
Gall, Franz Joseph: Werke, 55
Galle, 92
Gallenblase, 92
Gallensteine, 93
Gallo, Robert, 108
Gänsehaut, 69
Gardener, Randy, 61
Garza, Alvaro: Rettung, 37
Gebärmutter: Einnistung der Eizelle, 112
Geburt, 115
Gedächtnis, 58, 59
Gedächtniszellen, 101
Gefühle, 54; Gesichtsausdruck, 23; Lustzentrum, 55
Gehirn, 50–59; Anatomie, 50; automatische Funktionen, 52–53; Blutgefäße, 51; Darstellung, 51, 57; Denken, 56–57, Drogen und, 55; Effekt von Hypnose, 55; elektrische Gehirnströme, 63; Lernen, 58–59; Limbisches System, 54; linke und rechte Gehirnhälfte, 56; Lustzentrum, 55; Nerven (und Neuronen), 53, 56, 59; Phrenologie, 55; Schutz, 50; bei Tieren, 51;
Gehirnlappen, 57
Gehirnwellen, 63
Gelenke, 18–19
Gene und Genetik, 116–117
Gerinnselbildung, 32; in der Arterie, 36; bei Knochenbrüchen, 17
Geruchssinn, 80–81, 82
Geschlechtschromosomen, 117
Geschmacksknospen, 82
Geschmackssinn, 82–83
Gesicht: Ausdruck, 23, 53; Erröten, 31
Glatte Muskulatur, 20
Gorilla: Rettung eines Jungen durch, 56
Götter: Hypnos, Gott des Schlafes, 62; der Hindus, 75; Symbole für männliches und weibliches Geschlecht, 110; und mythologische Vorstellungen vom Herzen, 40
Green, Nicholas, 39
Griechen, 40, 41; Götter, 62, 110; mythologischer Held, 21
Grippe-Epidemie, 105

H
Haare, 68; gesträubte bei Katze, 69
Haarzellen: Schnecke, 77
Haie: Atmung, 43
Halsverlängerung, 13
Hämocyanin: Blut mit, 31
Hämoglobin, 30
Hände, 14, 15: Bakterien auf den, 104
Harvey, William, 29
Hausstaubmilben, 67
Haut, 66–67; Erröten, 31; Gänsehaut, 69; Heilung, 32; Rezeptoren in der, 70, 71
Hautschuppen als Allergen, 106–107
Hermaphrodit, 111
Herz, 26–27; aerobisches Training, 24; Arbeit des, 29; Behandlungsmöglichkeiten, 37, 38–39; Erkrankung der Herzkranzgefäße, 36, 38; Herzstillstand überleben, 37; Kreislaufsystem, 28; Lügendetektor-Untersuchung, 35; Muskel, 20, 24, 35, 36, 38; Pulsschlagfrequenz, 35; Puls messen, 34; bei Tieren, 27; Vorstellungen in Antike, 40, 41
Herzinfarkt, 36
Herzmuskel, 20, 24, 35; Behandlung, 38; Tod, 36
Herzschlag, 27, 34, 35, 36, 37
Herztransplantation, 39
Hindu-Gott: Drittes Auge, 75
Hippocampus, 54, 58
Hippokrates (griechischer Arzt), 41
Hirnanhangsdrüse, 50, 64
HIV (Virus), 108
Hoden, 64, 111
Hoffmann, Heinrich: *Struwwelpeter*, 69
Hören, 76–79; Hörgeräte, 79
Hormone, 64; Insulin, 92, 93; Wirkung von, 9, 65
Horn vom Tier, 69
Hufe vom Tier, 69
Hüftgelenk: künstliches, 19
Hüftknochen, 13
Hughes, Josephine, 107

Register

Hummer, *31*; Blut, *31*
Hunde: Bluthunde, *81*; Hautschuppen, *106–107*; für taube Menschen, *79*; Pawlowsche Tests mit, *53*; träumende, *63*
Husten, *47*
Hypnos (griechischer Gott), *62*
Hypnose, *55*
Hypothalamus, *50*, *52*, *53*, *54*, *64*; Lustzentrum, *55*

I, J

Immunsystem; und AIDS, *108–109*; und Allergien, *106–107*; Angriff durch weiße Blutkörperchen, *100–101*; Autoimmunerkrankungen, *101*; Bestandteile des, *98–99*; Impfung und, *102–103*; Junge mit defektem, *99*; Krankheitserreger und, *100*, *101*, *104–105*, *108*, *109*;
Impfung, *102–103*
Insekten: als Allergieauslöser, *107*; Geschmackszellen auf den Füßen, *83*; Hausstaubmilben, *67*; Herz, *27*; Keimübertragung durch, *105*;
Instinkt: Lächelndes Baby, *53*
Insulin, *92*; Spritzen von, *93*
Isolierzelt, Junge in, *99*
Java (Insel), Indonesien: Krieger, *11*
Jenner, Edward, *102*, *103*
Joyner-Kersee, Jackie, *16*, *107*

K

Kälteempfindung, *70*, *71*
Kammern im Herzen, *26*, *29*
Kapillaren, *29*, *31*, *43*, *91*
Katzen: Gehirn, *51*; gesträubtes Fell, *69*
Kaukasier (Weiße): Hautfarbe, *66*
Kaumuskel, *23*
Kehlkopf, *45*
Keller, Helen, *75*; Zitat, *81*
Kernspin: Bilder vom Gehirn, *51*, *57*
Kieferknochen, *10*; Entwicklung der, *86*
Kiefermuskeln, *23*
Kiemen und Kiemenöffnungen, *43*
Killer-Zellen, *101*
Klappen, Herz: künstliche, *39*; Mitralklappe, *29*; Trikuspidalklappe, *27*, *29*

Kleinhirn, *50*, *52*, *53*
Kleinhirn und Kortex, *50*, *56*, *57*, *58*
Kniegelenk, *18*
Knochen, *8–19*; Architektur-Modell, *10*, *17*; Arm, *16*, *22*; Aufbau, *16*, *17*; Bewegung von, *22*; brüchige, *16*; erkrankte, *9*, *16*; gebrochene, *17*; Gelenke, *18–19*; Hand, *14*; Hüfte, *13*; Kiefer, *10*, *86*; Mark, *31*; Ohr, *9*, *76*; relative Größe, *9*; Rippen, *13*; Schädel, *10–11*; Skelett, *8*, *9*; Wachstum, *10*, *14*; Wirbelsäule, *12*
Knochenmark, *31*
Knorpel: Bandscheiben, *12*; beim Fötus, *8*; in der Hand, *14*; im Knie, *18*
Kohlenhydrate, *94*; Nahrungsmittel, *95*
Kolibakterien: Angriff auf, *100*
Konditionierter Reflex, *53*
Körpersprache, *23*
Korsett: Auswirkung von, *47*
Krampf: in den Muskeln, *25*
Krankheiten: Diabetes, Behandlung von, *93*; Epidemien, *105*; Gelenk-, *19*; Geruch von, *81*; Herz-, *36*, *38*; Knochen-, *9*
Krebszellen: Angriff auf, *101*
Kreislaufsystem, *28*, Harveys Untersuchung des, *29*
Kriegstanz: Maori, *83*
Kuhpocken, *102*
Künstliche Organe: Gelenke, *19*; Haut, *67*; Herzklappen, *39*
Kurzsichtigkeit, *75*

L

Lächeln, *23*; Baby, *53*
Langsame Muskelfasern, *21*
Langzeitgedächtnis, *59*
Leber, *92*, *93*; Tonmodell, *93*
Leonardo da Vinci: Zeichnungen, *26*
Leopard: Angriff auf einen Pavian, *65*
Lernen, *58–59*; Reflexe, *53*
Limbisches System, *54*
Linse im Auge, *73*
Lotito, Michel, *85*
Luft: Sauerstoffmangel in großer Höhe, *45*

Luftröhre, *42*
Lügendetektor, *35*
Lunge, *42*,–*43*; bei Asthma, *107*; beim Atmen, *44*; Körperübungen und, *24*; Lungendurchblutung, *26*, *29*
Lungendurchblutung, *26*, *29*
Lustzentrum im Gehirn, *55*
Lymphgefäße, *91*, *98*
Lymphknoten, *98*

M

Magen, *84*, *88*, *89*
Magensäfte, *88*
Makrophagen; Bakterien und, *100*, *101*; bei der Wundheilung, *32*
Mandeln, *99*
Maori: Krieger, *83*
Mapp, Sarah, *17*
Melanin: Unterschiede, *66*
Mendel, Gregor, *116*
Menstruationszyklus, *Grafik*, *111*
Mesmer, Franz Anton, *55*
Mexiko: totenkopfförmige Süßigkeiten, *11*
Milben, Hausstaub-, *67*
Mineralien und Vitamine, *94*
Mitralklappe: Lokalisation der, *29*
Mittelalter: Medizinische Untersuchungen, *41*, *97*; Pestarzt, *81*
Mongiardo, Andrea, *39*
Montagnier, Luc, *108*
Mücken, *105*
Mund, *86–87*; Geschmack, *82–83*
Musikantenknochen, Anschlagen des, *16*
Muskeln, *20–23*; bei Asthma, *107*; beim Atmen, *44*; Auge, *72*; Herz, *20*, *24*, *35*, *36*, *38*; Körperübungen, *23*, *24–25*; Krämpfe, *25*; Magen, *88*; Zwerchfell, *25*, *42*, *44*

N

Nägel, *68*, *69*
Nagelbett: Yogi auf, *71*
Nase: Riechen, *80–81*
Nebennieren, *64*; Funktion der *65*
Nebenschilddrüsen, *64*
Nephrone, *96*
Nerven, *48*, *49*; im Gehirn, *53*, *56*, *59*; in der Haut, *66*, *70*; und Muskeln,

22; Riechnerven, *80*; Rückenmark, *12*; Sehnerv, Sitz des, *72*; *73*; Ulnarnerv, *16*; Zellen, *48*, *49*, *56*, *59*
Nervensystem, *48*; Rückenmark, *12*, *48*, *49*
Netzhaut, *73*
Neuronen, motorische, *48*; sensorische, *48*
Nieren, *96–97*
Niesen, *46–47*
Nonverbale Verständigung, *23*, *53*

O

Oberschenkelknochen (Femur), *9*, *17*; Mark, *31*
Ohnmacht: Ursachen, *47*
Ohren: Funktion *76–79*; Knochen, *9*, *76*; Wiederannähen, *33*
Opferhandlungen: Azteken, *40*
Optische Täuschung, *74*
Organspende, *39*
Osteoporose, *16*
Östrogen, kristallines, *64*
Ovum (Eizelle), *111*, *112*, *113*

P

Pagageienfisch, *111*
Papillen: Zunge, *82*
Pasteur, Louis, *104*
Pavian: Angriff durch Leoparden, *65*
Pawlow, Iwan, *53*
Penicillin, *105*
Peripheres Nervensystem, *48*
Peristaltik in der Speiseröhre, *89*
Persönlichkeit: phrenologische Untersuchungen, *55*
Pest, *105*; Schutz im Mittelalter, *81*
PET-Aufnahme, *51*, *57*
Pfetzer, Mark, *45*: Zitat, *45*
Phantomschmerzen, *52*
Phipps, James, *102*, *103*
Phrenologie, *55*
Plaque: Freihalten der Arterien von, *38*; auf den Zähnen, *87*
Plasma: Gehalt im Blut, *30*
Plasmazellen, *100–101*
Plattwurm: Gehirn, *51*
Polio: Epidemie, *105*; Impfung gegen, *103*
Pollen als Allergen, *106*, *107*

Polygraph (Lügendetektor), *35*
Prähistorische Knochen, *11, 86*
Pubertät, Erreichen der, *65, 118, 119*
Puls, *34*; Messen des, *34*
Pulstabelle, *34*
Pupille im Auge, *73*

R

Rachitis: Auswirkung von, *9*
Ratte: Gehirnstimulation, *55*
Rauchen, Auswirkung von: auf das Gehirn, *55*; auf die Lunge, *43*
Reagenzglas-Baby, *113*
Reflexe, *49*; konditionierte, *53*
Refsdahl, Jan Egil, *37*
REM und Non-REM-Schlaf, *Diagramm, 60*; Träume während, *62*
Reptilien; Gehirn, *51*; Herz, *27*, Python mit Beute, *89*
Rezeptoren: Geruch, *80*; Geschmackszellen, *82*; in der Haut, *70, 71*
Rezessive Erbeigenschaften, *117*
Riechnerv, *80*
Rippen, *13*
Röntgen, Wilhelm Conrad, *14*
Röntgenstrahlen: Angiogramm, *51*, Beinbruch, *17*; Brust, *39*; Computertomographie, *51*; erstes Bild, *14*; Hand, *14*
Rote Blutkörperchen, *30*
Rote Muskelfasern: Funktion der, *21*
Rückenmark und Nerven, *12, 48*; Reflexe, *49*
Rückenschmerzen, Behandlung, *13*

S

Säfte, *54*
Salk, Jonas, *103*
Schaben, *107*
Schädel, *10–11*; Phrenologie, *55*
Schallwellen: Messung in Hertz, *Diagramm, 79*; in den Ohren, *76, 77*
Schienbein: gebrochenes, *17*
Schilddrüse, *64*,
Schimpansen: Gehirn, *51*; Hände, *15*
Schlaf, *60, 61*; Träume, *62–63*; Winterschlaf, *61*
Schlafentzug: Untersuchung, *61*
Schlafwandeln, *63*
Schlange: Fressen der Beute, *89*

Schleim in den Atemwegen, *46*; bei Asthma, *107*; Ausstoßen von, *46–47*
Schlucken, *88, 89*
Schmerz, *52, 70, 71*
Schnecke, *76*; Haarzellen, *77*
Schnelle Muskelfasern, *21*
Schnitte: Heilung, *32*
Schnüffeln, *80*
Schorfbildung, *32*
Schreiben: Lernen des, *58*
Schrittmacher, *27*
Schwangerschaft, *114, 115*; Zwillinge, *113*
Schweine: mögliche Organspender, *39*
Schwertschlucker, *49*
Schwimmer: Muskulatur, *25*
Sechslinge, *65*
Sehen, Sinn, *72– 75*
Sehnen, *22*; Achilles-, *21*; im Herzen, *27*
Sehnerv: Lokalisation, *72, 73*
Sehvermögen, *72, 73*
Seilspringen, *24*
Seiltänzer, *52*
Shiva (Hindugott), *75*
Siffre, Michel, *61*
Singvögel, *45*; Syrinx, *45*
Sinne: Fühlen, *70–71*; Hören, *76–79*; Riechen, *80–81*; Sehen, *72–75*; Schmecken, *82–83*
Sinusknoten: Lokalisation, *27*
Skateboardfahrer: Helm als Gehirnschutz, *50*
Skelett, *8*; erkranktes, *9*
Skelettmuskeln, *20, 24*; Training, *23, 24–25*
Sonne: Wirkung auf die Haut, *67*
Speichel, *86, 87*
Speichelbildung: kondititionierte, *53*
Speicheldrüsen, *87*
Speiseröhre, *89*; historische Sicht, *41*
Sperma, *111, 112, 113*
Spiegel: Erkennen im, *58*
Sport: und der Kopf, *11, 50*; Muskeln und, *21, 25*; Olympiasieger, *16, 107*
Springen, *25*; Seilspringen, *24*
St. Martin, Alexis, *84*
Stammhirn, *50, 52*
Steigbügelknochen, *9, 76*
Stimmbänder, *45*
Stimme und Kehlkopf, *45*

Störche, *114*
Struwwelpeter, 69
Sullivan, Anne, *75*
Synästhesie, *83*
Syrinx, *45*; Vögel mit, *45*

T

T-Helfer-Zellen, *108*
T-Zellen: Helferzellen, *108*; Killer-Zellen, *101*
Tastsinn, *70*
Taube Menschen, *79*
Thalamus: Lokalisation, *50, 52*
Thymusdrüse, *64, 99*
Tintenfisch, Riesen-: Auge, *73*
Totengedenken in Mexiko: Schädelförmige Süßigkeiten für, *11*
Trachea (Luftröhre), *42*
Training, *23, 24–25*; und Puls, *35*
Transfusion von Blut, *33*
Transplantation: Herz-, *39*; Nieren-, *97*
Träumen, *62–63*
Trikuspidalklappe, *27, 29*
Trizepsmuskel: Funktion, *22*
Trommelfell: Verschließen des, *77*
Tuberkulosebakterien, *101*
Turnen, *6–7*; benötigte Muskeln, *25*

U

Überbewegliche Menschen, *18*
Übergangsriten, *118*
Ulnarnerv: Lokalisation, *16*
Unterkiefer, *10, 86*
Urin: Bestandteile, *Diagramm, 97*
Urinuntersuchung, *97*

V

Van den Murk, Antoon: Rechenkünstler, *59*
Venen, *26, 28, 41*
Verdauungssystem, *84–85*; Bauchspeicheldrüse, *92*; Därme, *90–91, 98*; Gallenblase, *92*; Leber, *92, 93*; Mund, *86–87*; Magen, *88–89*; Störungen, *93*
Vererbung, *116–117*
Verletzungen: Knochenbrüche, *17*; Wunden, *32*
Verständigung mit Muskeln, *23*

Vesalius, Andreas: Werke von, *41*
Viren und lebensbedrohliche Erkrankungen, *104, 105*; AIDS, *108–109*; Ebola, *109*; Epidemien, *105*; Impfung gegen, *102, 103*
Vitamine und Mineralien, *94*
Vögel: Herz, *27*; Klauen, *69*; Sehvermögen, *75*; Singvögel, *45*, Störche, *114*
Vorhöfe des Herzens, *26, 29*

W

Wachstum, *9*; Stadien, *65, 118–119*
Wadlow, Robert und Familie, *9*
Wasser: Verwendung im Körper, *Diagramm, 95*
Weaver, Rufus B.: Werke von, *49*
Weiße Blutkörperchen, *30*; im Immunsystem, *98, 100–101, 108*; bei der Wundheilung, *32*
Weiße Muskelfasern: Funktion der, *21*
Weitsichtigkeit, *75*
Weltraum: Körperübungen im, *24*
White, Ryan, *109*
Williams, Daniel Hale, *38*
Winterschlaf, *61*
Wirbel, *12*
Wirbelsäule, *12*
Wundheilung, *32*
Würmer, *51, 90, 95*

X, Y, Z

X und Y-Chromosomen, *117*
Yogi: auf Nagelbett, *71*
Zähne, *86, 87*
Zahlen: Rechenkünstler, *59*
Zapfen und Stäbchen, *73*
Zarate, Lucia, *9*
Zeichensprache, Verwendung von, *23*
Zentralnervensystem, *48*
Zilien in den Atemwegen, *46*
Zirbeldrüse, *64*
Zirkadianer Rhythmus: Untersuchung des, *61*
Zotten und Mikrozotten, *90, 91*
Zunge, *82, 83, 86*
Zwerchfell, *25, 42, 44*
Zwillinge, *113*

ABENTEUER WISSEN

Redaktionsstab für den Band *Der menschliche Körper:*

EDITOR: Jean Burke Crawford
Associate Editor/Research and Writing: Mary Saxton
Series Picture Associate: Lisa Groseclose
Editorial Assistant: Maria Washington
Picture Coordinator: Daryl Beard

Design: Jeff McKay und Phillip Unetic, 3r1 Group
Besondere Mitarbeiter/innen: Janet Cave, Patricia Daniels, Susan Perry, Terrell Smith, Marilyn Terrell (Text); Susan Blair, Patti Cass (Recherche); Barbara Klein (Register).

Korrespondentinnen: Maria Vincenza Aloisi (Paris), Christine Hinze (London), Christina Lieberman (New York)

Fachberatung:
Caroline Wellbery, M.D., ist Assistant Professor am Department of Family Medicine der Georgetown University in Washington D.C. (USA). Sie ist außerdem Mitherausgeberin der Fachzeitschrift *American Family Physician* und schreibt regelmäßig Artikel für Zeitungen und medizinische Fachblätter.

Lisa Lyle Wu unterrichtet Biologie, Meeresbiologie und Zukunftsbiologie an der Thomas Jefferson High School for Science and Technology in Fairfax County, Virginia (USA). Sie arbeitet als Pädagogikspezialistin am Nationalmuseum für Naturgeschichte am Smithsonian Institute und entwickelt Lehrmaterial für Fernsehsender und die National Audubon Society.

Titel der Originalausgabe: Time-Life Student Library *Human Body*

Copyright © 2005 der vorliegenden Ausgabe
by Kaleidoskop Buch im Christian Verlag
www.kaleidoskop-buch.de

Einbandgestaltung: Studio für Illustration und Fotografie, Icking, Sascha Wuillemet

Copyright © 1999 der deutschsprachigen Erstausgabe mit dem Titel *Lebendiges Wissen – Der menschliche Körper* by Time-Life Books B.V., Amsterdam

Redaktionsleitung: Marianne Tölle
Redaktion: Redaktionsbüro Kramer, Weißenfeld/München
DTP: Anja Kramer, Weißenfeld/München

Aus dem Englischen übersetzt von Dr. med. Tanja Zunterer

Copyright © 1999 der US-Originalausgabe: Time Life Inc.
TIME LIFE is a trademark of Time Warner Inc. USA

Druck und Bindung: DELO tiskarna, Ljubljana
Printed in Slovenia

Alle deutschsprachigen Rechte vorbehalten

ISBN 3-88472-840-7